U0377668

理解他者　理解自己

也
人
―――――
The Other

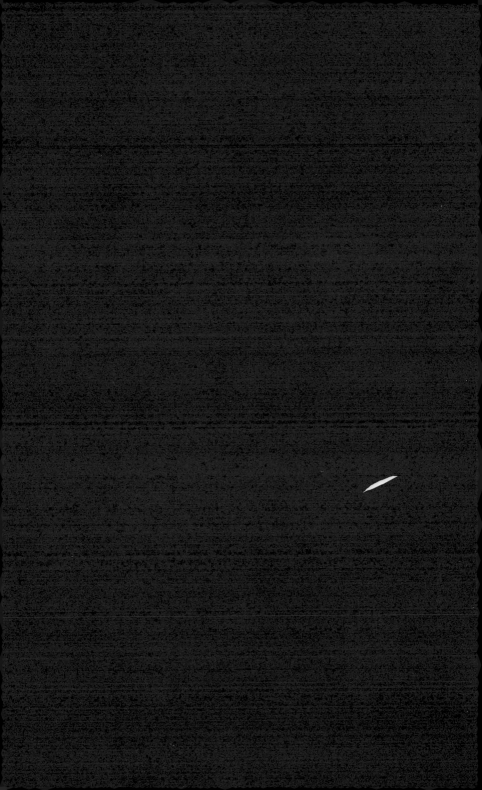

共域世界史
王献华 主编

疯狂旅行者

一种精神疾病的诞生与消散

〔加拿大〕伊恩·哈金 著　傅益东 译

Mad Travelers

Reflections on the
Reality of Transient
Mental Illness

Ian Hacking

上海书店出版社
SHANGHAI BOOKSTORE PUBLISHING HOUSE

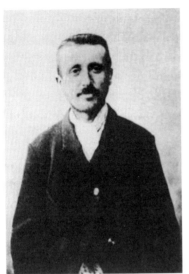
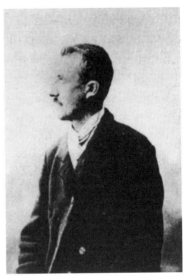
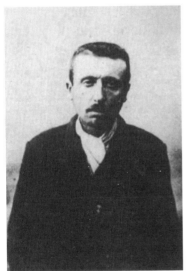
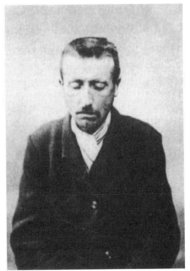

疯狂旅行者阿尔贝·达达的不同状态

致克洛伊

致　谢

　　我必须感谢汉娜医学史基金会资助安德烈·勒布朗（André LeBlanc）在波尔多的研究及其他事项。在波尔多研究期间，我们还得到了许多人的帮助。感谢吉伦特省档案馆的副馆长阿维索（Avisseau）女士和普拉克斯（Prax）女士；也要感谢档案管理员奥利维耶·勒努（Olivier Renou），是他帮助我们在众多材料中找到了重要病人的出生证明。感谢萨瓦亚克（Savoyac）先生和丹尼尔·罗伊（Daniel Roy）博士，他们给我们的研究提供了极大的便利。感谢三位来自波尔多当地主要报纸《西南报》（Sud-Ouest）的记者：米谢勒·斯波尼（Michèle Sporny）、阿内–塞利娜·奥谢（Anne-Céline Auché）、多米尼克·里夏尔（Dominique Richard）；尤其是里夏尔，他为我们的研究撰写了一篇长文，此举为我们携手并进、交流观点铺平了道路。感谢历史学家、系谱学家和纹章学家米歇尔·拉托（Michel Rateau）先生。感谢克里斯托夫·达比什（Cristophe Dabitche）和马克·伊戈尔索尔（Mark Eagersall），他们对所处城市欢欣雀跃却又百感交集的态度，让我对波尔多有了更深层次的理解。感谢医学与药学博物馆、波尔多大学、波尔多市立图书馆等机构的图书管理员的辛勤工作。最后也要感谢苏黎世中央图书馆的亚历山大·菲雷（Alexander Furrer），他为本书提供了众多资料。

我在多伦多大学、苏黎世联邦理工学院的研讨会上，在麦吉尔大学、加州大学洛杉矶分校、英属哥伦比亚大学、纽芬兰纪念大学、卡尔加里大学的讲话中讨论了一些议题。关于本部作品，已有两个早期的记录，其中之一发表于《精神病学史》(*History of Psychiatry*)；另一个是在耶鲁大学惠特尼人文中心的演讲稿，发表于《现代主义 / 现代性》(*Modernism/Modernity*)。在艾伦·梅吉尔（Allan Megill）的主持下，弗吉尼亚大学的佩奇-巴伯讲座 ① 委员会为我提供了将上述种种议题汇总展示给大家的机会，我亦可借此抛砖引玉，请出席讲座的各位听众不吝赐教。该系列讲座召开于 1997 年 2 月。第四章源于我在弗吉尼亚大学所回答的问题，我将答案理性重构，并于 3 月系统地向听众们呈现，这便是由伊利诺伊大学的安德鲁·皮克林（Andrew Pickering）组织的米勒康讲座（MillerCom lecture），听众们虽未有问题提出，但却至诚宽厚。感谢安德烈·贡贝（André Gombay）提供的帮助，他校对了本书的法语；也感谢樊尚·古林（Vincent Gullin），他找到了一篇 1907 年的新闻报道，使本书变得完整。感谢帮助过我的所有人，尤其是安德烈·勒布朗。

---

① 佩奇-巴伯讲座（Page-Barbour Lectures）由托马斯·尼尔森·佩奇（Thomas Nelson Page）的夫人创立于 1907 年，在弗吉尼亚大学举行。讲座可以与艺术和科学的任何领域相关，旨在呈现"思想领域的新气象"。

前　言

本书讲述了一种被遗忘的流行疯病，由某煤气工患者及其医生——一位精力充沛的体育学先驱人物——共同拉开帷幕。我想借这个清晰确切的故事阐释精神疾病和精神病学，既作为事实陈述，也作为隐晦寄寓。我所表述的奇异事件促使人们对短暂性精神疾病（transient mental illnesses）产生反思。那些热衷于理论胜过探求的读者，可能想大体了解一下我是如何利用此故事的。

我所说的"短暂性精神疾病"，指的是一种在某时、某地出现，然后逐渐消失的疾病。它可以从一个地方传播至另一个地方，并且不时地重新出现。这种疾病可能对社会阶层或性别有选择，多发于贫穷的女性或富裕的男性群体。我指的并非是它会在不同个体身上反复出现，而是说这种疯狂存在于特定的时间和地点。最广为人知的短暂性精神疾病是歇斯底里症（hysteria），直至 19 世纪末，它在法国大行其道。观点激进者将如今的多重人格症（multiple personality）作为另一种短暂性精神疾病，并且继续罗列出一系列其他疾病清单，包括短暂慢性疲劳综合征（transient chronic fatigue syndrome）、厌食症（anorexia）、间歇性暴怒障碍（Intermittent explosive disorder）①，或是他们选择批判的任何疾病。

短暂性精神疾病引发了关于它们是"现实存在"还是"社会建构"的枯燥争论。但我们需要比现实存在论或社会建构论更丰富的思考工具。我在本书中的理论旨趣较为平和审慎，故本书并非意欲洞悉现实，只求能为理解短暂性精神疾病的可能性提供一个框架。

本书的最大贡献是"生态位"（ecological niche）②隐喻，精神疾病就流行于其中。这样的生态位需要更为多元化的"矢量"（vector），在此须强调者有四。第一无疑是医学因素。此类疾病应适用一种更大的诊断框架，一种疾病分类学。第二是最耐人寻味的文化对立（cultural polarity）。此类疾病应处于当时文化的两种元素之间，一方面是浪漫多姿和善意美德，另一方面则是恶念丛生和意欲犯罪。何为美德和罪恶，它们本是社会广泛层面的特征。美德并非百世不易：谨慎，作为近代早期欧洲新教资产阶级的一种美德，在封建时代不过是一种软弱而已。第三，由此我们需要一种可观测性（observability）。疾病本身，疾病作为痛苦和作为某种让人避之不及的东西，应是显而易见的。最后，还有一些耳熟能详的东西：疾病，尽管会制造苦痛，也会带来解脱，这种解脱在其滋生蔓延的文化中的其他地方无法获得。

---

① 本书相关术语的中文译名，主要参考 DSM-5 的中文版《精神障碍诊断与统计手册》（北京大学出版社 & 北京大学医学出版社）中的译名。

② "生态位"，或译"小生境"。该词由美国动物学家乔瑟夫·格林内尔提出，最初是某物种生活环境及习性的总称。详见 Joseph Grinnell, "The Niche-Relationships of the California Thrasher", *The Auk*, Vol.34, No.4（Oct., 1917）, pp.427—433。本书用该词来指代诱发精神疾病的个人和社会因素综合体。

本书充满了历史轶事和奇特细节。但它们不仅仅是故事而已，而是通过一个个实例罗列铺陈，从而展示生态位这一概念对短暂性精神疾病的巨大作用。诚然，一种精神疾病，一种在社会中被视为疯狂的疾病，有患者和专家两种角色参与其中。我们称之为病人和临床医生。在第三章，我举了希腊神话中的某例，其中有疯狂的行为举措，有饱受折磨的患者，也有精于此道的专业人士，但我们不大会称其为现代意义上的病人和临床医生。较之 20 世纪晚期的医学门类定义，疯狂本义具有更多元的跨文化性。患者和专家在其中都扮演着至关重要的角色，因此第一章讲述了 1887 年疯狂旅行流行病中第一位患者和第一位医生的大量故事。

本书分为若干部分，主要由四章组成。前三章讲述了一个细致详尽的故事，第四章讨论了由此产生的问题：这个故事反映了短暂性精神疾病的事实。在这几章内容中，任何一章都不可能囊括真实故事中所有令人震惊的历史背景。很多历史事件都被列入注释中，最终呈现在书末。它们提供了大量的信息和趣事，于我而言，这些信息和趣事夯实了各章中的简单陈述，自然是本书必不可少的组成部分。此外，还有一些拾遗补漏，三份附录审视了本书产生的其他问题。最后，还有一些经过翻译的文献，关乎其中的重要患者及医生。一些读者会从这些文献部分入手，另一些读者会从章节部分开始。而若从注释部分着手，绝对也是个明智之举。

在本书完成后不久，我发现自己对我们这个时代精神生活中的奇异线索有些抵触之意。人们对早已逝去的疯人及早已逝去的医生之间的关系有种可怕的迷恋，这种迷恋模糊了事实和虚构。派特·巴克（Pat Barker）著有三部曲《重生》（*Regeneration*）、《门中眼》（*The Eye in the Door*）、《幽灵路》（*The Ghost Road*），尽管

《幽灵路》获得了布克奖，然而《重生》才是最佳之作。它们聚焦于人类学家、炮弹休克症（Shell Shock）治疗医生威廉·里弗斯（William Rivers）与诗人西格弗里德·萨松（Siegfried Sassoon）间的互动；其他医生（Henry Head）和作家（Wilfred Owen, Robert Graves）也客串其中，尽管在我看来，这位重要的病人是虚构的。

玛格丽特·阿特伍德的小说《别名格蕾丝》（Alias Grace）讲述了一个半世纪前，一个伙同他人杀害老板的疯狂女仆，与受疯人院委托前往此地研究她的医生之间的关系。这位年轻女士的经历具有历史意义，安大略的相关机构和医生亦是如此，尽管此处的主角医生似乎是虚构的。这些情节颇具新意，作家们使用当下的精神强迫症（psychiatric obsessions）来铺陈过去。在巴克的所有著作里，创伤后应激症（post-traumatic stress disorder）贯穿其中，尽管我们在第三部中看到了一些多重人格症（multiple personality）的迹象。在阿特伍德的笔下，多重人格症则被打上了一个恒久的问号：格蕾丝是以第二人格去杀人的？这种人格并非由那位每日与之交谈的新英格兰青年医生翘楚构建，而是由近乎尾声时出现的扮演精神研究者的耶利米构建？

还有很多类似的小说，写的都是死去的疯人及其医生的所作所为，大部分都枯燥乏味。但我上文所提及的是 1995—1996 年最好的作品。一些文化史书写同样扣人心弦，足以与巴克和阿特伍德的作品媲美。其中最引人注目的是以下这一例，有病人丹尼尔·保罗·施雷柏（Daniel Paul Schreber）、医生保罗·埃米尔·弗莱希格（Paul Emil Flechsig），以及见证人西格蒙德·弗洛伊德。施雷柏曾被任命为萨克森最高法院的庭长，他是一位偏执型精神分裂症（paranoid schizophrenic）患者，并在疯人院写下了自己的回忆录。埃利亚斯·卡内蒂（Elias Canetti）的《群众与权力》(*Crowds and Power*)利用这些记载，对比了施雷柏的个人疯狂行为与希特勒的公开疯狂之举，令人称奇。卡内蒂认为，两者都是被一种潜在权力支配的疯狂意识所驱使。这显然是富于理论洞见的。最近，人们对施雷柏的生平和时代进行了详尽的研究，我甚至要说，我们对其所知"巨细无遗"。这尤其要归功于以下学者的潜心研究：威廉·内德兰德（William Niederland）的《施雷柏案例：偏执型人格的精神分析简述》(*The Schreber Case*：*Psychoanalytic Profile of a Paranoid Personality*，1984），以及兹维·洛萨内（Zvi Lothane）的《捍卫施雷柏：灵魂扼杀和精神病学》(*In Defense of Schreber*：*Soul Murder and Psychiatry*，1992）。得益于洛萨内著作中的大量图片，我们甚至能知道施雷柏故事里的每个人长什么样。路易斯·萨斯（Louis Sass）在《妄想的悖论：维特根斯坦、施雷柏和精神分裂症患者意识》(*The Paradoxes of Delusion*：*Wittgenstein*，*Schreber*，*and the Schizophrenic Mind*，1995）一书中，利用施雷柏从内在分析精神分裂症，将精神分裂症患者视为唯我论者，从而理解维特根斯坦与唯我论之间的抗争，抑或他与精神分裂症本身的抗争。托马斯·伯恩哈德（Thomas Bernhard）的短篇小说《维特根斯坦的侄子》(*Wittgenstein's Nephew*)同样不容忘却，该小说遵循了萨斯著作中所提出的主题，是篇短小精悍的杰作。伯恩哈德可谓是一代文豪，他并未将笔墨完全集中在维特根斯坦身上，当然也没有集中在施雷柏身上，而是在书中描写了一个唯我论者，即维特根斯坦的侄子，他会在维也纳疯人院花园里看着太阳。是萨斯将施雷柏卷入精神分裂症与唯我论的分析。埃里克·桑特纳（Eric Santner）的《我的秘密德国：丹尼尔·保罗·施雷柏的现代性秘史》(*My Own Private Germany*: *Daniel Paul Schreber's Secret History of Modernity*, 1996）更深入其中，揭示了现代世界和德国灾难的成因。

我曾做过一个课题，关乎热衷于骑行的内科医生和他的病人——一位疯狂的、不受控制的管道工。这位工人成天甚至经年累月休假，时常一天行走 40 英里，丢失了包括身份证件在内的所有证件，但不会放弃行走的欲望。在此课题完成后，我阅读了上述大部分作品。因此我对这种关于疯人及其医生的痴迷感到十分不安。在关于疯狂的事实和虚构中，我们谋求的是何种理解？在一个我们假装理解的以死去的疯人及同样死去的、可能同样疯狂的医生构筑的世界中，存在着何种逃避遁世的痕迹？我甚至发现了可怕的对称性。巴克在其小说中，塑造了真正声名显赫的医生和病人角色；阿特伍德在其小说中，塑造了真正默默无闻的医生和病人角色。桑特纳理解了卡内蒂著作的精神内核，通过对大名鼎鼎的病人施雷柏及其医生真实而非虚构的书写，旨在讲述包括希特勒和维特根斯坦在内的整个现代世界的故事。而我则以微观视角描述一个名不见经传的病人及其同样名不见经传的医生的真实故事。当然，对称性还体现在不管是在虚构还是现实中，加拿大作家们都更喜欢写鲜为人知的地方人物。然而，我们到底所为何事？这算不算是偷窥他人隐私呢？

只有当我回头读一些关于精神病学，或者说是关于这门学科分支的新的历史，才可以把内心的不安置于一旁。我偶尔读到的医学史，对病人，对真实的人，所涉甚微。我们迫切需要故纸堆中的法国案例记录，乃至弗洛伊德本人的宏大叙述视野，借此一瞥相同境遇下的男男女女们在某时某地的诸般精神分离情景。

　　小说家给了我们时间和地点的感官体验，在此体验中疯狂虽非明智，却可理解。洛萨内和内德兰德的历史著作，以及萨斯和桑特纳的宏大叙事（尽管尚待商榷），都做到了这一点。根据卡尔·雅斯贝尔斯（Karl Jaspers）的说法，施雷柏写下的想法绝对是无法参透和理解的，是疯狂和难以被触碰的完美例证。但今天在某种程度上，它们都易于理解了。它们被赋予的意义，并非太少，而是过多。如若忽略我们讨论的疯狂的法官施雷柏——他康复后出院回家，之后病情迅速恶化，最终死在疯人院中——那么这种忽略确实危险。我们可以如此接近、深入病人内心，以至于与病人失去联系，就像那些精神病学史学者所做的那样。小说家提供了一个更好的模式，他们使我们悲喜交加，同时避免深陷其中。

　　例如，我的某位读者想了解更多关于精神病学的政治史及其是如何融入 19 世纪法国政治的。我会反其道而行之，添加更多关于建筑的内容，使读者有一种置身偏远波尔多的闭塞感觉。本书主人公之一阿尔贝便是在那里陷入疯狂。我不是小说家，但我希望能邀请读者走进狭小逼仄的城镇阴暗陋巷，或者踏入宽敞明亮的医院回廊。本书主人公之一，那位总是难以自抑的行走者，最后在那找到了一个安然之所。我更多讨论医生对于骑行，而非来自巴黎的最新消息的热情。我渐渐意识到，与其说自己乐于窥见，不如说善于同行，这是构建理论问题和概念的正确体验，而这些问题和概念，在另一种层面上，便是本书各章节所要呈现的主题。

目 录

第一章

第一位神游症患者

故事的开头是这样的："去年 7 月的某个清晨，我们注意到皮特 ① 医生的病房里有位 26 岁的年轻人在卧床哭泣。他刚经历了长途旅行，徒步归来，已是筋疲力尽，但这并非他哭泣的原因。他哭泣，是因为一旦被那种渴求占据，他便难以自控地踏上旅途，为此不惜抛弃家庭、工作和日常生活，以最快的速度行走，有时每天步行 70 公里，直到最后流落街头、被捕入狱。"1

　　我们的故事从波尔多那历史悠久的圣安德烈医院的病房中开始。2 年轻人的名字叫做阿尔贝，他是当地煤气公司的临时工，也是本书所提及的第一位神游症患者（fugueur）。他因在阿尔及利亚、莫斯科、君士坦丁堡的离奇远游而尽人皆知。他沉迷于旅行，几近着魔，然而总是不携带身份证件，有时连身份证明也没有；他不知自己是谁，不知为何旅行，只知下一站行往何处。当他"苏醒"时，他几乎不记得自己行之所至，但在催眠状态下，却能回忆

———————————

①　阿尔贝·皮特（Albert Pitres，1848—1928），法国神经内科医生。他在巴黎接受了医学教育，自 1885 年起担任波尔多大学医学院院长一职。

起那些逝去的浪迹时光。

关于阿尔贝的医学报告起初在波尔多引发了一场小规模的流行病，染病者挂帆出海、所向无前。热潮很快蔓延到巴黎，接下来是整个法国、意大利及至德国和俄国。"神游症"（fugue）本身成了一种医学意义上的疾病，携带着类似于"流浪癖"（wandertrieb）这样的俗语标签，也有恰如其分的拉丁语或希腊语标签，如"漫游自动症"（automatisme ambulatoire）、"主观性自动症"（determinismo ambulatorio）、"旅行狂热症"（dromomania）、"漫游症"（poriomanie）。神游症，也就是在神志不清状况下进行的怪诞不经的旅行，一直为世人所知，但直到1887年，随着一篇医学博士论文的发表，其所意指的疯狂旅行才成为精神错乱中某种特定的、可诊断的类型。

阿尔贝的离奇经历是一个流浪汉式的冒险，其中不乏痛苦感伤，但为何如今旧事重提？因为我们被精神疾病所困扰，这种疾病更多倾向于神经质（neurotic），而非精神质（psychotic），且我们力图探明其中哪些是装腔作势，哪些受文化塑造，哪些被临床强化，哪些又是盲目模仿综合征，以及哪些被我们要言不烦、隐晦其词地归结为——真实。我们对精神障碍群体深感困惑，觉得他们的症状既是后天形成，又是与生俱来的；既含道德属性，又带神经病学的内涵。

例如经前综合征（premenstrual syndrome，PMS），它到底是一种生理紊乱，还是一种以男性为主的精神病学家写进疾病分类学的东西，以此来应对烦躁易怒的女性患者？儿童烦躁症绝不罕见，接下来发展为多动症（hyperactivity），然后是注意缺陷症（attention deficit），再接着便是注意缺陷性多动综合征（attention deficit hyperactivity disorder）。于是只能由医生开处类固醇药物利他林（Ritalin）。这真的是精神障碍吗？或者是一种文化所要求的精神病学的产物，这种文化想把困扰父母、老师、校车司机以及其他所有群体的每一个烦恼都医学化？又如厌食症（anorexia）和贪食症（bulimia）给患者本人及其家属带来深重不幸。尽管痛苦显而易见，但我们是在谈论女性美的刻板印象——辅之以对父母的反叛精神——产生的不当行为，还是在谈论一种"真实的精神障碍"？

多重人格障碍（multiple personality disorder），现在被称为分离性身份认同障碍（dissociative identity disorder），它困扰着5%的大学生，同时也困扰了5%的入住急症照护室的成年精神病人，它是"一种真正的精神实体，一种真正的精神障碍"[3]，还是一种由临床医生和媒体培养出来的，表达真实深刻的不安情绪却不含医学因素的自我放纵方式？

我们是否应认真对待反社会性人格障碍（antisocial personality disorder）或间歇性暴怒障碍（intermittent explosive disorder），将大量暴力犯罪归咎于这些精神病学意义上的实体？或者说我们是否应该将其看作法医学的组成部分——司法和医学合谋定义并控制犯罪因子，却始终掩盖作为犯罪关键因素的系统性匮乏？

不仅仅是过去的神经官能症（neuroses）这一指称的真实性遭到质疑。精神分裂症（schizophrenia），确切说是"精神分裂症人群"的概念亦是如此，它于20世纪头十年在瑞士被首次提出。相关诊断曾风行一时，但此后其影响力却日渐消散。这不仅是因为代际更新的精神药物使相关症状得到了极大的缓解，而且是因为在很多医疗司法辖区内实际诊断的比例也在明显下降。大多数试图帮助精神分裂症患者的精神病医生都将其视为一种可怕的疾病，它对年轻人造成的袭扰尤甚，不仅击垮了患者，还殃及其亲朋好友。然而，却总有人一再辩称，此类病症并不是一种真实存在，而是一种"科学错觉"（scientific delusion）。[4] 诚然，症状表现呈多样性，但20世纪不同年代出现的症状集合也不相同，且尚不能找到这些症状产生的确切医学证据。

　　我并不是精神分裂症的怀疑论者。我在本书中所讲述的重点不是精神病（psychoses），而是那些曾经被称为神经官能症的疾病。此类种种医学实体或许会呈倍增趋势。1997年2月4日《纽约时报》的星期二"科学时代"板块列出了这样的标题："怪人怪癖或是疾病"（Quirks, Oddities May Be Illnesses）。该标题缘起一本名为《阴影综合征》（Shadow Syndromes）的新书，书中描述了亚临床自闭症（subclinical autism）、抑郁症（depression）等病症。[5] 当人们满足某种病症的部分特点，但尚不足以被诊断患有该病症时，他们便会表现出阴影综合征；同时，他们也会表现出"临床显性压力和功能障碍"（clinically significant distress or dysfunction）。

　　上述观点并不是来自精神病学家及其合著者。报纸引用了很多支持新诊断方式的论点，其中包括罗伯特·斯皮策（Robert Spitzer）的好评，他领导的团队编写了美国精神医学学会的多版本官方诊断手册《诊断与统计手册》（Diagnostic and Statistical Manual, DSM），包括 DSM III（1980）、DSM III-R（1987）和 DSM IV（1994）。

　　新的现实问题出现了。很多人使用《纽约时报》所提及的通俗形容词，例如"古怪的"（weird）、"格格不入"（odd ducks）和"呆子"（nerdy）。我们中有些人从小在运动方面便不协调，一直不擅长结交新朋友。那么我们是否患上了某种疾病（真实意义上的疾病！），在此情况下算是亚临床自闭症吗？对于多重人格，有些怀疑论者认为，郁郁寡欢者逐渐形成症状的过程，与医生和媒体存在一定关系。对于阴影综合征，毫无疑问医生和媒体会助长当事人所体会到的孤独感和笨拙感；这种行为是真实存在的，因为孤独和笨拙感的体验者有着成年累月的亲身遭遇和切肤之痛，但我们是否可被定义为病人呢？最重要的是，专家们会把我们当作病人来对待吗？我认为，答案将会悬而未决。

人们对旧问题热情高涨，往往会带来对新问题的满腔热忱。意识形态之论争激情澎湃，例如女权主义、马克思主义和唯科学主义，精神病学和反精神病学。游说活动者充满精力，无论是在批准官方诊断手册条目的委员会中，还是在试图掌握自己问题的病患和他们的家人中。游说活动时而沉寂，时而狂热，而隐藏在这背后的问题让人不得安宁。精神疾病作为实体存在，其合法性、自然性、真实性的证据何在？

路德维希·维特根斯坦认为，心理学中存在各种实验方法，也存在概念上的混淆。[6] 与之相比，我们如今有更多治疗精神疾病的方法。我们有医学、精神病学、心理学的临床方法；我们有数不清的关于精神分析方面多样性和差异性的实例；我们有自我救助、团体救助、牧师和精神导师咨询体系；我们有流行病学和群体遗传学的统计方法；我们有生物化学、神经学、病理学和分子生物学的实验方法；我们有认知科学的理论模型；当然我们也存在概念混淆的问题。

或许，当我们掌握足够丰富的客观科学知识时，所有的问题都会迎刃而解。但我有其他的看法。人类所知领域确实浩如烟海，而概念上的混淆，使得新知识对于缓解苦痛无能为力。其原因多种多样，但最让我印象深刻的是，作为纯粹信仰体系的科学知识，改变着人类对于自身的思考，改变着我们拥有的诸多可能性，改变着人类如何理解并定义自我和芸芸众生。知识与人类相互作用，与日益广泛的实践活动和日常生活息息相关。这便产生了症状与疾病实体的社会许可性组合。

我们时常询问某些既定疾病或其表征是否真实存在，借此表达对上述那种尚未被正确认识的现象的不安之情。我最近关于多重人格的专著的第一章题目是"是真的吗？"。我接下来写道："我不打算回答这个问题。""我希望本书的各位读者，断了意欲弄清楚这个问题的念头。"[7]徒劳！读者们一次次把我拉到一旁，悄悄问我到底相信什么，多重人格到底是真是假？

可以肯定的是，人们对多重人格症持有一种特殊怀疑态度。提问者希望我心怀善意（或者确切说，站在善意的一侧），他们会希望我说确实有这样一种疾病，症状要描述准确，同时要抱有深切同情心；或者他们会希望我说没有这样的疾病，所描述的讽刺现象是"社会建构"的一部分；或者是医生造成的"医源性"（iatrogenic）疾病，以及由治疗者和媒体巧手制造的一种信仰体系下的"病症"。[8]

人们会不断使用与有争议的精神问题相关的词汇，例如"真实"（real）及其近义词"真正"（true）。原因多样，从财务到责任，从语义理论到科学形而上学。健康保险应该只为真实的精神疾病付费，难道不对吗？我们对疾病有着深刻的道德态度，因此责任是关键因素。如果疾病真实发生，你不需要对此负责，或者仅当是你的堕落导致此疾病时才需要负责。性、酗酒、懒惰是典型的堕落之源。但是，如果你打篮球的习惯从少年时代持续到中年，却导致昂贵的髋关节置换手术时，你不会受到责备或承担责任。这是因为在我们的世界里，坚持进行年轻时的运动是一种美德。在精神疾病领域，如果疾病真实存在，责任可以减轻或完全免除。真实疾病有着客观的、区别化的指称。科学形而上学和通俗科学都要求被指称物是生物化学的、神经学的、有机体的以及某些囿于身体里的东西，原则上可以在实验室里被分离出来。

这些都是本书第四章的内容。包括我在内的分析哲学家受过训练，能够辨别差异和阐明观点，这有助于消除困惑。我认为，关于最重要的概念的阐释，存在难以解决的困难。因为它们产生于我们思想深处，存在于一些根本不连贯的内在组织中，而我们不会放弃它们，因为它们对我们的思考方式至关重要。真实性和责任感，如同文献、科学和身体，都是组织概念的绝佳典型。纵使分析和激辩再多，也无法使深层次的困惑消逝蒸发。但我们并非完全无能为力。一种方法是详细审视某可控范围内的病例，在该病例中造成困惑的诸多因素显而易见。那么，让我们一起走进阿尔贝的故事，走进 19 世纪 90 年代的"神游流行症"（fugue epidemic）。

我们既清楚神游症的诊断从何时何地开始，亦可观察它如何逐渐消失。这确是一种巧妙的限制。此处我们正在陈述一个已经消逝的诊断病例，但说来也怪，在某种程度上它依旧是常提常新的。与新近出现的流行病的相似之处在于，它只在某时某地较为显著，它流行、传播、继而衰退，然后世界如同轮回转世般步入之后的苦痛折磨中。我想说我所列举的病例并非如同老古董般的吉光片羽。分离性神游症（dissociative fugue）的诊断在 20 世纪 90 年代的精神病学指南中有所记载，在美国精神医学学会和世界卫生组织的手册中都有所记载。[9] 即便如此，也有传言称神游症是"祖父级诊断"

（grandfathered diagnosis）而不受新规定的约束，这在美国尤甚。换言之，它之所以被保留在书本上，部分是因为之前已经在书本上出现过，还因为我在第四章中提及的一些政治修辞。从未或者几乎从未有人做出过这种诊断，但它却被列入可能发生的名单，有点类似于麻疹，和人格解体障碍（depersonalization disorder）也非常相似，你可以就那么"患有"（have）了。

当我陈述了关于神游症的诸多情况后，你会对分裂感同身受。没错，你会想说这些人确实患有"真正的精神疾病"（可能还不止一种）。当时医生所采用的诊断方法的确符合他们的实际情况。神游症是一个能够滋长的实体存在。然而与此同时，这种现象也受当时社会环境的熏陶和浸染。我们不禁想说，不管这些病人罹患何种疾病（他们确实饱受疾病之苦），所患疾病的表现及标志是受社会环境所制约的。那么，我个人的方式是这样的：告诉你一个真实故事，一个关于你从未听闻过的疾病的真实故事。这是一个足够扣人心弦的故事，你会置身其中，并很快了解它的显著特征。然而你将意识到，这种或多或少"已逝"（dead）的疾病，只是今天困扰我们某类问题中的一个小插曲。至于为什么要在病例陈述上选旧弃新、撷古舍今，是因为由偏见造成的后续反应不会立即出现。当它们隐然浮现时，你可能会思考，为何它们在很久以前发生的一系列事件中显得如此尘垢满面、模糊不清——我们对此漠不关心是理所应当的。

神游症是令人愉快的研究对象，足以吸引我继续下去，因为它本身就很有趣。我希望读者亦有同感，某种程度上是因为旅行已经成为经验世界不可或缺的一部分。纵观 20 世纪，佩奇-巴伯讲座一直在邀请远道而来的旅人，即便不能向弗吉尼亚人呈现一些奇想，也至少应如该讲座宗旨所言，呈现"思想领域的新气象"。每一位听众都理所当然地认为，一段假期可能且通常会包括一次旅行。阿尔贝的旅行经历是如此引人注目，所以我在此暂做简要介绍。阿尔贝的个人叙述则由他的医生记录下来，即本书后的文献一。

神游症本身恰如其分地说明了关乎精神疾病的诸多社会方面，这些方面如今已显得过时。它在性别和阶层方面尤为专一。这与社会控制系统有关，我指的并非权力和知识的抽象概念，而是警察和军队。在定义和正确诊断疾病方面，很难说哪一方发挥了更大的作用，是病人群体还是医生群体。神游症与 19 世纪晚期的某种精神疾病，即歇斯底里症密切相关，在过去的二十年中，这一疾病引起了文化历史学家的广泛关注。长期存在的催眠术（hypnotism）谜题在神游症中发挥着作用。对于富足的城市来说，当时面临的一个尴尬局面便是无家可归者。反犹太主义传统重新抬头，除了流浪的犹太人，还有谁更适合成为神游者的典型呢？我在附录二中提到了这个问题。

尽管组成方式有些新颖，但这些问题还是引起了人们熟悉的共鸣。我更愿意强调另一种观点，使用之前在另一个领域流行的概念作为隐喻：生态位。我们对此类现象感到震惊：在一个相当连续的历史文化背景中，某些类型的精神疾病和某些症状的组合在某时某地位居中心，而在其他地方则荡然无存。我将这类现象的特点归结为短暂性的（transient），它们并非始终萦绕着某人的生活，飘忽不定，而是只存在于某时某地。我认为生态位是理解短暂性精神疾病的有效观点，不仅仅是社会的、医学的，不仅仅来自病人或医生，而是将大量不同类型的因素串联起来，这些因素为某些特定疾病的呈现形式提供了一个稳定的孵化场所。

不过现在，我希望你能对一个年轻的波尔多煤气安装工的介绍性故事感兴趣。我们第一次听说他是在一篇论文中，论文题目非常浪漫：《疯狂的旅行者》(Les Aliénés voyageurers) [10]。我们或许会担心作者———一位绝对算不上年轻的医学生——菲利普·蒂西埃 ① 的故事像是怪闻奇谈。蒂西埃和你在任何时候任一家医院能见到的普通实习生都不同。当第一次见到阿尔贝时，他已有 33 岁。蒂西埃 14 岁时，便成了无依无靠的孤儿，他在图卢兹火车站当过记账员，每个晚上通宵工作十二小时。[11] 白天则在当地音乐学校上音乐课。16 岁时，他白天干送货员的工作，晚上则去上夜校。他靠做杂活攒下的钱供两个妹妹读书，在 23 岁生日那天，他上了一艘名叫"尼日尔"(Niger) 号的汽轮，沿着波尔多—塞内加尔的航线离开了波尔多。[12] 在船上，他担任货物保管员。[13] 船上的医生颇为欣赏他，几年后，医生力劝他去波尔多的医学院申请一个助理图书馆员的职位。蒂西埃得到了这份工作，并且拿到了科学领域的相关文凭（baccalauréat）②，到 1886 年，除了论文外，他终于获得了医学学位所需的资格。他因此得以到阿尔贝·皮特的病房里工作。阿尔贝·皮特是一位杰出的神经学家，在巴黎时曾是夏尔科 ③ 的学生。1881 年，30 岁的皮特在波尔多当上了教授，此时蒂西埃还在忙于学业。1886 年皮特正在做关于催眠术和歇斯底里症的系列讲座，阿尔贝·达达被分配到他的病房也就不足为奇了。所以菲力普·蒂西埃在他的论文中提及了阿尔贝·达达及其他许多病人。

---

① 菲利普·蒂西埃（Philippe Tissié, 1852—1935），法国神经精神病学家。

② 在法国，通过中学毕业会考后获得的文凭被称为 "baccalauréat"。

③ 让-马丁·夏尔科（Jean-Martin Charcot, 1825—1893），法国神经学家和解剖病理学教授，一生致力于催眠术和歇斯底里症的研究，对神经病学、心理学、现代精神病学的发展都做出了重要贡献。

大约六十人被分配到同一个病房。蒂西埃选择阿尔贝·达达并不是偶然的。这个人和他的医生为彼此而生，他们对立却又并行。

一方面，阿尔贝·达达极少写信，他能阅读，但他几乎不会书写；但蒂西埃一直在写信，哪怕是在青少年时期整日做着卑微工作时也没有停止。阿尔贝·达达是冲动和失控欲望的受害者，而蒂西埃是在目标的导向下制定计划和取得成就的典范。另一方面，蒂西埃却和阿尔贝·达达一样，总是永不止步，在夜间的火车站——那个运转活动的中心，或者是在那艘让人对黑暗非洲殖民地旅行和冒险浮想联翩的"尼日尔"号巨轮上，默默记账或运送货物。

然而事实远不止这些。关于蒂西埃的童年，我所知道的唯一一件事情是，他很早就听说过最新的奇迹：脚踏车（vélocipède）——"一项既不需要马匹也不需要车厢的奇妙发明"。19世纪60年代初的某一天，伟大的朱尔·莱奥塔尔（Jules Léotard）在去图卢兹的途中经过镇上。莱奥塔尔，鸟一般的飞人，是当时最伟大的空中表演艺术家，自行车运动事业的先驱（他还是连体运动服的发明者，这种运动服以他的名字命名）。当时所有的孩子都出来看他匆匆而过。蒂西埃回忆道："他走那么快，骑着两个巨大的轮子，我听到了金属和木头的摩擦声。我看到了脚踏车！"蒂西埃的父亲让当地的工匠为他的儿子量身定制了一辆木制三轮车，因此自行车此后成为他一生所爱甚至是职业生涯的一部分。[14]

当阿尔贝于1886年引起蒂西埃的关注时，自行车刚成为中产阶级从事体育运动的首选器械；事实上在法国，骑自行车是一项非常流行的非贵族运动。[15]我们大致可通过几个日期览其全貌。在19世纪80年代早期，安全型自行车开始普遍使用，它是现代自行车的原型，前后轮大小相同，由脚踏板和链条驱动前行。自转轮则发明于 1881 年，在此前的 1880 年，第一本专门致力于此项运动的杂志——《脚踏车运动》(*Le Sport Vélocipèdique*) 开始长期出版。[16] 也正是在 1881 年，一个国家级自行车俱乐部同盟成立了，名为"法国脚踏车联盟"(Union Vélocipédique de France)。赛马跑道自古便有之。1884 年，第一条人行跑步道在巴黎建成，而第一个自行车赛馆已在 1879 年于巴黎建成。此后，蒙彼利埃于 1885 年建造了一座自行车赛馆，波尔多也紧随其后。远距离自行车赛由来已久：1869 年 11 月 7 日，巴黎—鲁昂 (Paris-Rouen) 自行车赛首度举办。直到 1891 年，巴黎—波尔多自行车赛才开始举办，但它是作为第一个"经典"赛事，即在职业自行车赛程上的单日公路赛而成立的。那一年，充气橡胶轮胎在法国上市了。1890 年 1 月，"法国旅行俱乐部"(Touring Club de France) 成立，其服务对象主要为自行车爱好者。到 19 世纪末，该俱乐部已经拥有 73000 名会员，还出版了 30 卷本的"法兰西遗址与古迹"(*Sites et Monuments de France*) 系列丛书及众多评价当地酒店和技工的手册。

当你想到波尔多时，便会想起葡萄酒，也许还会想起一个度过灭顶之灾的城市，在那里瘤蚜虫几乎毁掉所有的葡萄藤。这个问题始于 1863 年。得益于将老藤嫁接到来自加利福尼亚的葡萄树干上，到阿尔贝的时代这一问题已经得到了解决。如果你对当时的学界略有所知，那么你会了解到当阿尔贝走进医院的时候，埃米尔·涂尔干正搬到波尔多开始他的课程——促成了此后现代社会学的诞生。但你可能不知道波尔多是法国第一项流行运动的活动中心。阿尔贝的医生很快成为波尔多脚踏车俱乐部的官方医生，并为《脚踏车运动》杂志撰写专栏文章，这些文章被收录在《骑行者训练、竞赛和旅游指南》中。[17] 他也是波尔多—巴黎自行车赛的创始人之一，留下了他在起点处负责比赛事宜的照片。他骑着自行车出诊，显然，这使得他的同事和波尔多市民大为震惊。[18] 我想，这位在故纸堆中所认识的新朋友，大概是世界上第一个骑自行车巡诊的医生吧。

我就不讲蒂西埃后来作为体育事业先驱人物的历史了，这些故事相当惊心动魄，但对我们而言太过复杂了。体育事业是法国改革的战场之一，直接关系到青年、教育和荣耀。那些喜欢简化事物的人会发现，站在蒂西埃一边的恰好是德雷福斯派。法国、体育事业、封尘于历史的丑闻，似乎与我们毫无关联，然而，在顾拜旦和反德雷福斯派的推动下，我们也以奥林匹克运动会的形式继承了这些，而遗忘了蒂西埃之辈的痛苦抗议——他们并不喜欢英式竞技体育而更青睐健美操、瑞典体操、自行车和远距离步行等理性适度运动。但除了远距离步行，以上其他项目都不是此处要讲的故事。每当面对蒂西埃的医学论文，法国体育史书写者总有茫然困惑之感；他们认为蒂西埃之所以研究阿尔贝，正是因为此人能长途跋涉，这是一个过度训练的真实例子。[19]

体育史学家对蒂西埃的精神病学实践视若无睹。但医学史家已经对涉及法国医学界（尤其是精神病学家）及整个社会的政治分裂做了详尽描述。在《重写灵魂》(Rewriting the Soul) 一书中，我留意到多重人格对于那些反对圣职干预政治，反对一元不朽的、超验形而上学式灵魂的医生，颇为有用。这些医生通常都是实证主义者，在法国人的理解中，实证主义者一词有力且严格，它是由奥古斯特·孔德创造出来的；也就是说，反对无形的存在，反对所谓的形而上学，甚至反对因果论的观点，转而选择休谟的"恒常连结"(constant conjunction) 概念，总体上对苏格兰人将联想作为心理学指南的做法青睐有加。此外，在多重人格症病例中的医生大多是共和主义者，换言之，他们强烈反对任何复辟君主制。共和主义、实证主义和反教权主义通常是携手同行、齐头并进的。

然而，医学史家还没有将这三种主义与法国生活的其他方面——例如体育事业，充分联系起来。伟大的体育事业运动具有丰富的政治含义。1890 年 1 月，无政府主义者、巴黎公社成员帕沙尔·格鲁塞（Paschal Grousset）在巴黎成立了"国家体育协会"（Ligue Nationale pour l'Education Physique）。格鲁塞之前流亡英国，甫一回国便决定系统化地引入竞技体育，以提高法国青年体质与精神面貌。[20] 仅仅数月后，蒂西埃成立了"吉伦特体育协会"（Ligue Girondin pour l'education），而吉伦特省正是波尔多所在地。蒂西埃开创的这个社团，是次于全国性组织的省级社团吗？当然不是。它是法国唯一的省级体育协会，发挥了至关重要的作用，在很多方面，它在法国体育事业中发挥的作用比国家体育协会还要大。蒂西埃如今被体育界誉为地方主义的先驱，而地方主义是 20 世纪后期法国社会的重要主题。然而蒂西埃的影响力远不止此，他厌恶国家主义、中央集权主义、雅各宾主义、拿破仑主义，以及大多数来自首都巴黎的东西。吉伦特并不是一个简单的地理名词，而是有着丰富的政治含义。

蒂西埃的吉伦特协会成立于 1890 年初。1889 年恰逢法国大革命一百周年，那一年巴黎世博会顺利举行，埃菲尔铁塔拔地而起。很快，波尔多人开始兴建他们有史以来且将纪录保持至今的最高建筑——吉伦特派纪念碑。[21] "吉伦特派"一词，是后人给聚集在布里索 ① 周围的志同道合者所起的名字，他在 1789 年主张温和变革，

---

① 雅克·皮埃尔·布里索（Jacques Pierre Brissot, 1754—1793），法国大革命期间政治人物，吉伦特派主要成员。

而大多数追随者来自波尔多地区。吉伦特派后来败给了罗伯斯庇尔所代表的政见激进的雅各宾派。在一次最为骇人听闻的恐怖事件中，大约二十人被押解上了断头台。

就这样，这座令人瞩目的纪念碑巍然耸立，在经历岁月风霜洗礼的铜锈中隐隐生辉，而骏马雕像在喷涌泉水中疾驰奔腾，环绕于纪念碑周围。这座纪念碑建于 1894 年，是法国地方式的正直、温和的象征，与巴黎的愚钝、冒进形成鲜明对比。大革命发生后一百周年的 1889 年，绝非太平岁月。这一年的春天，人们普遍相信民粹主义者布朗热将军将会进军总统官邸爱丽舍宫，以废除第三共和国并建立一个不定期举行公民投票的大众独裁政府。[22] 政变并未发生，而民众们相信一切不会太遥远。我不想对政治史发表长篇大论，但我们应该看到蒂西埃的所作所为：他成立了"吉伦特协会"（Ligue Girondin），参与了一场深刻的政治行动，其意义显而易见。这意味着波尔多自我形象的一部分——不激不随。

凡事不可过激，当蒂西埃的老师阿尔贝·皮特发表关于催眠和歇斯底里症的论文时，他的一位学生给出了评论。"圣安德烈医院（Saint-André）的歇斯底里病例，"[23] 这位弟子写道，"与萨尔佩特里耶医院①的相比，真是小巫见大巫。"我们关注的医学界人士的政治观点也是如此。巴黎同行们的伟大实证主义、共和主义和反教权主义在波尔多得以复制，成为一种温和的实证主义、不激的共和主义和友善的反教权主义。

---

① 全称为"皮蒂-萨尔佩特里耶医院"（Pitié-Salpêtrière Hospital），最初为一家火药厂，后在路易十四的授意下改造为巴黎总医院的一部分。在法国大革命前作为临终关怀医院使用，大革命后，菲利普·皮内尔在此发起了治疗精神病人的人道主义改革。19 世纪初，著名神经学家让-马丁·夏尔科在此工作。

　　阿尔贝只是一名煤气公司的雇员，他没有参与上述宏伟计划。他幻想漫步远方；我怀疑他无视健康，顾不上谨遵医嘱，更遑论关注国内正在发生的政治动荡和论争了。在进一步介绍他之前，我要言之在先，提出警告。我对阿尔贝的兴趣点不在于他生命历程中究竟发生了什么，或者他奇行怪举的原因是什么。他在我的故事中很重要，是因为他是所有神游症当事人中的第一位。阿尔贝和他的医生们以一种夸张的方式，确立了神游症作为疾病被诊断的可能性。我接下来要描述的一切可能都带有想象成分，因为它们可能是由医患互动催生的，在业内被称为"共享妄想症"①，一半疯狂，一半荒唐。这种荒唐之举仍可能引发一种流行病。

　　荒唐隐然存在，就在简单介绍了阿尔贝的父母前因（parental antecedents）后，蒂西埃开始描绘一个离奇的故事。糟糕的是，尽管这个故事是借阿尔贝之声讲述，但众所周知，几乎所有的事实陈述都是他在受到暗示和催眠的情况下吐露的，这也许是人类已知世界中最不可靠的证据来源。文献一是蒂西埃关于阿尔贝旅行的第一份报告。我们所听到的应该是阿尔贝的言辞，但阿尔贝说话时一定带着浓厚的加斯科涅口音，现在只有曾祖父辈的人才有这种口音。

　　催眠术值得怀疑，但我们对此还算有所了解。众多医生研究过阿尔贝。这本身不能成为事件真实性之源，但法国军事机构中的一例神游症病例或许会给人留下深刻印象。来自军队医疗系统的人，尤其是刚被提拔到法国最重要的军事医院——圣恩谷医院的人，对于如何发现诈病患者有自己的一套办法。他们受过良好训练，怀疑

---

① 原文为"Folie à deux"，字面意思为"双重疯狂"。在 DSM-5 中，将此类疾病划分为"共享妄想症"。

精神深入骨髓。埃米尔·迪蓬谢尔（Emile Duponchel）就是这样一个人，他在晋升前驻守在波尔多，曾协助询问阿尔贝。他这样描述阿尔贝："很容易被催眠，并且乐于接受暗示。在催眠导致的睡眠中，他回忆起了冒险经历的一些细节，这些细节在他清醒时不曾被记起。正因如此，并辅之以致信国外的法国领事、咨询国内的民政和军事系统当局等方式，我们才能够以值得褒扬的耐心和确信无疑的外部证据，一点点地重新记录他的浪漫生活。"[24]

蒂西埃的论文中有阿尔贝的图像，是四张来自皮特1891年的教科书的照片。这些图片显示了阿尔贝的四种状态：正常状态下的正面、正常状态下的侧面、催眠状态、神游状态。然而，要谨慎对待这些照片，因为它们可能是在摄影师的工作室里一次性拍摄的。[25]这些照片显示了阿尔贝在各种状态下的样子。很多人都认为摄影赋予了科学真正的客观性。从此我们不再需要依靠人文艺术家的感官或语言报告。敬告读者！路易·维韦（Louis Vivet）是历史上第一个被诊断为多重人格的人，也就是说，他被诊断出有两种以上截然不同的人格，他的照片显示了大约十种不同的人格状态，代表了他人生的不同阶段，但这些照片只在两个场景里出现，且变化不大，仅仅从姿势的改变就能发现病人接受过催眠暗示。[26]

让-阿尔贝·达达出生于1860年5月10日，是罗曼·达达（Romain Dadas）和玛丽·杜美尔（Marie Dumeur）之子。[27]1877年，50岁的玛丽死于肺炎。每当阿尔贝回忆起母亲玛丽，总是感慨伤心甚至凄然泪下。[28]家里的男人们都在煤气公司工作。父亲罗曼但凡身上有一点钱，要么不翼而飞，要么挥霍一空。1881年，61岁的罗曼死于脑软化。作为父亲的罗曼·达达是位疑病症患者（hypochondriac），你只要告诉他看上去憔悴，他就会回家睡觉并抱怨疼痛。随着年岁日长，"他纵情声色，无法自拔，时常离家不归；渐渐地老态龙钟，出现了全身瘫痪的症状"。根据这段描述，他极有可能患上了梅毒。罗曼的一个儿子长大后，在法国南部管理一个煤气工厂，却于 45 岁时死于脑膜炎。

罗曼的另一个儿子也是疑病症患者，在镇上为煤气公司工作，平日时常为头痛所困扰，死于 1892 年。阿尔贝的姐姐身体很好，嫁给了一位煤气工人。这些人物都是可靠的工匠，受人尊重，当他们需要时，总能找到合适的工作；他们对雇主忠诚，雇主则予以他们相应的报酬与福利。

阿尔贝 8 岁时从树上摔下来，得了脑震荡，并伴有呕吐和长期的偏头痛。从此事件开始，我们可以把这个故事当做一个儿童头部受伤的病例来解读，但请允许我先用蒂西埃的方式讲述一遍。阿尔贝 12 岁时在一家煤气设备制造厂当学徒工。他工作勤恳但却突然消失。他的哥哥在附近的镇上找到了他，当时阿尔贝正在帮一款旅行伞做推销员。哥哥拍了拍他的肩膀，他表现得如同从沉睡中惊醒，昏沉且迷糊，猛然发现自己竟推着一车雨伞在推销。

从此以后，这种"标准模式"开启。有人给了阿尔贝 100 法郎，让他去给煤气公司买焦炭，他在火车上醒来时，手里却拿着一张去巴黎的车票。100 法郎是多大一笔钱？年轻的蒂西埃在火车站上夜班时，月薪是 30 法郎。当他在医学系当图书馆员时，年薪是 1200 法郎。所以 100 法郎尽管不少，但也算不上巨款。无论如何，阿尔贝后来被发现睡在巴黎火车站的一条长凳上，他受拘留两星期后被送回。雇主想要向他的家人索赔 100 法郎，所以阿尔贝在归途中略作停留，在家政公司工作了几个月并存下了一小笔积蓄。

事情就是这样。只要无意中听到一个地名，阿尔贝便觉得有必要动身前往。有时他会对自己的处境感到惊讶，经常穷困潦倒，偶尔身陷囹圄。他尝试着找工作，做零工、乞讨，然后在极其艰苦的条件下寻求回家的路。有一次，他听人谈及马赛，便孤身前往；而当他前往马赛城时，又听人谈到非洲，便登上远赴阿尔及利亚的轮船，在那里他经历了无数冒险，在身临绝境时，一名当地士兵劝他回家。他从打零工中赚取了一点小钱，随即向一位船长苦苦哀求，获准搭船回家并在船上厨房里兼职擦洗锅子。农作物收获的季节到来时，阿尔贝来到艾克斯（Aix），却又在田野里被当做无证流民遭到逮捕，并受到了强制劳动一个月的处罚。

阿尔贝的主要旅行经历是从他志愿加入第一二七步兵团开始的，他在部队里是一名炊事员。当偶遇儿时伙伴时，他鼓励伙伴加入，这位朋友便被派往第十六龙骑兵军团。由于这两位昔日好友不能在一起安营扎寨，他们都有被遗弃之感。阿尔贝行军穿越了比利时与荷兰最寒冷的冬天。他的朋友早早地死于寒冷、饥饿，以及极度疲惫。

在德国漫游期间，阿尔贝先到纽伦堡，之后沿着多瑙河顺流而下，等到了林茨时，他因遗失证件被关了八天。监狱医生看见他病得很严重，便将其释放出狱。到维也纳时，阿尔贝在煤气厂找到了工作，对此我们可以通过当地管理人员的信件予以确认。反复旅行数次后，他得知法国逃兵获得大赦，于是便回家了。尽管头痛和腹泻时常困扰他的躯体，但依旧挡不住他远行的步伐。

顺便说一句，当读到这么多关于旅行的故事，你会惊奇地发现在一个世纪以前，环游欧洲如此简单，尽管并非全无危险。阿尔贝的独门绝技是，每当发现自己身处异乡，便向法国领事报告，这样他能够获得一笔钱，恰可购买回乡的四等座火车票。若在归途中听到一个陌生的地名，阿尔贝便会反向行之，归途也就遥遥无期。为了旅行，他甚至在国外向法国人乞讨。学生们会为他举办募捐活动，一个聚居着胡格诺流亡后裔的村庄对法国人宽容友善，有时某些法国社团也会给他几分钱和一点面包果腹。

　　阿尔贝最声势浩大的一次旅行始于蒙斯（Mons）的警察局，他把制服和军用品都带在身边，言行举止表现得彬彬有礼；然后他一路向东，前往布拉格、柏林、波兹南和莫斯科。在经过东普鲁士的途中，他在一个法国人的庄园里乞讨，被恶狗咬伤。尽管狗主人支付了住院两星期的短暂费用，但他却留下了永久的疤痕。在莫斯科，一位警长说道："我知道你是谁！"这使得阿尔贝欢欣雀跃。不过在1881年3月13日沙皇遭暗杀后的大逮捕中，他作为一名无政府主义者被捕，和其他无政府主义者一起在监狱里待了三个月。囚犯们被分成三组，一组被绞死，一组被发配西伯利亚，另一组被驱逐至土耳其。在蒂西埃的作品中，关于大逃亡的故事真实生动：哥萨克卫兵，随行的吉卜赛人，"肮脏得难以想象"；人们忍饥挨饿，为了一小块面包或一小口白兰地被迫在田野上与其他被驱逐者交媾。阿尔贝在这方面算得上守住了底线，尽管女郎曾大胆尝试通过勾引让他兴奋起来，但此后他用"自己的方式"满足自己。我不曾提到，根据病例报告，阿尔贝直到26岁才发生过三次性行为，第一次在维也纳，但他本人是一个"积习难改的手淫者"。经过长途跋涉，他最终抵达了君士坦丁堡，在那里一位乐于助人的法国领事给了他去维也纳的一点钱。待到了维也纳之后，阿尔贝再次进入煤气公司工作。

　　这些幻想不真实吗？明确的地点、领事、雇主、那些帮助他的法国人，均经过确认，有案可查。被捕入狱的经历和从莫斯科到俄土边境的苦难行进不真实吗？任何读过报纸的人都知道警察在抓捕无政府主义者，甚至知道那部分被处决、被发配至西伯利亚或被驱逐的人。阿尔贝不需要去莫斯科就能了解此类见闻。他在军队里学会了阅读，偏爱涉及遥远异乡的报道。莫斯科事件成了欧洲的谈资，所以他完全可以在脑海中构思他的冒险经历。我承认自己相信他所言不虚；当然，迪蓬谢尔先生表示怀疑。这次旅行有很多奇怪的细节，但结果是阿尔贝向自己的军团报告返回。当局以擅离职守罪判处其在阿尔及利亚服三年苦役。他干得不错，但头发被剃光使其承受了难以忍受之痛，不得不将大部分时间都花在了医院里。此后，阿尔贝因为表现良好及耳膜受损而被军队释放。

阿尔贝回到波尔多为煤气公司工作，与所钟情的女孩坠入爱河、订婚……直到1885年6月18日突然失踪。9月初，他出现在凡尔登，对此前发生了什么，浑然不知。与此同时，女朋友意识到两人水尽鹅飞，自此不相闻问。12月9日，他得到了一张回家的福利票，于是1886年1月17日，他来到了圣安德烈医院，并于2月24日被转移到皮特的病房。第二天，当皮特和助手去查房时，他却消失了……但在1886年5月3日回到波尔多之前，他大部分时间都在收容所度过。

阿尔贝是个什么样的人？在附录一中，我对他的病因做了大胆猜测。在这里，还是陈述最简单的事实吧。当他处于正常状态时，在家里、在工厂或者在军队里当炊事员时，他是一个很棒的人，谨慎、恭敬，在异性面前腼腆害羞。他从不喝酒，当他神游症发作时，还会对酒精产生一种特殊的敌意。在家中，他会过着循规蹈矩、平淡无奇的生活，接着问题来了：持续大概三天的严重头痛、焦虑、盗汗、失眠，每晚手淫五六次。他于是跨出家门、踏上旅途。神游活动通常不会是漫无规划的。阿尔贝会凑一点钱，准备一份能表明身份的证件。在最后时刻，他会喝几杯水，或在酒吧停下来，点几杯糖水或其他软饮料。一切就绪后，阿尔贝整装待发，踏上行程。

在旅途中，他会不断遗失身份证件，屡教不止、周而复始。[29]人们很难不去猜想，此举是否有意为之，即通过遗失证件而忘却身份。然而在旅途的后期，阿尔贝非常清楚自己是谁及通过何种方式获取帮助。总的来说，他的旅行经历有一种奇怪的混合特质。毫无疑问，他在动身前陷入一种可怕状态，某种莫可名状的需求压倒一切，征服了他。然而，他在旅途中的意识状态虽不稳定，有时却会作出故意为之的选择。当无政府主义者的命运被决定时，他的反应是：太棒了，沙皇要把我送到西伯利亚，我最狂野的梦想亦不及此！他夜间经常意淫白天见过的某个女人，有时会看着一张两人出发去旅行的合影。此人痛恨自己"迫切不合理的旅行需求"，如同蒂西埃所说，这妨碍了他的正常生活。但是他也想去旅行，从小就对遥远异乡的故事特别着迷。

在阿尔贝的旅程中，人们很少注意他。尽管他风餐露宿，但却非常干净，他会小心翼翼地在溪水中洗澡，轻轻地把鞋子上的泥擦干净。当"醒来"时，他通常不知道自己为何身居此处。后来，他对自己去过的地方有了模糊的印象，带着一些看似漫不经心的、在我看来有些可疑的观光细节，但他对任何具体的遭遇都没有记忆，比如他被狗咬一事。

"你胳膊上的那条疤是怎么来的？"

"哦，我想这是与生俱来的。"

"不，这是咬痕。"

"咬痕？我被狗咬了？"

然后记忆就会慢慢渗透，通常是在他被催眠的时候。阿尔贝有很多当时歇斯底里症的典型表现。当他第一次接受面诊时，舌头感觉不到疼痛，即使针刺穿过，也感觉分毫未伤。他意识模糊，这是歇斯底里症的一种典型表现。他有些部位的皮肤过敏，有些部位的则完全正常。

关于阿尔贝的轶事还有很多。没错，他在 1887 年 7 月结婚了，且育有一女，名为玛格丽特-加布丽埃勒（Marguerite-Gabrielle）。他们一家人住在巴黎，妻子死于肺结核，此后女儿被某个"市场园丁"①家庭收养了。阿尔贝定期去探访她，但仍继续自己的神游旅程。他一直想去北方。1901 年他出现在柏林，在那里（根据蒂西埃的说法）人们视其为"蒂西埃的游客"。他获得帮助回到蒂西埃身边，那时蒂西埃已经从波尔多搬到法国西南部的一个小城——波城（Pau）。阿尔贝和医生一起待了一段时间[30]。他于 1907 年 11 月 28 日去世。蒂西埃写了一段悲情的后记，把我们的思绪带回了 1907 年 12 月 7 日。15 岁半的玛格丽特-加布丽埃勒正在看一个贴满工作通知的布告栏。一个女人走过来，给了她一份裁缝的工作。第二天，她满心欢喜地穿上自己最得体的衣服去上班，见陌生客人。目击这一幕的一个妓女说道："她两天后就消失不见了。"她被绑架贩卖，成了一个白人奴隶。文献六是当时报纸对这些事件的报道。

本章的最后，我将更多地介绍波尔多这座城市，而不是阿尔贝

---

① "市场园丁"（market gardener）指的是种植蔬菜、水果、花卉等经济作物，并通过出售营利的人。

其人。波尔多不仅是一座自行车之城，更是一座双重意识（double consciousness）之城。正是在这里，掀起了法国的第一波多重人格症病例浪潮。但如若描述得更精确些，严格意义上的多重人格或双重人格患者，在阿尔贝获准入住圣安德烈医院一年前便已被发现。在这方面我要提到路易·维韦，他在1885年被描述为多重人格症的首个病例，即拥有两种以上的人格。"多重人格"一词被引入英语，即是从明确描述路易·维韦开始的。然而，在相当长一段历史时期中，人们拥有两种交替出现的人格的现象，通常被称为"双重意识"。波尔多首位患者的名字叫做菲莉达（Félida）。我想引用1906年皮埃尔·雅内（Pierre Janet）在哈佛演讲中的话语："她是一位重要人物，在精神意念史上发挥了重要作用……但对于菲莉达来说，法兰西公学是否设立心理学教授职位、我是否应该在此向大家讲述歇斯底里症患者的精神状态，都是不确定的。"[31]

第一份将菲莉达作为双重意识患者的报告，出现在1876年1月14日波尔多医学和外科学会的某次会议上。报告人欧仁·阿藏（Eugène Azam）曾在约十八年前的早期催眠实验中与之有过接触。阿藏是一个地地道道的本地土著，一位忠诚的波尔多人和加斯科涅人，一名颇有名气的中产阶级医生。

即使阿藏的个人经历、所属阶层与出身贫寒、白手起家的蒂西埃截然不同，但蒂西埃还是自然而然地认识了阿藏。[32]阿藏饶有兴趣地论及阿尔贝，并对关于双重意识的阐释表示赞成。阿藏认为，阿尔贝在处于第二人格"完全梦游"状态时，表现得比在正常清醒状态时更聪明。[33]1890年曾有一本关于催眠术的书，甫一出版便广受欢迎，其中对于阿尔贝的病例做了大段描写，有大量篇幅摘录于蒂西埃的论述。该书附有一幅版画《蒂西埃医生在阿藏教授面前催眠阿尔贝》(见卷首)。该书的英文译本于 1890 年在伦敦出版，1891 年在费城出版，其中摘录了蒂西埃论文中令人耳目一新的内容。[34]

此处须强调两点。第一，直到在进入圣安德烈医院几个月后，阿尔贝才首次被催眠（据我们所知是这样）。在催眠文化流行的人群中，有许多歇斯底里症患者，还有很多在其中发现自我的人，但阿尔贝并非受这类催眠文化影响的泛泛之众，而是亲身参与其中。第二，蒂西埃某种程度上确实将阿尔贝划归为多重人格，但那只是在他发表了相关医学论文后。后来，他偶尔想到阿尔贝有两种人格状态，便从阿藏那里借用了"第一"和"第二"的术语。[35] 于是乎，人们把阿尔贝视作有双重意识的人。

蒂西埃在一本名为《梦》(Dream)的书中继续对阿尔贝进行分析，弗洛伊德在《梦的解析》一书中也曾九次提到蒂西埃的书，但只是泛泛而谈，并未深入。蒂西埃认为阿尔贝的神游症是由梦引起的，他开创了一种令人惊叹的梦境治疗模式。[36] 在我看来，阿尔贝在很大程度上受到了蒂西埃治疗模式的影响，但这仅仅是个人观点。我在附录一中作了关于阿尔贝病例的推测，并探讨了催眠治疗的风险。但在这几章内容中，我不太希望过度聚焦阿尔贝，尽管这位病人极具典范意义。我们对此搁置不议，仅讨论有普遍意义的几个要点。

首先，正如我会在第二章中论证的那样，阿尔贝确实掀起了一阵神游症风潮，或者也可以说是蒂西埃掀起了一阵对神游症诊断的风潮。其次，在过去的二十年里，人们观察到患有多重人格或分离性身份认同障碍症的病人十分之九是女性。这就引发了一个奇怪的问题，男性的多重人格患者在哪?（有些讨论意见认为他们是在监狱中）在 19 世纪末的法国，十分之九的多重人格症患者为女性，这是既定事实。但在阿尔贝之后，关于男性多重人格患者身在何处的问题有了一个简单的答案——他们人在旅途。

　　神游症患者并不是普通的旅人，他们清醒、干净、体面，虽是广大不富裕劳工中的一员，但并非处于长久的赤贫状态。工匠、送货员、职员、小店主……切莫将之与大量的流浪汉和乞丐混淆，因为在 19 世纪 80 年代，法国人越来越多地将此类群体视为社会问题的症结。神游症患者虽然并非来自中产阶级，但他们也是城市居民或者有着固定的职业。几乎没有关于农民神游症患者的报道出现。米歇尔·福柯的经典著作引发我们的思考，疯癫是不是一面映照理智的镜子？在福柯所举的特例中，我们不禁发问，启蒙运动时期所构建出来的疯癫，是"理性时代"的镜子，还是某种思想安排的重要部分？我不认为神游症是任何宏大体系的重要组件。但它确实反映了一些东西：外出旅行的时代已拉开帷幕。这是蒂西埃本人亲眼所见的。1901 年，当阿尔贝在世时，蒂西埃发表了最后一篇评论，用"病态旅游"（pathological tourism）来形容身陷其中、难以自拔的阿尔贝。

　　可别搞错了。那是一个外出旅行非常流行的时代，在英语世界，经营欧洲和黎凡特旅游业务多年的托马斯·库克父子公司（Thomas Cook & Son）① 就是一个缩影。我们并非在谈论英国贵族、各郡地主或亨利·詹姆斯小说中的美国人物等精英们排场盛大的旅行。我想谈论的是大众旅游。库克最初租用火车车厢搭载福音派教

----

① 该公司创立于 1841 年，最初名为"Thomas Cook"，主营英国各大城市间的客运业务，后逐渐将业务范围扩大至欧洲和美国的旅游行业。1871 年，由于创始人之子加入，公司改名为"Thomas Cook & Son"。1948 年，该公司和所属铁路一起被英国政府收归国有。

徒，支持他们参加各地的戒酒运动。所以在 19 世纪下半叶，乘坐这些车厢的所谓"库克的旅客"出现在英国各地。到 19 世纪末，每年的出票规模在七百万张左右。尽管需要自掏腰包，这些旅客却和其他普通英国人一样，没有固定的阶级。[37] 当时也有许多小型旅行社，其中德国人开的比法国人开的要多。法国南部的旅游业正在扩张，但更多地是面向尼斯和卡昂，而不是波尔多或比亚里茨（Biarritz）。历史车辆滚滚向前，兴建大众旅游酒店的伟大事业正在如火如荼地进行着。翻开统计图表，可以发现瑞士的酒店正在逐年扩张。1882 年，瑞士迎来了速度最快的酒店扩张期。在此期间，阿尔贝遇到一位恰好论及瑞士的朋友，于是他便对该地满心痴迷，并立即付诸行动，只身前往。

旅行并非仅仅是库克公司业务的一部分。旅行是对日常行为的不羁反叛，是在古老大地上书写的动人诗歌。

福楼拜的埃及之旅及由此产生的东方主义情怀，成就了不朽名著《萨朗波》。波德莱尔创造了"游荡者"的形象，刻画了一个充满好奇心的行者，一个不受时间困扰的旅人，一个注意世间万物的观察者。[38] 波德莱尔在波尔多阳台上写下了那些天马行空的诗篇，它们从波尔多港口出发，传遍世界各地。[39] 我们可以把阿蒂尔·兰波看做是一位神游症患者吗？抑或疯人？是的，肯定会有人这么说。旅人？这才是堪称精准的说法。但他是位疯狂的旅行者吗？他本人也经常谈到神游症，认为该词相当于一般意义上的"逃遁"（flight）。兰波的逃遁所至之地，比阿尔贝的更富异域情调，他甚至去了埃塞俄比亚的中心地带，这些旅程所耗费的时间和阿尔贝的神游相差不多。在斯特凡·马拉美的早期诗歌《海风》中，诗人默默告诫自己要升上云端、御风飞翔："逃！逃之夭夭！"之后，他总结道："我将乘风而去。"[40]

儒勒·凡尔纳曾用下遁地心、飞往月球、沉潜海底的八十天环游地球故事（在阿尔贝13岁的那年出版），俘获了一代又一代人的内心世界。这是户外文学的黄金时代，罗伯特·路易斯·史蒂文森带着一头驴在塞文山脉旅行，他笔下所描述的纳帕和索诺玛的新葡萄园，成了波尔多被感染的葡萄植株根茎的救世主①。[41]而马克·吐温的游记和卡尔·贝德克尔的旅行指南，如同硬币的两面，不可孤立而论。当我想去加利福尼亚大学伯克利分校的图书馆寻找关于法国北部和德国的旧时贝德克尔旅行指南时，有人告诉我要去班克罗夫特图书馆的马克·吐温书库搜寻；没错，萨缪尔·克莱门斯②在旅途中把这些旅行指南塞在了口袋中。说实在的，我没有证据表明阿尔贝外出旅行时口袋里是否塞进了法语版的贝德克尔旅行指南。[42]

在能够让新型精神疾病及行为进行自我定位的生态位中，大众旅行是必不可缺的一部分。有哪位名医能比户外运动的大力倡导者更好地认识到这一点呢？这位倡导者反对复杂的体操器材和人为设计的田径赛道，认为整个法国都是一个运动场、一个滑雪道。我必须强调，旅行只是生态位的一小部分而已。在阿尔贝所处的时代，旅行有着黑暗的一面，充斥流浪和恐惧，这在第三章中有所

---

① 1879年，史蒂文森出版小说《塞文山驴伴之旅》，其中提及的纳帕和索诺玛均为美国加利福尼亚州地名，当地盛产葡萄。19世纪下半叶，法国葡萄园普遍出现根瘤蚜害，大量葡萄根腐烂，植株死亡。后来，法国生物学家发现根瘤蚜源头在美洲，而美洲本土的葡萄藤已通过长期变异对根瘤蚜产生了免疫，于是利用嫁接的方法种植葡萄，控制住了欧洲葡萄园的虫灾。

② 马克·吐温的本名。

描述。

我之所以提出有些人对阿尔贝的事迹着迷，是因为旅行已经成为好学之士和中产阶级生活的一部分。但超出旅行一词本身，依然有很多问题悬而未决。"逃遁"是人们对发现自我的一种隐喻。波尔多市长米歇尔·蒙田，于 1581—1585 年创造了一种我们称为"随笔"的文学体裁，但这也在某种程度上对另一种体裁做出了贡献，即"游记"。蒙田是一名被迫上路的旅行者，他旅行是为了健康，或者说至少是为了缓解胆结石的剧痛。但他在 1580—1581 年途经奥地利和瑞士前往罗马的旅程被详细记录下来。[43] 五个月的罗马居住生活，把蒙田塑造成了一位罗马公民，所以当他得知自己被选为家乡的市长并且要长居所辖地时，一点也高兴不起来。旅行对于蒙田来说，不仅仅是"逃遁"，更是一种躲避，一个介于随笔集和随笔集之间的阶段。

《天路历程》夯实了英国读者认为生命是一段旅程的观点。德国读者则会不时在意大利想起歌德。蒙田、班扬、歌德，这些伟大作家留下的不仅是对旅行的描述，还有他们各自文化背后的世代拥趸。旅行是我们道德意识领域的多方位象征，时而积极，时而消极，就像在当代大众旅游业这幕大戏中，所有目的地中 10% 为教堂，20% 为美食地，70% 是购物中心。旅行既身陷愚人船中，也徜徉在豪华游轮上。托马斯·曼的《威尼斯之死》将旅行视为"关于恶魔的至上圣谕和令人不安的游览观光"。[44]

旅行的世界到底如何呈现？在《重写灵魂》一书的序言中我曾提及"雨天巴黎街道的精致海报"，这提醒我双重意识的世界是何种景象，它就像"印象派画家们的世界"。1998 年春天，巴黎举办了一场展览，在朱丽叶·威尔逊·巴罗的《马奈、莫奈和圣拉扎尔车站》一书的目录中可见端倪。巴黎人将圣拉扎尔火车站视为欧洲的中心。车站位于欧洲广场，广场上横跨着一个工程杰作——欧洲桥。从此处辐射出来的街道都有一些阿尔贝所喜爱的名字：君士坦丁堡街、维也纳街、莫斯科街。印象派画家们时常聚集于此。我在咖啡馆的海报上看到的古斯塔夫·卡耶博特（Gustave Caillebotte）① 的名作《雨天的巴黎街道》便描绘了里斯本街和莫斯科街交汇处的景象。卡耶博特家族在欧洲广场附近拥有大量地产，他的一些著名画作均描绘了欧洲桥。爱德华·马奈自 1872 年起住在圣彼得堡街 4 号，他那令人惊叹的作品《铁路》（常被称为《圣拉扎尔车站》）是在罗马街上画的。1878 年后，克劳德·莫奈（卡耶博特曾资助过他）及家人就住在离罗马街不远的爱丁堡街。莫奈共画了十二幅圣拉扎尔车站内火车的经典印象派作品。埃米尔·左拉宣称："这便是如今绘画的精髓所在……我们的艺术家们必须在火车站里寻找诗意的世界。"1877 年印象派的展览实际上是关于铁路、车站、欧洲桥和整个以圣拉扎尔车站为中心的欧洲区的展览。因此我们得以更为确切地知晓，当阿尔贝开始他令人震惊的旅行时，当时的世界是何种姿态面貌。本书的封面 ②——卡耶博特所绘的莫奈走在土路上的画像——可能就是阿尔贝的另一个自我肖像。

阿尔贝深陷其中、无法自拔的多次旅行没有任何条理可言，与其说是发现自我的旅行，不如说是试图消除自我的旅行。在第二章中我将描述它们如何掀起疯狂旅行的潮流，并以此为依据来探讨精

① 古斯塔夫·卡耶博特（Gustave Caillebotte，1848—1894），法国印象派画家，描绘了许多从室内眺望窗外巴黎街景的作品。

② 即本书原版封面。

神疾病的真实性问题。读者可以从不同角度来解读阿尔贝，恰是因为旅行在整个西方文明中意义重大，从《奥德赛》到外太空，还有许多其他方面，包括约翰·班扬在《天路历程》中所论及的灵魂之旅。

　　然而，在所有这些重要的旅行中，我们不应忽视本书的主要话题——精神疾病的真实性。蒂西埃对军事法庭公然无视医学建议、武断对待阿尔贝的方式感到愤怒，他说道："当看到这个可怜的家伙及其与法律打交道的次数、屡屡被关进监狱的糟糕生活状况，我们不禁要抗议法官的傲慢无礼和断案无能之言：'要判断一人心智错乱，难道还需要医生的帮助吗？如果疯癫显而易见，那么人人都可以通过其放纵和暴怒加以识别；如果疯癫隐晦不明，那么医生也会心存疑问！'"[45]

　　"那，"蒂西埃在论文的最后继续写道："便是我们想从论文中得出的道德。"他确实对 1830 年的一篇法医论文存疑，拒绝接受那些故纸堆里的旧道理。[46] 我们现在认为法庭上的司法裁断需要医学专家的证词是理所当然的，虽然在潜意识里仍然有这么一个观点萦绕不散（我猜是内心深处渴望 1830 年那篇论文里提出的简单法理原则）：人们肯定能判断什么是疯癫！但在这个问题上我们已经选择了更进一步的研究探索。今天的问题不是专家证词，而是他们所陈述的证词和病人行为方式之间的关系。虽然医学知识和问题人群行为之间的关系尚不明确，但这恰是我们必须探求的主题。

第二章

歇斯底里症还是癫痫？

一种精神疾病是如何萌芽、扎根，如何在某时某地对人们造成某种困扰，而后消散不见的？我给大家举个例子。首先是某位病人的故事，在本章中会多次出现。阿尔贝和他的医生们是如何拉开一连串神游症的序幕，又是如何开启神游症诊断的浪潮？这不仅是一个关于神游症的议题，更是一个反思过去和现在诸多精神疾病的范例。

　　我需要记录神游症的暴发，这是重点所在。历史上神游症曾影响波及多国。1887 年的波尔多，1888 年的巴黎，随之而来的是法国大部分地区和意大利北部。十年后的 1898 年，一位德国医生在阅读法国人的论文时提出疑问：德国的神游症在哪？德国的研究在哪？于是，他将同僚召集在一起展开研究。五年后，德国关于神游症的论文数量激增，甚至有一篇统计数量的调查文章，以激励其他德国医生迎头赶上。但这仅仅是一个开始，俄国医生们也加入其中。[1] 德国学界描述神游症的基本框架与法国不尽相同，针对神游症的定位工作开展得比法国晚，还稍带不同的医学、社会和军事背景（正如我在附录三中描述的情况）。有趣的是，神游症并未出现在美国。我们有鲜活的例证——类似于某个不受控的实验，说明了神游症是如何在此环境中发展为常见诊断，而在彼环境中甫一萌生却被扼杀。首先，我需要描述神游症在法国中心地带暴发时的种种动态。前文已论述 1887 年发生的事，本章将讲述一系列相互冲突矛盾的病例是如何在 1888—1895 年这七年时间内发展演化，最终汇集到一起成为一个综合体。上面多次提到的波尔多，是一座省会城市，充满了资产阶级气质，自信满满；它地处法国南部，阳光灿烂，但却依然藏污纳垢。接下来让我们转移目光，聚焦首都巴黎。虽然流行病可能已经在各地方省份蔓延，但其诊断需要来自首都权威的认可和支持，这是巴黎的职责所在。

巴黎的作用远不止于此，正如当时人们所设想的那样，那里展开了一场出乎意料的论战，直指精神疾病的核心。需要强调的是，虽然用今天的标准判断，这次大辩论意义不大，但如果没有这场辩论，神游症只能沦为奇谈，而不能成为一种被推至学术前沿的疾病。这是关键所在。在此我需要对很久以前那些困扰疯行者的深刻意见分歧，稍加描述。希望借此描述，大家可以看到昔日辩论与如今争议的相似之处。

当时流行的两大精神疾病是歇斯底里症和癫痫，它们所患者众，神秘隐晦。波尔多派认为，神游症属于歇斯底里症；巴黎派却认为这属于潜伏性癫痫；居中派则说，有些神游症患者属于歇斯底里症，其他的患者属于癫痫。此议题在一度火热后销声匿迹，直至今日，我们仍难以理解。正是当时存在争论的大环境使神游症诊断日益增加。

如今，歇斯底里症患者已经不作为疑似病例而存在；自脑电图仪问世以来，人们对癫痫的理解也发生了根本性的转变。然而，这两种疾病的名称均带有古希腊标签，自古便已存在。它们是 1887 年法国精神病学领域面临的两个类似的难题。[2] 最伟大的神经学家、巴黎萨尔佩特里耶医院的让-马丁·夏尔科有时会以一种我们难以理解的方式，论述子宫癫痫。医学史和文化史家都对歇斯底里症和癫痫做了深入研究，因此我想尽量少谈这两种疾病。[3] 我需要提醒你们注意两个相关事实，一个是关于歇斯底里症的，一个是关于癫痫的。

首先，是男性歇斯底里症。就其名称而言，歇斯底里症源自女性的抱怨，鲜见于男性，仅存在于柔弱的男性身上。夏尔科为壮实劳动力的歇斯底里症诊断提供了存在的合理性。有人毫不留情地指出，这是一种权力的争夺行为。以前，女性的医生（women's doctor）——我们现在称之为妇科医生和产科医生，当时的人称之为"子宫医生"——拥有歇斯底里症的解释权。夏尔科试图把歇斯底里症作为神经学的一个分支来研究。想从"子宫医生"那里角逐对该疾病的解释权，还有什么比制造一群男性歇斯底里症患者更好的办法？

但说到歇斯底里，夏尔科并不认为它对男女而言是相同的。是的，只要是人，不论性别是男是女，都可以成为歇斯底里症患者。众所周知，两者的致病诱因都来自遗传。19 世纪有一个研究"退化"① 的项目，类似于我们现在探寻精神疾病和身体疾病的基因项目，尽管前者要粗略的多。不管男性还是女性，他们患歇斯底里症的诱因是遗传的，但偶因绝不相同。道德因素可以引起女性歇斯底

---

① 退化是 19 世纪后期流行的一种理论，其前提是由于遗传不良，某些（较低的）社会阶层和种族易患各种神经和精神疾病，因此出现社会退化。

里症，但对于男性来说，除非该病发作于非常年轻之时，否则身体创伤或休克是主要诱因，此外还有工业化因素或过度酗酒。在理解夏尔科研究的过程中，我们还面临其他困难，"创伤"一词现在常用于精神领域。夏尔科仍然使用这个词的旧义，即身体所受伤害。他甚至用它来指称休克，但休克必须有一个纯粹的物理（或化学）原因。从生理创伤到心理创伤的不同寻常的转变正在夏尔科周边发生，部分是因为他对于此领域的贡献，但他自己从来没有迈出这一步。[4] 因此，夏尔科不会诊断一个成年男子是否患有歇斯底里症，除非他在年轻时就身患此病，或者有过某种生理创伤，例如火车事故或铅中毒。

接下来让我们谈谈潜伏性癫痫。癫痫意味着容易惊厥失神（seizure）[①]、剧烈发作（grand mal）[②]。癫痫是一种大脑的状况，其病症表现并非典型意义上的惊厥失神。19 世纪 50 年代，年轻的英国内科医生兼记者休林斯·杰克逊（Hughlings Jackson）写了一篇关于癫痫和梅毒的文章。他想要改变我们对癫痫的看法，泛化癫痫的概念，收录情绪或行为突然改变的病例。例如，无故大怒。休林斯·杰克逊认为他的观点保留了希腊词语中癫痫的原始含义——"侵袭，某件事物占据了主体，尽管'某件事物'超脱于主体本身"，由此开始了对癫痫的重新定义。[5]

---

① "seizure"一词常被译为"癫痫发作"，它在英文中的含义实际有两层：1. 惊厥抽搐（convulsion），患者身体肌肉快速反复收缩和放松，导致不受控制的颤抖；2. 失神性发作（absence seizure），患者会出现短暂的意识丧失并迅速恢复。为避免概念混淆，本书一律将"seizure"译为"惊厥失神"。

② 剧烈发作（grand mal）会导致患者意识丧失和剧烈的肌肉收缩，也被称为"全身性强直阵挛发作"（a generalized tonic-clonic seizure）。

休林斯·杰克逊还描述了一种特殊形式的癫痫，即所谓的"杰克逊癫痫"（Jacksonian epilepsy），它不能被视为剧烈发作的癫痫痉挛（grand mal seizures）。他是夏尔科承认并在演讲中不吝赞美的少数同时代人之一。在法国，本尼迪克特-奥古斯特·莫雷尔（Bénédict-Auguste Morel）也提出了类似的想法。[6] 休林斯·杰克逊有着异乎常人的临床敏感度，被伟大的临床神经学家夏尔科视为大师。事实上，1991 年的一项关于癫痫性失忆症（epileptic amnesia）和神游症的研究，追溯了过往的文献。这份文献将癫痫性神游症和尸检后所知的局部脑损伤结合在一起。研究者聚焦于休林斯·杰克逊在 1887 年发表的一份报告。[7] 临床和病理医学相关文献能够在书架上保存一百零三年，实属罕见。

人们开始谈及潜伏性癫痫，病人没有经历任何常见类型的癫痫发作。不过，在有相关问题困扰的人群中会有其他不寻常的事件，这些事件被描述为癫痫痉挛的"心理当量"（psychological equivalents）或"癫痫当量"（epileptic equivalents）。既然有些癫痫病人发病后会在一种恍惚的状态下游走徘徊，难道不存在纯粹由癫痫病引起的神游症吗？

将当量和癫痫痉挛联系在一起是一种类推法。例如，如果一个事件涉及某种遗忘（可能相当于失忆症），这将被推断为癫痫发作后的失忆或模糊期。如果有眩晕或之前伴随头痛，也与癫痫有关。如果有尿床行为、猩红热或儿时头部受伤的病史，则是潜伏性癫痫的症状。突然发生的神游症可能适用于这种情况。有大量的病因学推测表明，父母酗酒和遗传性癫痫之间联系紧密，因为沉迷酒精的父母们有潜伏性癫痫。此外，人们普遍认为，许多病人容易在癫痫痉挛后犯下暴力罪行，他们事后对这些行为没有记忆，法律也无需他们为此负责。这对社会而言是一种可怕的威胁，类似于人们担心处于梦游状态或催眠状态的歇斯底里症患者会成为罪犯甚至是杀人犯。

退化与歇斯底里症和癫痫有着很深的关系。医生、小说家和公众们都认为，当歇斯底里症在一代人中出现时，癫痫可能会在下一代人中出现，这是种族退化可怕理论的前景例证。因此，才有了"歇斯底里—癫痫"这个令人费解的概念。面对一个精神失常的病人，人们会不遗余力地观察其亲属的健康状况和态度看法。军医迪蓬谢尔在大致总结了蒂西埃对阿尔贝·达达的观察后，立马就写下了简洁的一词："遗传的。"[1] 蒂西埃在摘要中以这样的话开始了他对病例的描述："阿尔贝是一个遗传病人。"他的意思是阿尔贝从父亲那里继承了一种精神不稳定的倾向，他的父亲患有疑病症，死于衰老、瘫痪和大脑软化。

希望这些相当费解的论述，足以让我在你们面前呈现出一场不寻常的冲突对峙。1887年，当蒂西埃出版《疯狂的旅行者》一书时，时年65岁的夏尔科影响力正值巅峰。从世界历史的角度来看，他最著名的学生西格蒙德·弗洛伊德在两年前获得奖学金来到巴黎，当时正忙着将夏尔科的作品翻译成德文。在弗洛伊德之前，欧根·布鲁勒（Eugen Bleuler）[2] 曾师从夏尔科，尽管时间短暂。除了外国学生，夏尔科也培养了一批法国弟子，其中不乏对手，他自己最喜欢的学生约瑟夫·巴宾斯基（Joseph Babinski）[3]，后来与之

---

[1] 原文为"hériditaire"。

[2] 保罗·欧根·布鲁勒（Paul Eugen Bleuler，1857—1939），瑞士精神病学家，创造了"精神分裂症""自闭症"等精神病学界影响深远的术语。

[3] 约瑟夫·巴宾斯基（Joseph Babinski，1857—1932），法籍波兰裔精神病学家，他描述了一种病态的足底反射，即"巴宾斯基反射"。

论战不休。

夏尔科的"星期二讲座"令人叹为观止，此类演讲或许应该被称为"演示"，夏尔科会展示一个或多个病人，在众人钦佩的眼光中阐释他们的病例和症状。1888 年 1 月 31 日，星期二，夏尔科展示了一位疯狂的旅行者，尽管他不如阿尔贝那样雄心勃勃。此人是一个 37 岁的送货员，为一家销售和修理铜工艺品的公司送些货物，比如大烛台。[8] 他还送账单，收账款。1887 年 5 月 15 日，他尝试了第一次远行，时年 36 岁。7 月的第二次旅行更具戏剧性，此人在巴黎送货时经历了一连串棘手事件，当他发现自己在火车上身无分文且余票不足时，猛然跳进塞纳河以逃避收费。但此举于事无补，检票员来到了他被救起后所处的铁路医务室。在 8 月 27 日的另一场神游后，他去了萨尔佩特里耶医院。你可能认为夏尔科，这位大力鼓吹男性歇斯底里症的倡导者，会将这位送货员列入歇斯底里症之列。然而答案是否定的。他的档案中没有任何关于休克或受伤的记录；另外，他在歇斯底里症的发作群体中，已然超龄。夏尔科认为："这个人的病是由癫痫引起的。过去有些病人自发行走且无任何外在迹象表明这种行走是无意识的，基于此，我将使用'漫游自动症'的表述描述这些病人。"[9]

夏尔科拒绝了替代选择。[10] 有一项方案确定了病例的治疗：药物。今天我们是用同样的推理方法，来判断病人是抑郁症患者还是躁狂性抑郁症（即双相情感障碍）患者。如果病人对百忧解（prozac）[①] 一类药物的反应良好，她可能患上了抑郁症；如果服用

[①] "百忧解"（prozac）为商品名，其学名为"氟西汀"（fluoxetine），在临床上广泛用于治疗抑郁症、强迫症等精神疾病，其副作用为睡眠不安、食欲不振等。

锂盐（lithium）后病情好转，她更有可能患上了双相情感障碍。在那个年代，在精神病学家看来，只有一种特定对症的药物，即治疗癫痫的溴化钾（氯醛也得到广泛使用，但用途并不明确）。

尽管有副作用且代价巨大，溴化物仍然被大量使用。伦敦的一家医院一年曾用掉了两吨半的溴化钾。[11] 法国医学期刊上有无数推销溴化物专利药品的广告。例如，"亨利·穆尔牌糖浆"（le sirop de Henry Mure）是治疗"癫痫和歇斯底里等神经症"的专利药品。一茶匙这种带点橙子味、略微发苦的糖浆物质中含有 2 克溴化钾（绝对化学纯度和所用溴盐的精确剂量）。2 克是每日标准剂量。[12] 夏尔科写道："如果这个人的远行和癫痫抽搐失神发作类似，那么我可以治疗他。"夏尔科的处方是：第一个星期每日服用 4 克，第二个星期每日 4 克，第三个星期每日 7 克，第四个星期每日 4 克。"你这辈子再也不能，"夏尔科对病人说，"停止服用那些溴化物了。"

在十四个月的时间里，一切进展顺利，但是药物使病人变得虚弱和疲惫，于是药物剂量被减少到每日 1 克，直至 1888 年 9 月完全停用。1 月 18 日那天，这位送货员病人又离开了，还携带了他老板的一大笔钱——900 法郎，这相当于蒂西埃在波尔多当图书馆副管理员时九个月的工资。八天后，送货员到达了布雷斯特的海军港口，至于是如何到达那里的，他自己浑然不知。但是他已经花费了 200 法郎。由于害怕病情再次发作，他向警察寻求保护。他讲述了自己的故事，甚至还展示了夏尔科医生给他写的一封信。警察说："哦，这样啊？"随即以非法流浪为由逮捕了他。一位地方治安法官认为，仍在送货员手中的 700 法郎是盗窃所得赃款。六天后，当巴黎的雇主发来令人困惑的电报后，这个可怜的送货员被释放了。夏尔科坚持认为，此类人员的身份应该易于识别，要始终携带由医生签署并带有印鉴的官方证明文件。[13] 这样，徒步者就可以和流浪汉区分开来，以避免陷入困境。1889 年 2 月 12 日，夏尔科讨论了相关进展。[14] 他满怀信心地结束了对送货员的第二次演示并提出："这显然是一种特殊类型的癫痫。有赖于服用溴化物，我们对他有所帮助，我希望通过使用同类药物，继续为他服务。"[15] 夏尔科似乎从未告知公众这位送货员的遭遇。溴化物本是留给医学生的，而并非供夏尔科本人开处方所用。[16] 乔治·苏（Georges Sous）的记录显示，尽管溴化钾的用量大幅增加，从 1889 年 12 月 14 日开始，送货员的神游症又严重复发了三次。也有轻微的时候，他会来到一个陌生的地方，几小时内完全丧失意识。他最后一次为人所知的神游症复发是在 1890 年 6 月 30 日。尽管警察进行了深度调查，他再也未能露面。

送货员最后不幸失踪，同阿尔贝那种地方性歇斯底里症类似，他的病例成了一种新的都市性癫痫的范式。自从托马斯·库恩在《科学革命的结构》一书中普及了"范式"一词以来，它就被过度使用了。我的意思是，这两个病例都是第一起标准范例，后来相关领域的研究进展都是建立在此基础上的。这是库恩所确定的"范式"一词的两种含义之一。[17] 我并不是说送货员或阿尔贝是典型的癫痫或歇斯底里神游症患者。两者都太过"完美"、太过特殊，并不具备典型意义。我的意思是它们是后续诊断的首要参考病例。

在夏尔科首次发表关于送货员的论文后不久，军医迪蓬谢尔就在论述阿尔贝病例的论文中暗示了这两种范式之间的分歧。在描述了阿尔贝和另一位神游症军人后，他写道："除了漫游自动症，我们还需要通过类比来区分我所说的'主观性自动症'的病例。"[18]

迪蓬谢尔所创造的这个名词没有在法国流行起来，但在意大利却成为一个标准名词——"主观性自动症"，属于歇斯底里神游症，而非癫痫性神游症。[19] 至于夏尔科如何看待阿尔贝，所述并不多，但他是患这种疾病的第一人，完全不同于那位患癫痫神游症的送货员。[20] 这两种范式引发了一场争论，大概是在夏尔科派和反夏尔科派（如皮特）之间展开，尽管出于对一代宗师的尊重，反对声中的敌意被掩盖了。争议一旦产生，关注便纷至沓来。在此情境下，人们对神游症和自动症有所思考。但论及此处，还有一点需要强调。神游症作为一种诊断结论，它的成分多种多样，我称之为不同的"矢量"，因为其含义所指殊途。在第一章中，我谈到了令人向往的旅游，在第三章中，我谈到了避之不及的流浪，这是适用于神游症的一对环境要素。还有一些完全不同的因素需要纳入考量。要理解一种新的疯狂形式，最简单的方法就是将其归入现有的分类框架中。这意味着它必须是一种次级疾病（subordinate disorder），或者从属于一种次级疾病。与之相对的两种高级疾病，是歇斯底里症与癫痫。在对哲学的最终贡献中，托马斯·库恩认为当既定的自然物种分类被打破，以适应一种新型事物时，科学革命就发生了。相反，如果新事物符合现有秩序，那么革命就不需要发生。[21] 关于癫痫—歇斯底里症的论战使这种新的诊断引起了公众注意。它还确保了无论哪方获胜，神游症都可以被纳入已建立的精神疾病分类中而不需要任何革命。从长远角度来看，这对神游症有所不利。当歇斯底里症作为一种高级疾病从相关分类中被剔除时，它把所有的次级疾病都带了出去。一个属（歇斯底里症）的消失可以导致一个种（歇斯底里神游症）的覆灭。

　　在这一点上我很难接受。送货员和阿尔贝·达达都是鲜活的真人。医学界一度将他们视为范例，我亦以之为典型进行思考。但是这两位病人自身呢？斯人已逝，后人无能为力，为他们感伤纯粹是多愁善感之举。这些病人一旦患疾，余生便不再会有欢乐相随。我确实担心，即使是早已逝去的人，也会成为精神病学的谈论素材。当他们的话题正热时，通常会留下大量的书面记录。我们对弗洛伊德的病人了解颇多，比如朵拉（Dora）①。我们知道这些病人们在弗洛伊德死后的生活；他们过得不快乐，但其鲜活人生为人所知晓。我们了解这些鲜活人生，因他们有钱，人脉广，例如霍夫曼在革命后失去了他在俄国的巨额房产。布鲁尔的安娜·欧，即贝莎·帕彭海姆（Bertha Pappenheim）被后人铭记，她一生致力于帮助德国贫困、受剥削的犹太妇女，是社会工作活动家和女权主义者的先驱，1952 年德国为她发行了一枚纪念邮票。但是送货员和阿尔贝·达达却销声匿迹，我们对他们的配偶或后代情况一无所知。阿尔贝的妻子很早就去世了，死于肺结核；他的女儿以为自己能够找到一份裁缝的好工作，却被绑架成了妓女。我们对这场悲剧有所察觉，一个好女人嫁给阿尔贝会有何种遭遇呢？我不喜欢用这些倒霉的、失去自我掌控力的个体作为范式。但不幸的是，事已至此，无从改变。

　　让我们更细致入微地观察这两种范式所引起的论战。在夏尔科第二次演讲后的一个月内，来自巴黎慈善医院的两位医生发表了一篇神游症及相关详尽论证的声明，反对诊断为癫痫的结果，题目

---

① "朵拉"（Dora）是弗洛伊德为某歇斯底里症女患者起的化名，其真名为艾达·鲍尔（Ida Bauer，1882—1945）。弗洛伊德借助朵拉的病例阐释了"移情"显现，朵拉形象因此影响广泛，无论是精神病学还是流行文化，均以此为对象展开批判或再创造。

是"伴随漫游自动症和颤抖的歇斯底里症病例"。[22] 他们这样写道："漫游自动症通常归因于癫痫。"值得注意的是，这些事情都进展迅速。就像夏尔科对潜伏性癫痫的诊断一样，当时漫游自动症这样的术语出现还不到一年，但已然成为"惯例"。

7月，与夏尔科并无相同看法的儒勒·瓦赞（Jules Voisin）[①] 报告了一例有双重人格的神游症患者，认为性别规则适用于此：双重人格患者往往是女性。这位病人是个36岁的女杂工，有八个孩子，其中五个活了下来，但没有一个有癫痫痉挛病史。顺着家族史小心追溯，依然找不到癫痫病史的痕迹。她是典型的歇斯底里症患者，全身一半以上都处于感觉缺失状态。她在睡眠中反复头痛和颤抖。她有漫游自动症的行为，是双重人格。于是她接受了催眠治疗，这种疗法至关重要，因为癫痫患者对催眠没有反应，此外她还有几十种类似歇斯底里的症状。瓦赞评论道："这个病例从很多方面来看都很有趣，我希望引起社会对神游症现象尤其是漫游自动症的关注。无意识神游症的病例在医学上并不罕见，大多数被归类为潜伏性癫痫。我认为，他们中的许多人应被视为歇斯底里症中的双重人格。针对此病例的观察结果，引人注目。"[23] 请注意这段话中的"并不罕见"和"大多数"，一种刚被诊断的疾病已经被认为是司空见惯的了。8月6日，在精神医学大会[②] 上，瓦赞继续为歇斯底里性神游症辩护。长标题中隐含了诸多信息："歇斯底里和漫游自动症中的无意识神游症及此类神游症与癫痫神

---

① 儒勒·瓦赞（Jules Voisin，1844—1920），法国精神病学家，曾长期任职于萨尔佩特里耶医院，并担任过医学心理学会主席。

② 1889年8月，国际精神医学大会在巴黎召开。

游症的区别诊断。"① 瓦赞报告了五例歇斯底里性神游症患者。通过
和夏尔科达成和解的方式，瓦赞坚持认为神游症可以有两种不同的
性质，一种是歇斯底里性，一种是癫痫性。但他更倾向于歇斯底里
性。一个癫痫病人可能会患上纯粹歇斯底里性的神游症！以上所说
的五个神游症病例都可在某种程度上，归类于阿藏所说的第二状
态。所有病例均成功被催眠治疗。[24]

　　这一切都发生在 1889 年，恰逢大革命爆发一百周年，也就是
世界博览会开幕和埃菲尔铁塔落成的那一年。这是风云变幻、政治
动荡的时期，正如我在第一章中提到的（特别是第一章中的注释
22 所提到的 1888 年政变）。但 1889 年也是值得庆贺的一年，各类
学界盛会在巴黎召开。精神医学大会于 8 月 4 日至 10 日召开，儒
勒·瓦赞和蒂西埃在会上发言。第一届国际催眠和治疗大会于 8 月
8 日至 12 日召开，该会有点类似于生理心理学大会的附加会议。
威廉·詹姆斯（William James）② 报告说："人人都认为，最初的萨
尔佩特里耶催眠学说（即夏尔科提出的学说）——催眠是一种具有
三个阶段和身体原因的明确病理状态——已成为过去式。"[25] 若论
过程的严肃性，詹姆斯的论述值得一读。"这些讨论最引人注目的
特征或许是，他们倾向于步入'精神研究'这个名词所涉及的某个
尚待开拓的领域。"与会学者都度过了一段美好时光。"星期六晚
上，大会在埃菲尔铁塔的平台上以一场超越理性的盛宴与跨越心灵
的交流结束。"这次集会是一个关于心理学、歇斯底里症、催眠的

---

① 原文为 "Unconscious Fugues in Hysterics. Ambulatory Automatism. Differential
　 Diagnosis between These Fugues and Epileptic Fugues"。

② 威廉·詹姆斯（William James, 1842—1910），美国哲学家、心理学家，曾
　 在美国开设了第一门心理学课程，被誉为"美国心理学之父"。

国际名人汇，但是夏尔科没有参加。²⁶

在催眠大会期间，人们必去参观著名的萨尔佩特里耶医院，瓦赞的病房得到展示，而夏尔科的病房却未能展出。瓦赞声称能催眠十分之一的精神病人，并改善他们的状况；整个过程更像是来自南锡^①，而不是巴黎；更像是出自伊波吕特·伯恩海姆^②之手，而不是夏尔科。简而言之，夏尔科的权威地位很快就消失了，不是因为神游症这个小问题，而是因为歇斯底里、催眠的本质以及它们之间的相互关系。

蒂西埃的论文发表于 1887 年，夏尔科的论文发表于 1888 年，首次辩论发生于 1889 年。在此之后，又是一场大量病例涌入的自由论战，充满了各种华丽辞藻。以下所述便是一例，儒勒·瓦赞的学生提交了一份包含九个病例的名单，这些都为瓦赞所知。²⁷ 名单上的第一个人不是别人，正是少年犯和轻罪犯路易·维韦，我把他称为历史上首位真正的多重人格患者。

1885 年，瓦赞曾自豪地将维韦定义为男性多重人格患者。1889 年，在神游症成为医学实体存在后，路易·维韦可以说也相应地获得了一份"新财产"。他是一位神游症患者。为什么？因为瓦赞及其学生需要确立歇斯底里神游症的合法性。维韦是派得上用场的盟友，因为他被众多研究者密集论述过。²⁸ 大家都知道他是位接受催眠术治疗的歇斯底里症患者。他也是位神游症患者，因此，神游症应属于歇斯底里而非癫痫。²⁹ 瓦赞的学生再次要求进行鉴别诊断。催眠术的功效和溴化物的无用性是争论的一部分。顺便说一

---

① 南锡（Nancy），法国东北部城市。

② 伊波吕特·伯恩海姆（Hippolyte Bernheim，1840—1919），法国医生和神经学家，以与催眠相关的暗示性理论而闻名。

句，九个病人中只有一个"犯错"，他在神游状态下带着32法郎逃走了（后因豁免条款而被判无罪）。[30]

古往今来的医生，都不可避免地对不同病人存在主观爱憎。瓦赞的学生更进一步，认为歇斯底里症患者基本上都带有值得研究的问题，颇为迷人。但是他们对有冲动倾向的癫痫患者的描述确是阴暗甚至是肮脏的。潜伏性癫痫突然发作的症状"肮脏下流，他们暴露生殖器，在沙龙、剧场或教堂解手，举止惊人；或被人发现赤身裸体地躺卧于楼梯、自家院子、大街小巷"。[31]

我们听说，某火车车厢里有个男人，他掏空口袋，摘下帽子，把手表放了进去，在一个8岁女孩的膝盖上公然撒尿，然后席地而坐。当他清醒时，他对同伴们的愤怒感到十分震惊。这便是癫痫神游症患者的典型病例。癫痫病人可怕、疯狂。而歇斯底里神游症患者却迥然不同。夏尔科在星期二演说中所举的例子，暗示举止得体的病人肯定是男性歇斯底里症患者，而非癫痫患者。

这一观点在1890年7月21日得到了支持。三天后轮到乔治·苏了，就是那个告诉我们送货员最后失踪消息的学生。尽管他证实了夏尔科治疗的失败，但却忠于夏尔科建构的医学模型。[32]苏并没有向我们展示癫痫患者的"污秽"之处，而是讲述了一个悲伤的故事：一位32岁的机修工，时不时离开车间，身后门窗敞开，而后消失两三天。最后一次，他乘船从勒阿弗尔（Le Havre）前往特鲁维尔（Trouville）①，在时任总统梯也尔②的

① 勒阿弗尔和特鲁维尔均为法国西北部滨海城市，两地相距较近。
② 阿道夫·梯也尔（Adolphe Thiers，1797—1877），于1871年至1873年，任法兰西第三共和国总统。

庄园外被捕。

苏演讲提到的最有趣的新病例是一个有较长癫痫病史的小店主，服用溴化物见效，偶尔神游症发作。该病例传递了这样的信息：经常旅行的癫痫症患者都与人为善，就像夏尔科论述的送货员病人一样。

对两个病例的描述，都使用了相同的修辞：X 疾病理所当然地带有污名化特征；你不会想和一个 X 患者有任何关联。但 Y 疾病却扰乱了得体正派之人的心智，他们是如此不幸。你不会把自己喜欢的人诊断为 X（X= 歇斯底里或 X= 癫痫，取决于你的选择）。这是多么精彩的医学修辞啊！它将人们的注意力转向有教养的阶层。[33]

一直以来，我坚持认为，在厚厚的病例簿中，病人通常都是工人，他们是正直可靠的公民，虽然收入不高，但却有着固定的工作。当然也有反例，所以我来讲述埃米尔的故事，他是一位 33 岁的巴黎律师。与上述病例相比，这是一个全新的社会阶层，甚至我们了解他的途径也是全新的。我的资料来源往往是医学会议、讨论会、研究生辛苦完成的学位论文以及精神病院的真实记录（如安德烈·勒布朗所做的工作）。现在我们来看一个相对而言较为曲高和寡的地方——道德科学学院于 1890 年 1 月 20 日召开的会议。会议讲稿的长摘要刊登在第二天的《医学公报》（*Bulletin Médical*）上。一篇社论评道："我们相信学院中最著名的一位成员（即保罗·雅内，皮埃尔·雅内是他的侄子）对此有感而发，他对漫游自动症和双重人格症的病例非常了解。这一倡议由当代的一位哲学大师发起……且得到听众接受……证明了越来越多的哲学家关注神经病理学中某些事实所关联知识的重要性。"[34]

社论的标题与夏尔科的意见相反：《歇斯底里病人的漫游自动

症》。在社论中，埃米尔"表现出歇斯底里症的所有明显症状"，他"几乎瞬间就能被催眠"，只要让他关注于某个空间中的一个点，或者听到刺耳的声音（如拍手声），他就会进入催眠状态。甚至在交易所旁的一个咖啡馆镜子中看见自己的身影时，他都能进入恍惚状态。他偶尔会失忆，这不足以让人惊讶。"新生活，新记忆，新自我由此而始。他行走、搭火车、观光、购物、赌博等等。"埃米尔在第二状态下的所作所为与正常状态下的所作所为并非完全无关。在 1888 年 9 月 23 日改变状态前，他去拜访了继父并与其大打一架。10 月中旬又恢复了正常状态。与此同时，他拜访了自己的叔叔，一位主教。在叔叔那里，他捣毁了家具，撕烂了书甚至是手稿。他在海外旅行期间还欠下 500 法郎的债务，因此被指控为诈骗罪。他的行踪无人所知，因此最终在缺席审判的情况下被定罪。但由于相关医学证据得到采纳，该判决就被推翻了。[35]

于是埃米尔重蹈覆辙，又偷了些钱，再次被拘。两位著名的专家作了有利证词，指控被驳回。埃米尔在催眠状态中回忆，他在第一起案件中借了 500 法郎去赌博，并详细描述了具体项目和如何输钱。第二起案件甚至提供了更令人信服的证据，证明了催眠的力量（因此也证明了该病例属于歇斯底里症）。埃米尔记得在失去正常意识前，他随身携带了一个装有 226 法郎的钱包。但钱包在第二状态中消失了，他对钱包何去何从全然无知。六个月后，在催眠状态下，埃米尔想起了遗失钱包的那家酒店。清醒后，他被要求向那家酒店写信，结果翌日便在邮箱里收到了钱包。此处，我们发现了成为歇斯底里神游症患者的中心标准：关于旅途的失忆和记忆的混乱，可以在催眠状态下解决。[36]

对于你我而言，埃米尔并不陌生。向科学院宣读这篇论文的医生兼公共卫生官是马塞尔 ① 的父亲阿德里安·普鲁斯特（Adrien Proust）教授。亨利·艾伦伯格（Henri Ellenberger）是一位研究精神分裂史的模范学者，学识渊博。他在《维尔迪兰夫人沙龙闲谈》一文中提及双重人格："值得注意的是，马塞尔·普鲁斯特的父亲阿德里安·普鲁斯特曾将这个故事作为一个重要的精神病理学病例发表。"[37] 一切向前推进，因为普鲁斯特医生报告的重点（及标题）——漫游自动症，并未被其子提及，而当《追忆似水年华》② 出版时，此类疾病实际上已在法国销声匿迹。

　　马塞尔·普鲁斯特笔下的科塔尔医生（Dr. Cottard），"敏锐周到、出类拔萃"，总是能够从不愉快的话题中转变谈话内容。他"用大多数医生都难以理解的哲学术语"讲述了火灾创伤是如何改变了维尔迪兰夫人的男仆，使之有了新的笔迹和难以忍受的性格，他也因此事而被解雇。然后，当他们从餐厅移步到威尼斯式吸烟室时，"科塔尔对我们说，他曾经亲眼看到真正双重人格的表现，列举了相关病例并和颜悦色地提出要带病人来见我。在此病人身上，科塔尔声称只须轻抚他的太阳穴，便可使其陷入第二状态，病人在第二状态中记不起第一状态中的任何事，他在第二状态中为人正派，而在第一状态中却因多次盗窃被捕，完全是一个令人厌恶的坏蛋"。[38] 这就是阿德里安·普鲁斯特于 1890 年所撰写的埃米尔病例的"特别版"吗？或者更像是一种杂糅？这一切并不重要。埃米尔本人并不是典型的神游症患者，因为他出身中产阶级，是一名律

---

① 马塞尔·普鲁斯特（Marcel Proust, 1871—1922），法国著名作家，代表作为《追忆似水年华》。

② 本书在翻译相关内容时参考了李恒基先生译本（南京：译林出版社，2012 年）。

师。在他的神游经历中，他不诚实，是个骗子。典型的神游症患者应该是诚实的手艺人、工匠、职员、固定的雇佣劳动者，或应征士兵。他不是你的巴黎律师，也不是流浪汉。在神游状态中，他从不偷盗，即使偷，也是心不在焉或确有必要，如为了果腹之需。[39]

回到歇斯底里—癫痫的话题：两者都不断涌现新病例。波尔多对此有所贡献。皮特关于歇斯底里讲稿的第二卷讨论了大量的神游症内容，包括阿尔贝的四张照片。[40] 在皮特指导下的众多神游症论文中，有一篇是这样开头的："在波尔多医学院期间，我们有机会在皮特医生病房附属的门诊部检查了许多病人，他们抱怨一个问题，即使未到严重的程度，至少也对他们造成了困扰。他们声称自己有一种走路的欲望，无法抑制，为了满足这种欲望，他们可以放弃一切，不由自主地说走就走。"[41] 此后，又出现了十八个病例，其中有些类似于可怜的阿尔贝的痛苦经历，但还有许多新病例被归类为癫痫、歇斯底里和神经衰弱。

那是 1892 年的波尔多。夏尔科于 1893 年去世。在巴黎，人们不必再因为敬畏大师而有所顾忌。评估此类疾病状况的时候到了。到 1894 年为止，有非常多的神游症病例被记录在案，足以构成一篇重要的调查文章。一共有四十个病例得到概括总结。但清单还不是很完整，病例只是支持了癫痫谱系的诊断，却牺牲了歇斯底里谱系。[42] 第二年有两次综合研究的尝试。在既定领域出现调查文章和综合研究时，该领域便可宣告成熟。毫不奇怪，一次在波尔多，另一次在巴黎。巴黎的研究成为业界典范。夏尔科去世两年后，接替他的菲尔让斯·雷蒙（Fulgence Raymond）审时度势，着手进行总结工作。[43] 总结从波尔多一连串不成体系的病例开始。

在这种医学环境下，神游症的剧增及其发作模式和原因的差别，促成了新名词的诞生。漫游自动症本身不应该被视为一种疾病：它是"一种多因果关系的病态发作，与主神经的关系现在已被充分理解"。[44] 有时它相当于癫痫，有时则与歇斯底里类似。歇斯底里神游症患者被未知的强制力所征服，患者行为如同接受了催眠的暗示。因此他将接受催眠治疗。溴化物对癫痫性神游症患者有疗效。但也有一些病人，他们有冲动的流浪行为，却不具备歇斯底里或癫痫的症状。[45]

这种新出现的病例所患既非歇斯底里症，也非癫痫，有时会被贴上美国式的神经衰弱标签。艾迪安·雷吉斯（Etienne Régis）深耕此领域，可算得上是与患者日益亲密的伙伴。他为此类疾病想出了一个新名词："旅行狂热症。"[46] 有人怀疑体育爱好者蒂西埃参与了该词的创造；词根"dromo"源于希腊语，意为赛场。但在"dromomania"一词中，雷吉斯意指某种紧张的癖性，某人在强制力促使下暴走的冲动。神游症变成了一段经历，旅行狂热症变成了一种冲动神游症，不仅包括歇斯底里性神游症和癫痫性神游症，还包括其他病症，用美国式标签就是神经衰弱。人们更喜欢"旅行狂热症"（据雷吉斯所述）而不是漫游自动症，因为前者没有体现对自动症、健忘症、身份改变或混淆的认同。在我看来，这与其说是一种特定的疾病，不如说是一组有着不同病因的不适症状。歇斯底里和癫痫背后有一定的理论依据，而旅行狂热症纯粹是描述性的。这在一定程度上破坏了我之前提到的分类结构，但此处有一个组织原则：退化。旅行狂热症是一种全天候神游症，在第三章论及退化的篇幅中会具体展开。

为何抓住"旅行狂热症"一词不放呢？部分是出于法律原因。

能够表现神游症患者遭受的苦痛折磨的方式少之又少。关于歇斯底里—癫痫的论战并无结果。但是，神游症究竟是纯粹精神性（歇斯底里）的还是癫痫性的，抑或是脑损伤导致的，其实无关紧要。如果神游症患者做了错事，比如无意中拿着雇主的钱踏上旅途，或者更糟，从部队里当逃兵开小差，手里有一份诊断书就可以得到豁免。这种处理方式的要点出现在 1902 年雷吉斯和皮特合著的《强迫症与强制力》(*Obsessions and Compulsions*) 中。[47]

让我们再次把目光转向巴黎。夏尔科并未否认歇斯底里神游症的存在；他只是觉得罕见，意义不大。他想要构建精神疾病的神经学基础，而癫痫包括潜伏性癫痫，被确定为神游症的神经学基础。与之相对，反对者不否认癫痫性神游症的存在。他们只是坚持认为存在着大量歇斯底里神游症患者。在 1895 年的权威演讲中，菲尔让斯·雷蒙调查了已发表病例。他对业界前辈太过尊重，但坚持认为即使是明显的癫痫病人也可能同时患有歇斯底里神游症。一个人可以同时患有两种疾病，如果是歇斯底里，那么应该用催眠治疗而不是溴化物加以解决。

对此问题，雷蒙有过相关病例研究。[48] 某病例的主人公化名 P，是一名 31 岁的男人，他曾经长途旅行过一次，后来就失去了记忆。正如雷蒙所说，当人们看到这个故事时，可以发现 P 的逃跑有因可循。他的妻子常居巴黎，他因酒醉未能归家，便和一个陌生女人上床厮混，然后从南锡去往布鲁塞尔，所住之处每况愈下，直至身上钱财挥霍殆尽。2 月 3 日，P 离家外出；11 日，有人发现他在比利时首都郊区的雪地里酣睡。

继而言之，P 总是通过旅行来解决问题。首先，这很合理：这位法国人在 17 岁时离开位于洛林的家，为的是不被征入德国军队。① 他预定了去南美洲探险远航，但因伤未能前往。此后，他跟随布拉扎的探险队，在加蓬度过了两年。他24岁结婚；妻子很快离他而去，接着家人阻止他加入外籍军团。他26岁时再婚，在巴黎火车站工作，成为东方铁路公司的雇员。他一直在书写加蓬的探险经历，随后由地理学会分期发表。旅行和逃亡深深地铭刻在他的灵魂里。

雷蒙在让病人P接受催眠时遇到了一些麻烦（在巴黎有人如此挖苦南锡的伯恩海姆学派："毫无疑问是因为他来自南锡"），但是在一系列意外却暗藏玄机的事件后，该病人恢复了旅行的记忆，并被认定为歇斯底里症患者。雷蒙把他当做歇斯底里神游症的典型病例。雷蒙自信满满地定义了神游症，并陈述了区分癫痫性和歇斯底里性的标准，阐释了"精神衰弱神游症"。上述第三种病症，使用皮埃尔·雅内创造的术语，与失忆症无关。这类神游症患者对去过的地方记得很清楚。他有一种无法抗拒的欲望，想要在不失去意识的情况下旅行，也不带有任何歇斯底里的症状，是典型的"退化者"。

根据雷蒙的论点，神游症有三个特点：（1）有不可抗拒的旅行冲动或在实际中存在持久的无理由行为。因此，每一种自动症都被暂且归类为神游症。（2）这一行为并未失智，以一种常规且貌似普通的方式完成，不存在暴力因素。（3）事后，病人对这一行为彻底失忆。在区分歇斯底里、癫痫和精神衰弱时，必须注意第三个因素，即失忆的程度。失忆症意味着癫痫或歇斯底里，而非精神衰弱。此外，在歇斯底里神游症的病例中，记忆通常可以通过催眠或

---

① 普法战争后，法国割让了洛林。

心理暗示恢复。但这不是最重要的差别所在。当一个人确信神游症不是精神衰弱而是癫痫或歇斯底里的时候，他就会进入"智力和行为协调层面，将神游症划为歇斯底里，在我看来，却是癫痫引起的前奔性谵妄（procursive deliria）"。[49]"前奔"指的是癫痫发作后的盲目徒步，雷蒙并没有说出这一点，但夏尔科的送货员病例可不是在盲目绕圈徒步！雷蒙声称（或者更确切地说，是以蒂西埃的名义）重新诠释了歇斯底里神游症的核心概念。他成功了。只要歇斯底里仍然是一种可行的诊断（历史短暂），人们就会接受癫痫性神游症和歇斯底里神游症并存的观点，尤以歇斯底里神游症为主。[50]至于治疗，癫痫性神游症应用化学药物，歇斯底里神游症患者则该接受催眠。不管病人是不是癫痫患者，这都是正确的，因为心理暗示和催眠均为最可靠的缓解途径。至于精神衰弱性的长途旅行，各种各样的道德劝诫都合乎情理。人们必须抛开执着的想法，但催眠和药物都不适用于遗传导致的退化病。

　　我认为威廉·詹姆斯从雅内那里得到了一份他对于雷蒙演讲的评论稿。1896 年，他在哈佛大学举行洛厄尔讲座（Lowell Lectures）时，就曾用过"异常的精神状态"的主题。在那里，他用漫游自动症一词称呼几乎所有的特殊精神状态或异常行为，包括一些失忆和多重人格症。[51]在这些讲座中，漫游自动症成了精神病学家所称的"高级疾病"，其他疾病被划入此类之下。詹姆斯似乎一直在摸索此观点，试探舆论，但他从来没有发表过这些讲稿，也没有继续将漫游自动症作为不同类型人格的组织概念。

　　我已带着大家经历了一段神游症大暴发的历史，一场关于神游症的性质及临时解决办法的论证。医学上的争论对神游症的诊断至关重要，因为这使得医生们对此议题产生兴趣。我认为，这种业界人士观点的两极分化有助于一种新型精神疾病的诞生。同样重要的是，两极分化是在既存分类中产生的。没有必要进行库恩式的科学革命——一场"自然种类"的转换，在此处指的是精神疾病种类的转换。

在第一章中，我讨论了第二因素——大众旅行，神游症患者对此进行了夸张演绎。旅行总是被看作美好相随、积极向上的活动。在人们看来，旅行既浪漫多姿，又知性睿智，看看贝德克尔不断再版的旅行指南，或者看看法国旅行俱乐部出版的三十卷本"法兰西遗址和古迹"系列就能发现情况如此。旅行还被认为有益身心，法国旅行俱乐部有七万三千名会员付费骑车或进行登山运动。这就是神游症所处的历史生态。但旅行也有阴暗面，尤其是对于流浪生活的"法式迷恋"。医生们极力坚持他们接收的神游症患者不是流浪人员，并提供了相关证明文件。但这阴暗面，正如我将在第三章中解释的那样，也是神游症的一部分。我认为，一种新型精神疾病的特征之一便是，它以一种二元方式嵌入所处文化之中。最简单的方法是，"同一事物"有两种版本，一种为善，一种为恶，在这两种版本之间，疾病默然潜伏，就像神游症在旅行和流浪之间若隐若现、游离生存。这看似简单，但我认为在疯狂转瞬即逝的文化嵌入形式中，至少存在着某种东西，令人时而心折首肯，时而嗤之以鼻。在第一章中，我论述了快乐、健康、爽朗、朝气的一面，在第三章中，我会论述阴暗的一面，不幸的流浪汉和警察的故事充斥其中。

在此，我要以重申另一主题的方式结束本章：男性无力的身体表达。这是一个从 19 世纪歇斯底里文献中改编而来的短语，原文为"女性无力的身体表达"。[52] 是否存在男性对女性的优势呢？是的，当然存在。1907 年，一位美国神经学家在讲授神游症时说道：
"在我的早期研究中，我对男性的压倒性优势感到震惊。在大量的
病例报告中，我只发现两位女性……为什么女性不会患上漫游自动
症？一个歇斯底里的女性自然不该离开居所，开始漫长和复杂的旅
程，但是，她所罹患疾病的突然发作，应该有一个'常规的'表述
方式。"[53] 这在意料之中！更准确地说，一个衣衫褴褛、身无分文、
恍惚迷糊的男人可以安全旅行多日，直到被警觉的警察逮捕，但作
为一个女人，无论是昔时还是今日，都不可以这样做。

比起性别差异，我对阶级和职业差异更感到震惊。这个问题
很难用非富裕阶级、非中产阶级进行泛化说明。回顾那些神游症患
者，我将煤气管道工和送货员视为范例。而雷蒙的"后期范式"是
火车站的职员。我还发现了小店主、木匠、制镜工、裁缝、鞋匠等
职业。他们受过一些教育，通常在 12—15 岁被送去做学徒工，且
都是典型的城市居民，几乎没有农民。[54] 但这些人也不是临时工或
者工厂劳工，即使没有完全的自主权，也拥有一定程度的不受直接
监督的自由。例如，阿尔贝被派去执行各种任务，买焦炭或在制作
女装的车间里安装煤气喷嘴。

我们必须谨慎对待选择效应①。是否也有同比例的中产阶级神
游症患者没有出现在医疗记录中？很有可能。但普鲁斯特笔下的埃
米尔表明，富裕的歇斯底里神游症患者并没有被自动排斥在医学出
版物之外。我怀疑，选择效应在此实际上是相反的，它恰恰有择富

---

① "选择效应"又被称为"选择偏差"，指由于收集样本的方法不同，统计分
析结果出现失真；如果不考虑样本选择过程的差异性，那么将会导致错误
结论。

弃贫的倾向。你首先得有一个像样的家，才有资格在接下来的活动中成为一名神游症患者。如果人们查阅当今的诊断手册中关于"分离性神游症"的定义，就会发现神游症患者是指离开家或工作场所的人……所以你必须得有一个家或工作场所。1891 年皮特对神游症的隐喻描述也同样暗示了这点："他向众神发誓再也不会离开珀那忒斯 ①，他回到了家，但疾病早晚都会复发导致他再次离家出走。"神游症患者必须要有家庭守护神，所以也必须要有家庭。因此，我们很少会看到真正的底层民众以神游症患者的身份出现，除非是出于纯粹的医学目的。我再次想起了路易·维韦，他被重新归类为神游症患者，是由于人们需要把他挑出来单独研究其多重人格。

　　因此我并没有低估选择效应的可能性，换言之，我们并不会看到很多神游症患者以流浪者的身份被关进监狱然后离开。然而，有一个独特而典型的神游症患者阶层，他们的社会背景非常相似。这些人有各种各样的问题，而且奇怪的是，他们难以掌控自己的生活。正因如此，这些人在神游症的可能性中发现了一种逃离无法掌握之事的倾向，并且在这种逃离之后，他们会失去记忆，除非使用另一种手段唤起记忆——那就是催眠。在这些病例中，我未发现任何明显的欺骗或伪装痕迹。他们的无能为力会导致暂时的精神崩溃，然后他们在精神疾病中找到解脱、卸下责任。这种无能为力在医学中发酵，进而在当时的文化中被医学化——这是一种包括旅行和流浪在内的文化。

---

① 珀那忒斯是罗马神话中的家庭守护神。

第三章

生态位

何时开始，旅行变得疯狂？何时开始，疯人通过旅行表达疯狂？何时开始，旅行者的疯狂被定义为一种特定的疯狂实体？从古至今，旅途中总会有疯人的影子，但一直以来他们的旅行并没有被视为特定的疯狂。例如，大约在 1825 年，年轻的德国诗人爱德华·默里克（Eduard Mörike）爱上了一个叫做克拉拉·迈尔（Clara Meyer）的女人，并在一首诗歌中以"佩雷格里娜"（Peregrina）① 之名予以铭记，使之不朽。1 她曾是基督教复兴主义巡回布教团中的一员。当布教团的活动被禁止后，她开始难以自控地游荡——昏倒、醒来，不知自己身在何处。她被认为是一个失常、无助、迷人、可爱的人。如果她身处 19 世纪 80 年代的法国，那么将会是一位典型的神游症患者。但她从未被载入医学史册。我们只能通过诗歌了解她。

在不可抗拒的冲动趋势下，漫无目的地游荡，倘若细思，这似乎是一种很自然的疯狂表现方式。也许我们应该追问：为什么在人

① "Peregrina"为西班牙语，意为漫游者、朝圣者、流浪者。

类历史进程中，漫无目的、难以自拔的旅行在大多数地方被认为是一种疯狂？我们不仅应探寻那些被认为是疯狂的旅行，还应追溯其所在时空或被确诊的疾病类型，而不仅仅是关注疯狂行为本身。

希腊故事正如多姿多彩的人类境况，使我们受益匪浅。西方文学以两部史诗拉开帷幕，一部是集体主义的团结和奋斗史——《伊利亚特》，一部是个人主义的苦难和成就史——《奥德赛》。这截然不同的两件作品树立了西方思想的两大观点：群体主义和个人主义。《奥德赛》是有史以来最伟大的旅行故事集。耐不住性子的读者可能会抱怨奥德修斯的疯狂简直不可救药，但故事的要义并非如此。尽管他最终崩溃，但他是一个克服重重困难并取得胜利的人。阿尔贝·达达的经历，是对奥德修斯的荒唐模仿。他走了更多的路，经历了千难万险，但于他而言，旅行本身成了一种痴迷和困扰；奥德修斯则为了他本人的痴迷和困扰（后来成了他的追求）而旅行。

俄狄浦斯并不比在路上的杰克·凯鲁亚克更为疯狂。希腊神话中许多令人难忘的故事都发生在旅途中。高傲的俄狄浦斯徒步穿过德尔斐和道利斯之间的狭窄隘口时，遇到了坐着马车从另一边过来的父亲。这注定是悲剧，但还不算疯狂。因而我建议你必须有不同寻常的、令人羡慕的旅行，一种更进一步的旅行，甚至充满悲惨境遇，这样的旅行才能映射出疯狂，并被认为是疯狂之旅。俄狄浦斯和奥德修斯只反映出希腊真正疯狂之旅的一部分。

那么谁才能算得上真正的疯狂希腊人呢？如若将当今的精神疾病概念强加到古希腊时代，会犯严重的时代错误，请大家注意到这一点。将某事物不仅称为疯狂，还定义为疾病，是在暗示需要请专家介入——那些能尝试或完成疾病治疗的专业人士。古代神话中有各式各样的专家。他们用草药或石粉制成的药物治疗疯狂的旅行者。他们使用舞蹈疗法、水疗法等各种形形色色、五花八门的方法。疯狂的希腊旅人几乎源源不断地涌现。[2] 例如，梯林斯国王普罗托斯的三位公主：伊菲诺伊（长女）、吕西佩和伊菲亚娜萨。女人们陷入疯狂之境："根据赫西俄德的说法，是因为她们不接受迪奥尼修斯的仪式；但根据阿库西劳斯的说法，是因为她们贬低赫拉的木像……当这些少女们长大成人，她们变得疯疯癫癫……在疯癫状态中漫游了整个阿尔戈斯大地，然后经过阿卡迪亚和伯罗奔尼撒半岛，以最混乱的方式穿越茫茫沙漠。"[3] 一个叫做墨蓝波斯的医生知道如何治愈疯人。他让年轻健壮的男子"以呐喊和狂舞的方式来追逐西库昂山上的女人们。在追逐中，长公主死了，但另外两位公主很幸运地得到了净化，恢复了理智"。在神话的其他版本中，墨蓝波斯用草药治愈了这对姐妹；或者是在阿耳忒弥斯圣殿中举行的秘密净化仪式起了作用；或者是克莱托河中的洗礼治愈了她们。[4] 在希腊神话中，一切都很夸张，愤世嫉俗者认为拉康会喜欢墨蓝波斯的酬金要求：用三分之一的王国来换取解药！普罗托斯拒绝了。公主们疯得更厉害，其他女人也重蹈覆辙，陷入疯境。最后，墨蓝波斯要求向他的兄弟拜阿斯支付同样的报酬。普罗托斯屈服了。一女死亡，两女存活。普罗托斯把两位幸存的公主嫁给了墨蓝波斯和拜阿斯，最终将王国系于一个家族。

　　看着学者们对这些旅人们的描写，读者们称得上幸运：现实问题令人心生厌倦，我们得以被带往另一个方向，异时异域，别开生面。在 20 世纪早期，翻译过上述神话的詹姆斯·弗雷泽爵士将普罗托斯三公主的故事与精神疾病的现实主题联系起来："传统书写有可能利用神话，描述了一种真实的疯狂；在这种疯狂中，阿尔戈斯女性或其中一部分人暂时受到影响。我们可以聚焦马来半岛的原始贾昆部落，将其中妇女身上出现的暂时性精神错乱的类似形式，与之比较。"[5] 弗雷泽接着引用了一位殖民旅行家、人类学家和考古学家的话："这是一种真实形式的疯狂。"艾弗·埃文斯，在 1920 年出版的作品中提到贾昆部落的女性"经常陷入一种疯狂，这种疯狂可能是某种形式的歇斯底里；她们载歌载舞跑进丛林，在那待上几天几夜，最后衣衫褴褛、赤裸而归。（目击者说）几年前这种集体疯行首次暴发，现在依旧频繁发生，通常是每两三个月发生一次。只要一个女人如此，其余女人都会亦步亦趋"。[6] 用英国人的话来说，"原始贾昆部落"是一个土著民族，也就是说在马来人到来之前，他们便已世居马来群岛。不管发生了什么，短暂性精神疾病似乎就这样出现了。我并不是说这些女性每次发作的影响都持续几个星期。我的意思是这种疾病是最近才开始出现的：这种反常行为模式首次"暴发"始于"几年前"。

弗雷泽带领我们从古希腊来到 20 世纪的马来亚。我们似乎正无望地放任自流，扯一些无关紧要之事。然而，事事之间却惊人地环环相扣、紧密衔接。它们离萨尔佩特里耶的距离并非想象中那么遥远。两个世纪以来，马来人的异常行为和状态被称为"拉塔病"（Latah），一直吸引着欧洲的旅行者和政府官员。英国和荷兰报道下的印度尼西亚，有人会突然莫名其妙地开始抽筋（对欧洲人而言），发泄似的大喊大叫些淫言秽语（coprolalia，秽语症），模仿他人的言行举止（echolalia，回声自闭症）。夏尔科的学生乔治·吉勒·德拉图雷特（Georges Gilles de La Tourette）偶然发现了这一点，当时阿尔贝正在最后一次神游症发作中，住进了波尔多的圣安德烈医院。吉勒断言，他的举动与西伯利亚的一些人及缅因州的一些法裔加拿

大人十分相似。在缅因州此类人被称作"跳跃者"（jumpers），这个
标签肯定来自新英格兰人而非加拿大人。吉勒还断言，人们会在萨
尔佩特里耶医院观察到患者们完全相同的行为。[7]此举司空见惯。
例如，在附录二中，我描述了萨尔佩特里耶医院出现的流浪的犹太
人。在巴黎的精神病院里，来自世界各地的任何反常现象都将被诊
断为病症。吉勒提出了一门新的病理学，据此产生了现在被称为
"图雷特氏综合征"的诊断，在当今世界，这一疾病因奥利弗·萨克
斯（Oliver Sacks）[①]的工作而闻名。夏尔科是一位聪明能干的诊断专
家，他纠正自己的学生以区分拉塔病和图雷特氏综合征，虽然事实
上图雷特氏综合征是通过马来亚的病例才被记入书中的。[8]

　　什么是拉塔病？最近的观点包含生物学和社会学两个层面。罗
纳德·西蒙斯（Ronald Simons）[②]认为，这种行为基本上是生物
学上的，即所谓的惊跳反射，是人类的普遍行为，只是在马来群
岛和世界其他地区被赋予了一种社会意义。人类学家迈克·肯尼
（Michael Kenny）一直以来都坚持认为，这种现象纯粹属于社会现
象，是马来人生活某方面的文化附属物；它没有重要的生物学或认
知基础。如果其他地区的人也有类似行为，那么这只是基于文化特
有的原因，而不是人类共有的生物学怪癖。[9]

　　当歇斯底里肆虐之时，医生和人类学家都将拉塔病解读为歇斯
底里。在精神分析的全盛时期，弗洛伊德学派强调了难以控制的秽

---

① 奥利弗·萨克斯（Oliver Sacks，1933—2015），英国生物学家、脑神经学家、
　作家。萨克斯曾热衷于收集19世纪医疗史中的临床轶事，并以此为主题撰
　写出多本畅销书，代表作有《睡人》（*Awakenings*）、《错把妻子当帽子》（*The
　Man Who Mistook His Wife for a Hat*）、《勇往直前》（*On the Move：A Life*）。
② 罗纳德·西蒙斯（Ronald Simons，1946—　），美国社会学家。

语症，并将其归因于强烈的性压抑。在 20 世纪 90 年代，人们倾向于将生物学和认知作为奇怪言行的基础，反响令人震惊。然而，至少有一位马来亚精神病学家明确地将拉塔病和神游症联系在了一起，并认为游荡倾向是核心现象，而模仿和秽语则是一种偶发现象。[10] 如果在 19 世纪 90 年代是神游症而不是歇斯底里成为英语国家的主要诊断，那么英国人会把拉塔病视为神游症的一种变体吗？他们会把拉塔病附带的模仿和秽语视为一种偶发现象吗？

我来重述要点。在古希腊妇女漫无目的的荒野旅行中，是否存在一种明确的精神疾病？弗雷泽将其视为一个客观问题。这意味着，如果 20 世纪 20 年代的某个专家回到古希腊现场，那么这个问题可能会有答案，就像马来亚丛林中的旅行者可能会假设，逃跑行为的暂时性暴发是"歇斯底里"。我的观点与之不同。在神话时代，在茫茫沙漠上漂泊，在绵绵山脉上游荡，形同牛群，即为疯狂之举，或被认为是疯狂之举。对于拉塔病，我也持同样观点，尽管介入拉塔病的争论略显鲁莽。[11] 我认为学者们不应该求助于精神病医生，询问阿尔戈斯之地或贾昆部落的女人们受何种疾病困扰。我们应该问的是，在希腊或贾昆文化中，人们凭借何种合理方式使之成为疯狂的存在。

因此，生态位这个生物学隐喻有了独特的含义。无论过去还是现在，这个星球上存活着无数种生物，当你深思，就会发现它们的存活方式合情合理。任何特定物种要想在栖息地出现，都需要非常特殊的环境组合。另外，趋同进化学说还认为，功能类似的不同物种会在相似的生态位中进化。例如，有袋目小鼠会把幼崽放在胸前的口袋里，与挪威鼠完全不同。然而，它和挪威鼠有着同样的生活方式，甚至是同样的生活习性，能够快速适应人类的城市生活。但是我们的比较研究应该颠倒两者关系。有袋目小鼠和挪威鼠是生活在相似生态环境中的不同物种，疯狂的希腊旅行者和法国神游症患者则是生活在不同生态位中的相似物种。我认为，在 19 世纪缅因州的法裔加拿大人和马来亚的村民们之间，有着同样的关系。拉塔病在马来西亚仍然存在，但是在加拿大或美国邻近地区，"跳跃者"已不复存在。在此病例身边，生态位依旧存在；而在彼病例周边，生态位早已消失。

如若我们想要弄清生态位的本质，一方面需要了解栖息在这个生态位上的物种的例子，另一方面需要找到其他有差别的栖息地，这些栖息地不能存在任何与问题物种相似的东西。目前为止，在上述内容中，我一直专注于神游症的存在。现在，我要将视野扩大至生态位，神游症作为一种疯狂在其中大肆发展，我们需要神游症昭然若揭的陌生环境，也需要神游症渺无踪影的同类环境。这是本章内容的主题，但这个主题的特点意味着我们必须从不同角度进行研究。

既如此，我便放眼观之，审视那些被视为疯狂的神游症行为。那里有希腊神话，也有弗雷泽笔下"被某种疯狂占据"的马来人。有秘鲁当地人告诉我，打记事之日起，就有一些疯狂的步行者在秘鲁沿海高速公路上阔步行走，好像在这片原始荒凉的海岸上，用一种仪式化的方式来表达疯狂。[12] 人类学家和精神病学家可以举出更多的例子。大家很容易认为，上述每一种现象，都必然是同一种潜在的生物性疯狂的表现。确有可能。另一个问题接踵而至，在这样或那样的文明中，是什么让这类疯狂成为可能？带着这个问题，我回溯了 1890 年左右的神游症。

在寻找答案的过程中，我们不仅需要考察使神游症成为可接受的医学诊断的"积极病例"，也要研究使神游症不被接受的"消极病例"。在短时间内，神游症在法国和欧洲大陆的大部分地区都占据了一席之地。然而，在不列颠群岛或美国却不见踪影。为什么神游症出现在大西洋此岸而不是彼岸？在什么样的环境下，会出现当时最好的医生争相讨论诊断准确性的情况——在另一种环境下，这种情况就不会出现？

为了提出这个问题，我必须让大家相信神游症在美国从未被当作一种医学实体，从未受到认真对待。然后我回到欧洲，谈论神游症、退化、流浪、警察和军队，谈论这些事物的阴暗面。如果我的生态学方法是对的，那么栖息地一旦遭到破坏，疾病就会发生变异或消失不见。本章内容的结尾，谈及了我口中最后的神游症患者。很奇怪，他让人联想起阿尔贝。他是最后一位出现在主流公众视野中的法国神游症患者。那是 1909 年，神游症的流行只持续了二十二年。但首先让我们以美国为起点，按照顺序回顾一下各个主题。

在美国神游症及其诊断从未被接受，并非由于医生们未做尝试。需要申明的是，之前有诊断先例，美国医生可能对漫游自动症有所介入。1850 年，路易斯安那州医学会任命了委员会来研究黑人的种族特征。一个奇怪的现象是，只有一小部分奴隶有逃跑的倾向。这显然是一种疯狂，所以委员会创造了诊断名词"漫游症"（drapetomania）。该词来源于希腊词根，意思是逃跑。那些试图逃离主人的奴隶据说是精神失常的，饱受漫游症困扰。[13] 漫游症由白人医生发明，是存续时间较短的诊断名词，但人们怀疑它在南方人的意识中停留了很长时间。在此之上，有一个更广的说法。例如，有人认为，1850 年美国人口普查表明北方尤其是马萨诸塞州的疯狂黑人数量远远超过了南方。

漫游自动症是另外一回事。美国的医生们都了解这种新型疾病的最新状况。夏尔科关于送货员的两次"星期二演讲"，都在几周内刊登于《医学新闻》。《柳叶刀》杂志上的一篇英文报道以对送货员病例的怀疑开始："这是一个难以置信的罕见病例，尽管从法医学角度来看（如果被接受的话），趣味盎然。"[14]

1890—1895 年，在欧洲大陆的许多地方，人们发现有相关症状和行为的病人相当多；在法国，同样的年份里，这些症状和行为可能意味着歇斯底里神游症。但在美国，人们只是强调了症状的异常之处。许多精神疾病患者确实旅行过，而且有些旅途还非常遥远。当神游症发作时，他们便会失去对旧身份的任何记忆。他们不记得自己去过哪里。在某些情况下，记忆可以通过催眠得到恢复。但这些人并没有以神游症患者的身份出现，他们身上也没有被贴上漫游自动症的标签。诊断结果是双重意识或多重人格。

我一直在强调，自从两个世纪前双重意识首次得到确诊以来，时间和地点只指向 1890—1895 年的美国，记录的大多数多重人格症患者都是男性。简单化思维模式可能会让人们在以下两种解释中选择其一：神游症患者被错误地诊断为多重人格，他们确为男性，但不应算是多重人格。或者，只有在此情况下，美国医生才会注意到这些神游症患者（其中大多为男性），并将他们的病症与多重人格合并，从而给出一个恰当的性别比例。

我在这里关心的不是"正确"的诊断。今天许多治疗分离性障碍的医生会说，19、20 世纪之交的美国医生迈出了正确的一步，即认同了分离性障碍；而法国医生则迈出了错误的一步，即神游症。我的观点是，尽管在美国的一些病例中，医生给出歇斯底里神游症的诊断完全合适，但该病症却从未被提及。直到1906—1907年，相关法国文献才以一种非常严肃的方式穿越大西洋抵达美国，在那时，尽管人们对此讨论依旧谨慎，但略显奇怪的是，它已经无关紧要了。

只有一位美国的神游症患者出名了。安塞尔·伯恩（Ansel Bourne）牧师是马萨诸塞州考文垂的一名"重生"（born-again）①布道者。他在失踪两个月后露面。当时，他叫约翰·布朗，在宾夕法尼亚州诺里斯敦的一家小店工作。他不记得自己如何到达那里。他会在某一天起程，跑遍全美传播国家和家庭价值重生的观念。安塞尔·伯恩经历了三次"重生"布道。威廉·詹姆斯亲自采访了他，并在《心理学原理》（ *The Principles of Psychology* ）一书中做了相关讨论。波士顿著名的唯灵论研究者理查德·霍奇森（Richard Hodgeson）在1891年发表的《精神病学研究学会学报》（ *Proceedings of the Society for Psychic Research* ）上用三十多页的篇幅评论了此人。[15] 这份学报的内涵颇深。为什么这么说？因为提到波士顿人，你会想起亨利·詹姆斯，他对所有精神方面的东西都很着迷，他想知道在第二状态下的多重人格有没有可能是非精神性的。这种带有唯灵论色彩的多重人格论，虽然在法国并不新鲜，但在英语世界算得上是冒险。唯灵论是在新英格兰发现的多重人格生态位中的一个要素。霍奇森把伯恩描述成了"双重意识病例"，威廉·詹姆斯也是如此。伯恩显然不是一个神游症患者，因为他只神游了一次，此后就开始了新生活，忘掉了过去。[16]

---

① "重生"在基督教福音派中指的是"精神重生"，即与人出生时的身体相比，精神可经由洗礼获得重生。

　　提到安塞尔·伯恩，是因为他的名声颇大。歇斯底里型分离性神游症的相关病例不太为世人所知。一个五十多岁的受人尊敬的弗吉尼亚人，平时在"某北方城市"做生意，突然消失了，六个月后又在"某遥远的南方城市"重新出现。他对发生在自己身上的事情一无所知。当他重新出现在人们眼前时，衣衫如旧，异常憔悴。这个人绝对不会像伯恩一样，过上安定的新生活。当时他正值神游症发作，却被正式报道描述为患有"双重人格"。[17] 即使存在法国式的典型神游症，出现强迫性失踪（compulsive disappearance）、漫无目的游荡、失去记忆等症状，并可通过催眠恢复时，在医生眼中它们还是"多重人格的病例"。[18] 相对地，即使某病例被公开认定为标准癫痫，也能被解释为多重人格，不仅精神病学家可以对此发表研究文章，唯灵论者也可以。[19]

　　个人的消失、迁移、自我恢复，以及旅行和活动过程中的失忆症似乎是美国式行为，它位于歇斯底里神游症和双重意识之间，但总是在双重或多重人格的主题下被描述。小说中充满了多重人格元素，有时我并不确定哪部把握住了医学前沿：充斥着奇怪的行为举止和接踵而至、严阵以待的医学观察的小说，或充斥着严阵以待的医学观察和接踵而至的奇怪行为举止的小说。[20] 马克·米卡尔（Mark Micale）① 推测，19 世纪无论伟大还是普通的小说中的描写，在某种程度上并不是照搬医学上的歇斯底里症，而是在引导它。[21] 多重人格症在中篇小说和我所说的徘徊在事实和虚构之间的多维传记中，占有一定比例。失忆症是惊悚小说的主要题材，但神游症作为一种特殊的综合征，并未延伸出相关文学作品，除非你把西姆农

---

① 马克·米卡尔（Mark Micale，1957—　），美国历史学家。

（Simenon）[①] 的毕生之作当成对神游症的系列研究。[22]

在阿蒂尔·施尼茨勒（Arthur Schnitzler）[②]1926 年创作的《创伤》（*Traumavelle*）中，有一片段似乎让人想起了安塞尔·伯恩和弗吉尼亚商人的故事。在这部作品中，主人公自觉地思考着要成为一个美国式双重神游症患者："他回忆起了曾经在精神病学书籍中读到的奇怪病理病例，也就是所谓的双重人生。一个按部就班、循规蹈矩生活的人突然间销声匿迹、杳无音信，数月或数年后才归来，归来后不记得这段时间的所作所为、何去何从。"[23] 这并非个人考虑要通过假装患上神游症来逃避生活的简单病例，因为主人公已经（隐约地）处于混沌状态。

神游症作为学术议题出现，似乎颇晚。1906 年，美国研究多重人格的著名学者莫顿·普林斯（Morton Prince）[③] 将其病人——典型的美国式多重人格患者萨莉·比查姆（Sally Beauchamp）的事迹出版，这是一本厚达七百页的书。在她身上神游症多次发作，但没有被诊断为漫游自动症。同年，普林斯创办了《变态心理学杂志》（*Journal of Abnormal Psychology*），该杂志所征集的文章，很大程度上与多重人格相关。其中有一篇《关于漫游自动症的多形式临床辨别》，主题关乎儒勒·瓦赞对于癫痫和歇斯底里辨别诊断的

---

① 乔治·西姆农（Georges Simenon，1903—1989），比利时作家，写过大量的心理小说。

② 阿蒂尔·施尼茨勒（Arthur Schnitzler，1862—1931），奥地利犹太裔医生、小说家、剧作家，是第一个把意识流手法引入德语文学中的作家，其作品具有浓厚的表现心灵和情感的艺术风格。

③ 莫顿·普林斯（Morton Prince，1854—1929），美国医生、心理学家，一生致力于传播欧洲精神病学思想。

套路，此时距离这套方法问世已经过去十七年了。作者赞同夏尔科的意见："夏尔科之后，某些临床医生对神游症现象的态度似乎发生了根本性变化，目前他们似乎主要致力于将各种网眼缠入空间宽敞的、与歇斯底里相关的症状学拖网中。"[24] 由此可见他对歇斯底里的蔑视非常明显。尽管"夏尔科之后"这样的表述有点奇怪，夏尔科的研究发表于 1888 年和 1889 年，而作者所举例子的主角——试图将神游症缠入空间宽敞的症状学拖网的儒勒·瓦赞，他的作品也发表于 1889 年。

这篇持怀疑态度的论文促使美国人对神游症进行了第一次也是最后一次严肃研究——1907 年休·帕特里克（Hugh Patrick）[①] 在美国神经病学会发表主席演讲："在本国，这个议题几乎未得到系统关注。"[25] 他使用了 1891 年皮特对漫游自动症的定义，研究了法国人所做的工作，并介绍了自己在芝加哥接诊的六个新病例。我不太愿意将这些人称为"疯狂的旅行者"，尽管他们的神游症是难以自控的，最多也只能算是处于半清醒状态并伴有失忆症，但他们有充分的理由逃离出发。帕特里克也注意到了这点，认为医学意义上的神游症是由半有意识、半不可抗拒的冲动促成的。他将某位 19、20 世纪之交的男人的惧内事迹作为开头，这个男人的妻子一生气就扇他耳光。接着他讲述某位负债商人被指控犯有严重的"违规行为"。

然后出场的是有史以来第一位登记在册的黑人神游症患者，他的故事由杜波依斯（W.E.B. Du Bois）[②] 来讲述的话，效果要比帕特

[①] 休·帕特里克（Hugh Patrick, 1860—1939），芝加哥神经病学会的创始人之一，他曾两次担任会长。1907 年，担任美国神经病学会的主席。

[②] W.E.B. 杜波依斯（William Edward Burghardt Du Bois, 1868—1963），美国社会学家、历史学家、民权运动者、作家。

里克医生更好。让我们走进这位黑人病患的世界。他是一位 43 岁的钢铁厂工人，勤勉能干、技能娴熟。1902 年，他的房子和所有财产被一场洪水冲击殆尽。接下来的那个月，他的腿在轧钢厂受伤，待到伤愈可以开始工作，工厂却倒闭了。他有四个活泼可爱的孩子，妻子坚强能干，自己却失业并陷入负债。1905 年，他在一场铁路事故中摔碎了牙，得了脑震荡。1906 年，他遇上劫匪，被打得不省人事。在他的经历中，唯一精神失调的迹象是"有一次带了 10 美元回家，把这些钱统统给了一个孩子，然后像个孩子一样'继续'这一行为"。1906 年，在他无力为家人置办圣诞礼物的时候，神游症最终发作。他沿着传统模式多次神游，被催眠后恢复了记忆。这个男人的故事讲述完，听者无不动容落泪，但给我印象最深的是他的勇气、他对家庭的奉献，以及其妻在糟糕逆境中处理事务的方式。换作是我经历这些磨难，早就崩溃了。帕特里克把他论述为一个歇斯底里神游症患者。

　　还有三个病例需要述说。在这三个病例中，帕特里克倾向于歇斯底里症，甚至倾向于选择夏尔科的送货员范例去解释。"奇怪的是夏尔科及其学生并没有想到用歇斯底里来解释神游症，他们有很多次接近于此。"帕特里克的论述堪称典范，或许比法国的任何论述都完美。这使我想起了一个现象，帆船是在某类船只被淘汰后才得以完善的，我指的是伟大的中国航线快速帆船。[①] 还有早期的自行车，前轮大后轮小的高轮自行车在获得专利的安全型自行车兴

---

①　19 世纪中后期，欧洲各国为了在第一时间获取中国新上市的茶叶，展开了一场帆船竞速活动，但随着蒸汽机船的普及和苏伊士运河的开通，快速帆船逐渐被淘汰。

起后被淘汰，但它仍是室内赛车场中速度最快的两轮车。在以上两种情况下，过时的发明都能在一段时间内比竞争对手具备更快的速度，但很快就变成了一种纯粹的奇物。同样的道理，帕特里克的学术研究也变得无关紧要，因为歇斯底里作为一种诊断即将消失。

我们有充足的理由说明美国不应该采用神游症的诊断。闯西部吧，年轻人：世间再无神游症。这句格言某种程度上也同样适用于英国人。他们可能会消失在北美的自治领或殖民地，比法国人有着更广阔的天地和施展拳脚的舞台。移民不是法国人热衷的生活方式，却是英国人的乐趣所在。根据莫顿·普林斯所创办杂志的第一卷记载，一个靠汇款生活的英国人定居在纽约的罗彻斯特，但他大部分现实的或想象中的游荡生活却在加拿大，包括北方的森林和西部的大草原。[26] 法国人即使离开本土到了海外，也无法像英国人那样：一些法国人去往非洲、南美和东南亚，那里恶劣的气候使人不敢在边境游荡。[27]

英语世界的居民对神游症缺乏兴趣还有其他重要原因。英国和美国都没有采取义务兵役制。在法国和德国，适龄的年轻男子无法摆脱入伍征召：成为一名军人。我指的不是战时的逃兵，他们对战争充满恐惧，其中大多数人会被送到创伤后应激障碍诊所治疗。受制于创伤的相关教条，与精神分裂患者打交道的精神病医生想当然地认为，应该在那些经历过战争、留下精神创伤痕迹的人群中寻找神游症患者。事实恰恰相反。神游症是一种平静、乏味、系统化的医学存在。1870 年，第一批被诊断为神游症患者的逃兵不算很多，不到 1914 年，在法国，神游症已不被视为一种医学实体。一战中，有士兵患上了炮弹休克症，他们一有机会就逃跑。但是作为医学实体的难以控制的、漫无目的的游荡，已经成为过去。它已成为 19

世纪末和"美好时代"的部分历史。

　　服兵役往往会造成两个后果。首先，欧洲大陆的年轻人要踏上旅途，接受比英语国家更严格的审查。他们也被控制得更紧。纵观整个 19 世纪，有一部拿破仑时代的法律，要求法国公民必须持有通行证件，才能离开所在地前往另一个选区（canton）。即使违背这项规定比遵守它更受人尊重，但法律摆在那里。这是控制个人行动的方式，特别是在检查逃兵方面起到作用。除了通行证外，一个服过兵役的年轻人有情况记录本，其中记录了他在部队里的作为，并说明了他可以再次被征召入伍的情况。我们一次次地看到阿尔贝丢失了证明文件，所以当他停留某地，被发现露宿街头或神志不清地走路时，就会遭到怀疑。在一次神游过程中，他用自己的情况记录本作为身份证件来典当手表，后来将其遗失。他不记得这件事情，但在接受催眠期间，他想起了典当手表的当铺和遗失记录本的公共花园。在英国或北美的某位神游症患者则要轻松得多，只要他不犯错误，人们就会对他视而不见。在法国，个人总是容易被检查，如果证件不合规，他就会被控制、监禁或者安排住院接受治疗。

　　服兵役还有第二个后果。需要有一批法医专家来区分渎职逃兵和具有合理医学解释可获谅解的逃兵。在法国及之后的德国和俄国，陆军和海军的医生在此议题上都发表了看法，他们总是站在逃兵一边。军医们可以借此将自己确立为相对于其他军事力量的独立权威。没有证据表明英国或美国的陆军、海军医生偏袒逃兵，因为英美的士兵都是志愿兵。

　　神游症在法国的现状也许值得关注。我只知道最近这些年的三组病例——分别包含十个、六十二个、二十九个神游症患者，尽管第二组病例中只有五位患者的情况得到详细记载。这三组病例都在法国公开发表，时间分别是 1956 年、1967 年和 1993 年。法国仍然在实行义务兵役制。你也应该随身携带身份证明文件。警察依然可以"控制"任何他们想控制的人，也就是说可以在没有任何理由的情况下向你索要证件。似乎是为了提醒我们医学传统并未消亡，撰写 1967 年报告和 1993 年报告的医生，都来自波尔多。我需要强调一点，第一组病例（1956 年）中的十位士兵和第三组病例（1993 年）中的二十九位士兵，都是和平时期的义务兵神游症患者。1956 年病例报告记载的是法国殖民地战争正式爆发前的应征入伍者，1993 年病例报告论述的是战后被征召入伍的年轻人最终如何安置。第二份报告（1967 年）中的五名男子包括志愿兵和义务兵，都驻扎在地方城镇的兵营里，他们所在的部队甚至都未被派遣至海外。[28]

我曾说过，神游症是 1898 年后才在德国成为医学实体的。现在重要的是，歇斯底里尤其是男性歇斯底里，在德国从来没有像在夏尔科时代的法国那样，成为一个主要议题。此外，即使在法国，面对德国式的诊断（例如早发性痴呆），歇斯底里也正在消亡。想让逃兵们摆脱困境的德国医生们，在军事法庭上无法有效地为男性歇斯底里症辩护。在法国，直到 20 世纪早期，歇斯底里神游症还是一个有用的无罪陈述。而在德国，经过一番短暂奋争，潜伏性癫痫流行起来。诸如此类的种种事实，在附录三中会有进一步论述，它们通常是组建医学实体框架的重要决定因素。

但军事法庭为什么不能得出这样的结论：逃兵只是对军旅生涯感到厌倦而已？ 1902 年，皮特是阿尔贝的第一位病房主治医生，他和学生雷吉斯合著了一本书，雷吉斯在书中使用了"旅行狂热症"这样的通用名词，以概括一种潜在的性格，即对神游症的冲动。这本书叫做《强迫症与强制力》，神游症是它的主题之一。神游症在义务兵中很常见。因为他们不愿意被征召入伍？不是的，"通过研究大批量、多程度的退化症病例，可以发现在心理选择（应和身体选择同样严格）系统缺位的情况下，由于天性倾向于逃离，病态冲动往往找上那些受到纪律严格控制的个人"。[29] 这是对义务兵进行心理测试的初步呼吁。它还暗示，逃兵应该从医学角度加以考虑评估。这种策略不应被视为最近兴起的压迫医学和米歇尔·福柯的权力 / 知识理论，或者诸如此类的相关流行语。这是关于权力的问题，当然，是医生们手中掌握的那种权力，他们借此自称为相关领域专家。但关键之处在于，防止逃兵被监禁，然后被判长期苦役。如若他们被证明患有旅行狂热症，那么就会被释放或仅受轻微惩罚。

雷吉斯举了一些生动的例子。他总结了病例 M："歇斯底里性退化；有神游症倾向和盗窃冲动；责任感衰减。"盗窃？不完全如此。M 租自行车出行，一次又一次，然后找了份修理自行车的工作，有一天他骑着城里速度最快的自行车飞奔而出。"尽管这一切对他而言轻而易举，但他不仅从未施行真正意义上的盗窃，也未曾试图以任何方式从所拿走的物品中获利。"在一次失踪事件中，当地报纸将他描述为一名疯狂的购物者："强迫性购物狂"，并告诉商人不要卖任何东西给他。在部队时，M 还做了逃兵。雷吉斯尝试采用催眠疗法，有一段时间确有效果，但最后病人消失不见。雷吉斯最后总结：（1）M 是一个歇斯底里退化者，在智力和道德上都非常迟钝，没有能力抗拒任何冲动性诱惑。（2）虽难逃惩罚（当他被发现时），但程度应该很轻。[30]

退化者！"M 实际上属于退化性疾病患者……具备几个退化的生理特征……他不仅是一个虚弱的退化性疾病患者，而且与他的母亲和外祖母一样，是个歇斯底里症患者。"所谓的"退化"是什么？这是一个通用概念，主要意指法国相对于英国和德国崛起时国势的衰落。在整个 19 世纪，退化的概念都和低出生率紧密联系，相应地也与自杀、卖淫、同性恋、精神失常及流浪等社会问题联系在一起。在第二章中，我提到了一个关于退化的持续研究计划。现在来谈谈这个计划。整个 19 世纪，退化一直被视为法国的一个社会问题，而对德战争的失败，使得该问题愈加严重，这是法兰西民族衰弱的明证。[31]

关于遗传和退化，夏尔科坚信癫痫、歇斯底里和神经衰弱是遗传的，尽管遗传方式并没那么简单。有一个家族有歇斯底里病史，各成员的情况均不相同，但都可以追溯到一个孱弱的生物学谱系。以酗酒（长期饮酒）和耽酒（放纵豪饮）为例，两者都可能是遗传，都会导致家族世系的退化。酒鬼会生出歇斯底里症患者，歇斯底里症患者又会生出癫痫患者。无论是歇斯底里还是癫痫，两者都属于退化范畴。因此这两种类型的神游症患者都与退化相关。

在这里我们可以解释下为什么神游症未能在美国流行：因为当时美国没有退化的任何迹象。与之最为接近的是"劣根性"，即系统地证明非裔美国人的劣根性，并反对异族通婚以防止退化。漫游症有一席之地——这属于逃亡奴隶的疯狂，旅行狂热症的存在空间却极其有限了。但世间万物，并非如此简单。当时社会上出现了优生学热潮，这种思潮认为，来自东欧和南欧的移民在各个方面都不如不列颠和北欧血统的移民。因此，这些移民应该被禁止入境，以免稀释整个社会的优良血统。这就是"欧洲人退化计划"在美国的开端。举一个令人惊愕的例子以说明优生学和神游症的交集。作者在业界出类拔萃、声名卓著。查尔斯·达文波特（Charles Davenport）[①] 是冷泉港进化实验室的主任，也是倡导美国保持种族纯粹性的主要科学家：挪威人可以，西西里人不行。1915 年，华盛顿哥伦比亚特区的卡耐基研究所发表了他长达一百五十八页的系列研究，封面标题赫然写道：

虚弱的抑制
　　游牧或流浪冲动
　　遗传特论
　　气质传承

其中"气质传承"部分的副标题是"双胞胎和自杀行为特论"。这些研究的全部费用由"优生学记录办公室的创始人和主要赞助人哈里曼夫人 [②] 及约翰·戴维森·洛克菲勒（John Davison Rockefeller）先生承担"。

　　在达文波特的观点中，我们尤为关注的是"游牧"。书名《虚弱的抑制》有意暗指当时的流行用语"虚弱的意志"。达文波特的观点是，人类有一种天然向往游牧生活的倾向，这种倾向被文明和文化所抑制。从字面意义上来讲，疯狂的旅行者因为虚弱的抑制感受到折磨。抑制感虚弱是因为遗传，这在某种程度上与法国人的退

[①]　查尔斯·达文波特（Charles Davenport, 1866—1944），美国生物学家、优生学家。

[②]　即美国铁路公司总裁及执行官 E.H. 哈里曼的夫人玛丽·威廉森·哈里曼。

化论观念相似。

在本书开头我们讨论了术语。德语里的"游荡癖"①一词值得肯定，而"流浪"一词暗含贫困之意，有时不太合适。"神游症通常用于极端情况，具有明显的正常意识受损的病理学性质。'旅行狂热症'一度被当作漫游自动症的同义词。'游牧'常用来形容某种族或部落的漂泊倾向。总的来说，我更喜欢使用'游牧'一词，因为它带有种族含义。从现代观点来看，所有的遗传特征都带有种族性。"[32] 有一组研究数据来自一百个家族谱系，其中男性"游牧者"一百六十八名，女性"游牧者"仅十五名。"这一事实导致有人提出了一种假设，即'游牧'是一种伴性遗传特征。"从数据上看，该假设没有问题，采用的是完全科学的方法。还有一种假设——在人类社会中男性更容易成为"游牧者"——则不成立，正如吉卜赛人的事迹和吉卜赛传说协会的数据证明的那样。但"所有的证据都支持该假设，即游牧冲动完全是因为一种'决定'家庭生活的伴性基因的缺失"。[33] 所有这一切都从当时的遗传学角度得到了详尽解释（"游牧冲动可能是一种伴性的单因子杂交隐性状态"）。那么可以说疯狂就此消失了吗？不完全如此。美国人的关注点已经从精神病学转向了优生学，但我们确实得到了如下结论：

> 游牧冲动经常出现在表现出各种周期性行为的家庭中，例如抑郁症、偏头痛、癫痫和歇斯底里。若对此进行总结，与其说这些周期性行为是向往游牧生活的真正原因，毋宁说对于社群中受压抑的人群而言，向往游牧的倾向在周期性状态下被释放，

---

① 该词由游荡（wander）和冲动（trieb）组成，字面意义可理解为"游荡冲动"。

从而使得抑制机制失效。意志衰弱和精神失常者选择从周期性状态中跳出，外出游荡。他们只是许可了游牧冲动的出现。[34]

针对一百个家族史的研究摘要本身就很吸引人。行文使用了大量的斜体字，表现出作者在讲述那些煽情故事时的兴奋之情。（案例一："外公是西部的亡命之徒，时而狂饮，参与谋杀，等等。"）在词目表中，尤其但不限于在女性的词条旁边，我们发现了不太引人注目的符号"Sx"；我们从第十三页得知 Sx "经常用作不受控制的性亢奋符号，指向性领域的各种反常行为"。当然，饮酒在这些故事中扮演着重要角色，通常以非常豪爽的方式出现。（案例九十四："他终日酗醉，只要有机会就喝酒。在 73 岁时他有了些疯狂的念头，其中一个就是骑车周游全国……当他不骑车时，会一次步行数小时之久。"）

当退化论思潮到达美国时，优生学运动也转移到了一个完全不同的环境。向往游牧生活并非疯狂之举，即使疯狂能够抑制居家生活的意愿。向往游牧生活是一种返祖现象，可以追溯到居家生活基因出现之前的时代。向往游牧生活是遗传的，正如达文波特所说："所有遗传特征都是种族性的。"

回到 1890 年的法国，我们可以设想酗酒者和耽酒者——退化论舞台上的典型人物——也会扮演部分神游症患者的角色。他们确实扮演了相关角色，但不是作为典型的歇斯底里神游症患者出现的，而是以一种全新的病患面貌登场。你去哪里寻找醉汉？答案是巴黎警察总局旁的拘留专用医院（Infirmerie Spéciale du Dépôt）。"所有世人眼中制造社会公害的疯人，都被关押在此。"1889 年，当夏尔科仍然显赫之时，与他的疯人展示相比，那里被认为是"在自然状态下"检查病人的理想场所。[35] 有两个病例记载留存至今。

第二个病例是歇斯底里漫游自动症，而第一个是酗酒性漫游自动症。但第一个病人的症状不是醉酒后的漫游，他在酒醒后神游症发作。他的种种行为与癫痫性神游症十分相似，但是医生必须在经过仔细检查后得出酒精中毒的诊断，以此作为漫游自动症的病根。

在监视醉汉和逃兵方面，警察不是唯一的力量。退化论在遗传理论和社会问题相关理论的交汇处发挥了作用。它的关注点和现在并无太大不同。在当今社会，你们曾听说过对自杀基因、酗酒基因、同性恋基因、暴力犯罪倾向基因的调查研究。一位 19 世纪的法国科学家如果在 1997 年转世重生，不会引起世人的注意，一个多世纪前的他与 1997 年的他，行为几乎一样。

19 世纪的退化论研究，就如同 20 世纪末那样，在不同的时间会有不同的方式。在 19 世纪初，自杀、疯狂、犯罪和卖淫作为热点得到研究。1870 年以后，流浪问题日益凸显，到 1885 年，流浪汉成为至关重要的社会问题。那年政府颁布了一系列严厉的反流浪法案，对累犯和可保释犯作出明确区分。对于可保释犯，虽然有条件限制，但自行缴纳保释金后即可释放。他们也会得到帮助，最终找到居家之所。流浪法和累犯法于同年一起颁布，根据累犯法，累犯可能被送往流放地。屡次流浪者有被送至流放地监禁的危险。

需要注意的是，请勿将 1897 年的流浪者和 1997 年的无家可归者混为一谈。无家可归者对于我们的意义，和一个世纪前流浪者对于法国人的意义完全不同。对我们来说，无家可归意味着没有家，让人想到 20 世纪 80 年代"核心家庭"① 终结带来的巨大恐惧。对

---

① 核心家庭是人类家庭的一种组合形式，指以婚姻为基础，父母与未婚子女共同居住和生活的家庭。

19世纪80年代的法国人来说，流浪意味着种族退化，意味着繁衍停滞，也意味着法兰西民族本应消除的那些劣性正在抬头。

雅克·唐泽洛（Jacques Donzelot）①尤为夸张地说，流浪问题成为"精神病理学的普遍现象，是疯狂和失常的各个种类得以发散分布而透过的棱镜"。[36]流浪问题立即被医学化。流浪汉的确属于退化范畴。其中许多人一定是患上了漫游自动症。有一项法式神游症研究，其篇幅足以成册，虽然争议颇多但却富有灼见：《流浪汉和机器——关于漫游自动症的论文：1880—1910年法国的医学、技术和社会》(*The Vagabond and the Machine, an Essay on Ambulatory Automatism: Medicine, Technology, and Society in France, 1880—1910*)。注意题目中的日期，根据作者博纳的观点，它们标志着流浪恐慌的开始和结束。博纳甚至把针对流浪汉和无业游民的医疗措施、医学监禁描述为"种族灭绝"的一种表现，即消灭了一个阶级，有时可能是直接抹杀，但通常做法是把他们关进相关机构。同时他也提到了隐喻层面的"谋杀流浪汉"。[37]博纳认为，精神病院和监狱里的流浪汉群体已经消失。因此他说道，这就是作为医学议题的神游症和漫游自动症的真实意义所在。医生这样认同自己的角色吗？某种程度上是的。雷内·贝克（René Beck）为里昂的医学界同僚们写了一篇讲述流浪和疯狂关系的论文。他写道，流浪汉"必须被系统地清除出社会，因为他们是有害的；但他们必须受到照护，因为他们首先是病人"。[38]这是按照自由主义方式解决社会问题的绝佳例子——通过医疗照护来消除社会隐患。

法律的力量广泛深远，令人为之惊叹。曾经发生过一个有趣的

---

① 雅克·唐泽洛（Jacques Donzelot, 1943—　），法国社会学家。

故事，主人公叫做安德烈·R.，他生活在法国最偏僻的地区，几乎与世隔绝。[39] 安德烈在哪都算得上是个异乡人，1892年，他以占卜师和治疗师的身份开业行医，很快便因非法行医和流浪行为遭到法律的制裁。由于随身藏书中有关于催眠术和塔罗牌的论著，他很快成为人们怀疑的对象。"我并非在行医，而是根据占卜来给大家预测信息；如果我曾提供些简单的物品（草药），那是因为别人要求我这么做。"安德烈不收取服务费，只接受赠予："如你所知，我要吃饭。"缴纳一笔罚款后，他停下了脚步。但是，与他当面交谈过的医生和专业的医学证人写道："某一天，受生活所迫或是脑海中的一些奇怪幻想驱使，他毫无疑问会再次拿起旅行者的木棍，去往政府为流民搭建的临时避难所，寻求救助。我只是想描述成千上万'法外之徒'生命中的一个小插曲，这些法外之徒正在扰乱现代生活机制。"[40] "法外之徒"（outlaws）——法语文本中使用的是美国词汇，这简直是美国狂野西部和法国古老村庄的诡异杂糅。

唐泽洛和博纳探讨流浪的方法，在思考顺势疗法游医兼占卜师的模式上得到了证实。尽管如此，他们似乎给出了过于浪漫乐观的解读。他们忽略了造成流浪恐惧的原因，或者说忽略了恐惧本身。[41] 这不仅是法国政体的动荡时期——共和主义者和专制主义者（如果我们可以这样称呼君权至上者、波拿巴主义者和宗教领袖的集合体）之间的权力斗争和对国家概念的异见甚嚣尘上；也是经济困难时期——所谓"美好时代"的背后，是大量的失业人群。第一章中提到的1889年布朗热支持者的未遂政变，是由经济大萧条引发的，这场经济萧条迫使人们在绝望中走上街头，寻找救治良方。有段时间，布朗热的支持者们几乎要把这种沮丧凄凉的场面演化为一种国家社会主义——向德国进军，报仇雪恨。尽管有部分像安德烈·R. 这样足以引起大家兴趣的人，但是将流浪汉描绘成自由灵魂，只是一场激进的赶时髦罢了。

在我要讲述的故事背后潜伏着警察和监狱，这也是博纳和唐泽洛的版本中所隐含的真相。夏尔科笔下的送货员在跳进塞纳河后被困在铁路医务室。在随后的一次神游过程中，送货员在向警方求助后被关进了布雷斯特的监狱。阿尔贝一次次地被逮捕。蒂西埃推测，这个可怜的家伙在监狱中度过了旅行的一半时间。警察们怎么思考这个问题？毫无疑问，他们不会查阅医学文献，但有一组文章值得一看，它们是由巴黎警察总局的法医贝农（Benon）和精神病院的医生弗鲁瓦萨尔（Froissart）共同撰写的，弗鲁瓦萨尔长期在诉讼过程中担任专家证人一职。

有一个方面，这两位作者写得十分清楚，即人们只能在社会秩序的大背景中定义神游症。这点直截了当，简明易懂。正如我在第二章最后所言，只有当个人有稳定的生活方式和固定的居留住所时，某外出事件才能被定义为神游症。如果夏尔科的病人，那位不幸的送货员第一次逃离就像最后一次那样永远消失不见，就不能算作是一次神游症事件了。那就是失踪人口了。博纳和弗鲁瓦萨尔同样将"住所"纳入了他们的定义中。他们想要定义的是流浪，而不是神游症。他们不关心歇斯底里和癫痫之间冗长的医学争论。他们不希望被告人以空泛的神游症或漫游自动症为由逃脱惩罚。他们坚持认为"神游症是一种反社会行为"，"每个人在生活中都有各自的义务。从个人违反社会契约的那刻起，无论是出于本能还是个人意愿，他都将自己置于合法性之外。神游症患者放弃了自己的住所，这就是为什么神游症是一种反社会行为"。[42] 神游症与"前奔性癫痫、自动性梦游症、酗酒和其他所有不伴有主观消失的被迫迁移"

存在区别。[43] 简而言之，警察不关心医学细节。如果这个人待在家里或去上班，那他得什么病无所谓。但如果他出于任何理由逃跑，则是反社会的，应受到拘留和惩戒。

　　警察和医务人员的对抗就是这样产生的。雷吉斯创造了旅行狂热症，一种非特异性的精神疾病，涵盖了所有类型的病理逃跑，足以把借口当做正当理由。它为旅行或旅途中的行为开脱。警察反驳说，精神诊断与此无关，如果一个人待在家里，那就不关他们的事；但如果他离开家，他就表现出了反社会行为，那警察就要对此负责。这种强硬态度有多种表现形式，是从医学角度对流浪行为进行攻击的冰山一角。[44] 那种攻击在 1910 年左右结束。贝农和弗鲁瓦萨尔的团队发表的论文数量在 1908—1909 年达到顶峰，之后便盛极而衰。

　　让我来告诉大家神游症是如何衰退的。毫无疑问，流浪恐慌的结束是显而易见的。神游症生态位中的一个重要组成部分消失了，其他东西也随之遁形。约瑟夫·巴宾斯基是其中的一位关键人物，他曾是夏尔科的得意门生，执着于无节制的催眠治疗。1887 年，他就通过磁铁将某病人的歇斯底里症转移到其他病人身上。但他并不满足于此。1899 年 9 月，他以导师夏尔科的方式，展示了一位55 岁女病人接受治疗的过程。在过去的十年中，这位女病人的神游症一直在短暂发作。癫痫还是歇斯底里？虽然细节并不明确，但相关问题一直在讨论中。巴宾斯基和他导师一样，让住院的癫痫病人每日服用 2 克溴化物。[45] 最后他带着一个歇斯底里病人，面对观众进行催眠，然后让她绕着街区转了一圈。当她清醒过来时，对刚才的短途探险毫无记忆，但当她再度被催眠时，却恢复了记忆。"如果一种类似状态自发出现，并持续了二十四小时，这难道不是漫游自动症的真实发作吗？”这对于定义“漫游自动症”一词的夏尔科来说，可不是什么好消息。

数年后，巴宾斯基对歇斯底里症的攻击，摧毁了神游症赖以存在的医学基础。1908 年 4 月 9 日和 5 月 14 日，在巴黎神经学会召开的会议上，他如同一座喷薄的火山，一发不可收拾。巴宾斯基断言，歇斯底里的典型病症是暗示造成的，有时直接来自医生，但更多来自文化的潜移默化作用。此处似乎和俄狄浦斯情结不谋而合：如师如父的夏尔科跌落神坛，他所开创的歇斯底里症也一同被抹杀。著名的巴宾斯基反射理论是一种区分神经损伤和歇斯底里暗示的方式。1916 年起在军事医疗系统中掌握大权的约瑟夫·巴宾斯基推翻了歇斯底里的相关理论，他坚持认为，歇斯底里的症状并非如同夏尔科所传授的那样来自神经系统。歇斯底里是观念暗示的结果，应该被重新命名。于是这个词被重新命名为“暗示症”（pithiatism）。在对处于恐惧中的军人进行轻微治疗后，他们都可以回到前线，这种轻微治疗是改善军人烦恼苦痛的最佳途径。巴宾斯基的著作在法国出现后，立即有了英文版。[46]

即使存在巴宾斯基这样影响力巨大的人物（他的所作所为充斥着对导师夏尔科的不敬攻击，宛如俄狄浦斯式的弑父情节），推翻歇斯底里理论也不是仅凭个人单枪匹马所能达成的。[47]人们普遍开始对歇斯底里症持怀疑态度。马克·米卡尔写道：歇斯底里“在医学教科书中成百上千地大片消失”。[48]他的意思是，各种各样的症状被重新分配到一系列新的疾病分类中。用托马斯·库恩著作的说法，这是科学革命中罕见的明确范式。[49]一种分类法取代了另一种分类法，以至于我们彻底忘却了何为歇斯底里症。库恩认为，当一种分类法在变革过程中被摈弃时，旧分类法中的某个概念（或语言实体、词汇条目）无法在新分类法中适时转化。因此，旧的观念和做法对受新思潮影响的读者来说，变得难以理解。或者正如库恩所说，新旧分类学的结构和语言不可通约。

　　我认为，库恩提供了一个分析框架，在此框架内人们可以理解歇斯底里诊断的消亡。然而，我不想在此深入研究思想史的宏伟体系，而是仅从一个足以激发人们好奇心的局部案例——神游症，来审视思想的转变。

　　当新诊断产生作用时，神游症与其携手同行。早发性痴呆症在19、20世纪之交的法国开始流行，并在1906年得以明确诊断。诊断这种疾病的法国先驱之一是莫里斯·迪科斯泰（Maurice Ducosté）①，他来自波尔多。迪科斯泰首先在早发性痴呆症中发现了神游症。当时人们认为各种精神疾病都会导致神游症，在一年时间内，迪科斯泰将自己的研究泛化为针对各类精神疾病所致神游症的分析。[50] 他认为神游症一词意义含糊，糟糕透顶。由于社会原因——在法院审案过程中所起的作用，神游症一词已经变得日益重要，幸运的是，这个词的含糊性没有影响到定责。他尊重学术研究基础，声称自己的思想中新意寥寥，如果人们仔细阅读蒂西埃的论文，就会知道神游症只是与诸多精神病相关的一次短暂发作。迪科斯泰认为蒂西埃的半数论文都是关于阿尔贝的，但他一开始就列出了神游症的五种基本类型：谵妄性、幻觉性、精神失常性、冲动性和迷恋性（阿尔贝所患是最后一种）。此外，蒂西埃还提到了其他的一些精神病，它们可以被视为神游症的病因：色情妄想症、幽闭恐惧症、食人癖（癫狂地同类相食）和狼化妄想症（幻想自己转

① 莫里斯·迪科斯泰（Maurice Ducosté，1875—1956），法国精神病学家。

为动物的形态，尤其是狼，并表现出相应的行为）。实际上，迪科斯泰是在引导我们从头来过，把阿尔贝的情况归入诸类型神游症中的一种，但他把新的早发性痴呆症添加到疑似病因列表中。简而言之，对神游症的研究如同走过了一个闭环，最终走向了起点。当神游症研究回到最初起点，它还不是一种自主诊断。

如今，对神游症诊断持怀疑态度的临床医生可能会认为，过去很大一部分神游症患者在现在可能会被诊断为躁狂抑郁症（双相情感障碍）。[51]神游症将在"躁狂"状态的前期阶段发作。这种可能性在旧文献中从未出现过。不过在法国，循环性精神病在19世纪50年代就被诊断出来了，其症状与我们所说的躁狂抑郁症相差无几。我曾发现1903年的某项研究，并对其进行了如实完整的复制：

> 蒂韦先生（M. Thivet），可以将他纳入以上所描述的不同类型的神游症中：受循环性精神病折磨，在疾病发作时以移居者形象自我呈现的病人。
>
> 巴莱先生（M. Ballet），他的经历证明诊断完全无误。我可以举出许多例子来支持这一点；我记得一个很不错的家伙，印象十分深刻。我只是在回忆他的时候才觉得他应被诊断为循环性精神病人，因为我认识他的时候还很年轻。通常他深居不出，但一冲动便会踏上冒险之旅。[52]

1909年8月2日至8日，精神病学家和神经病学家在南特召开会议，这标志着神游症在法国的终结。会议聚焦于两大主题：军队中的精神疾病和神游症。关于神游症的论文经常讨论神游症患者伴有的早发性痴呆症，我们现在称之为精神分裂症。[53]在对神游症的诸多研究中，维克多·帕朗（Victor Parant）首先区分了不同类型，即抑郁性神游症、梦幻性神游症、癫痫性神游症、冲动性伴随早发痴呆性神游症、旅行狂热性神游症、第二状态或交替人格性神游症、系统性神游症。这些都是特定的神游症，还有些神游症平淡无奇，并不在以上术语描述中。旧分类轰然倒塌。[54]

　　注意上述所列的抑郁性神游症。抑郁症！这确实属于非常古老的范畴。在南特大会上，帕朗介绍了一个波尔多团队，因为其贡献不小。加斯东·拉兰纳（Gaston Lalanne）在波尔多经营一家私立疯人院。他的论文《抑郁症中的神游症和饱受抑郁症困扰的患者》（*Des fugues chez les mélancoliques et les persécutés mélancoliques*），重新提及了1875年那篇非常重要的开创性论文——《疯狂的旅行者》；作者认为，将疯狂的旅行看成"旅行偏执狂"（一种特殊类型的精神疾病）的行为，是完全错误的。病人们只是患有各种复杂类型的抑郁症。拉兰纳提出了六个新的抑郁性神游症病例，都不存在失忆情况。[55]

　　至于歇斯底里症，上文提及的法医团队中的贝农和弗鲁瓦萨尔略带讥讽地说："根据目前已发表的研究观察结果判断，所谓的癫痫性神游症和歇斯底里神游症似乎是不存在的。"[56]如果我们参加了南特大会，将会觉得自己也进入了一个精神病学的新时代。歇斯底里症已经过时了，夏尔科的权威实际上也已经消失了。德语世界里的精神病学蒸蒸日上。神游症在啜泣呜咽声中，销声匿迹。事实表明，在帕朗为南特大会做总结之时，神游症发作的病例剧增，但歇斯底里神游症不在其列。歇斯底里神游症与我们开始时提及的第一位神游症患者的情况相符，但实际上已经不见踪影。

　　我并不是说，法国的精神病医生及其继承者们——精神病学家，再也没有提及神游症及其病症发作的情况。对这一领域有兴趣者，继续研究偶尔出现的病例。罗歇·迪普伊（Roger Dupouy）是1909年南特大会一篇论文的作者之一，这篇论文借鉴了前一年第戎大会上一些学者提交的病例。他们将神游症分为三种类型：强迫性、受迫害性和歇斯底里性。[57] 即使神游症不再被列为自动症疾病，迪普伊还在继续对它进行分类研究。在1925年与他人合作发表的一篇论文中，他最后提出了所谓的"泛神游症"（grande fugue），与癫痫性神游症形成强烈对比，尽管原型来自1908年第戎大会的病例。"漫游自动症，正如我们提到过的，它并非癫痫。它是醒性梦游症（vigilambulisme），在任何方面都类似于经典梦游症，以前总是和歇斯底里联系起来，人们想当然地认为它和此类神经症有关，即使两者不相混淆。"[58] 作者声称，他对一个癫痫病房关注多年，其中再也没有出现细节之处有条不紊，类似夏尔科研究中的那位送货员的病例了。

论战逐渐平息。1933年，路易·马尔尚写过一篇关于癫痫性漫游自动症的调查文章，他坚持在癫痫病房中从未见过神游症发作（意即迪普伊所见是正确的），但是在一千零五十二名门诊病人中，发现了6.4%的神游症患者（意即迪普伊的推论是错误的）。[59]癫痫神游症是街头可见的现象，但不会出现在病房。漫游癫痫患者中有三女两男，除了神游，没有其他癫痫症状。潜在的癫痫依旧存在，至少马尔尚是这么认为的。

神游症作为一种独特的病症逐渐消失的事实得到了证明，马尔尚的调查引用了1910年前发表的七十七篇论文，但只引用了十五篇1918年后的文章，其中大多数还是由马尔尚、罗歇·迪普伊、亨利·克劳德参与合著的。克劳德写了大量关于儿童神游症的文章，并对重度抑郁症后狂躁期的神游症发作有所描述。[60] 想要理解神游症及关于分离症的全部议题是如何成为"老男孩俱乐部"专属项目的人们，回想下1937年发生的一件事吧。亨利·克劳德彼时刚做完一个关于歇斯底里和精神分裂症之间关系的演讲。皮埃尔·雅内也在听众群中，他说："我感谢克劳德先生，他以富有趣味的方式唤起了我们对过去歇斯底里症中精神分离研究的关注。当我闻听他的讲述，内心不禁想到，这到底是1937年还是克劳德先生用魔法伎俩将我们带回了1892年。"[61] 讽刺的是，皮埃尔·雅内被认为是多重人格领域的泰斗人物，说得更泛些，是分离症领域的泰斗。他本人得出的结论是，多重人格属于循环性精神病。[62] 我们觉得他在1937年已暗示分离症理论对于1892年而言是个恰当的推测，但对现代社会来说却不是。神游症亦是如此。在1887年至1909年之间，神游症在法国是一种严重的精神疾病，即使它存在时间很短暂。然后，一切都烟消云散了。[63]

所以我给自己留了点怀旧的时间。为何阿尔贝会吸引菲利普·蒂西埃这位未来的自行车教练的注意？因为冒险。虽然我们对阿尔贝真正的痛苦心存同情，但有些浪漫的人却从他的流浪冒险中找到了某种乐趣，他们不会对南特大会感到失望。当时有位在场的医学教授叫做约瑟夫·格拉塞（Joseph Grasset），他是另一个省的人，整个职业生涯都在蒙彼利埃的古老医学院中度过，那里濒临地中海。由于格拉塞针对歇斯底里症的研究获得了全国认可，他在1889年撰写了长达一百一十二页的百科全书式论文。[64] 这属于夏尔科式的主题描述。但他的观点是从其连续再版的神经疾病教科书中积累起来的。到1905年，他已经描绘了一幅心/脑图景，似乎预见到了弗洛伊德的研究。在《两个世界评论》（*Revue des Deux*

Mondes）杂志刊登的一篇很受欢迎的文章中，他提到了两种心理现象，一种是有意识的，一种是无意识的，两者各自与大脑中的某一部分相关；当两者不能以适当方式互动时，就会引发歇斯底里症。[65] 然而，当他的讲稿论及神游症时，就比较符合世俗认知，沿袭了波尔多人的传统。[66]

在南特大会上，格拉塞讲述了一个病人的故事，这个病人可能会让我们回到二十多年前，回到第一批神游症研究者的心境。副标题中的"逃兵旅行者的故事"可谓是点睛之笔，恰如其分。主人公从未陷入过像阿尔贝那样可怕的困境，但这个故事有同样的迷人魅力。亨利·C. 并非真正的最后一名神游症患者。但他确实标志着最后二十年岁月的终结，在这二十年里，冲动不受控制并伴有记忆混乱的旅行，在法国被视为一种特殊的精神疾病。他的故事类似于"半疯狂的神游症，他一次次地从部队逃离，开始最不可思议的旅行，如果军方不要求法医专家对其定责，那么他可能最终会受到军事法庭的严厉惩罚"。[67]1901 年，亨利第一次离家出走时尚不满 20 岁。但这已非他第一次冲动旅行。17 岁时，他在巴黎有了份好差事，在咖啡馆做侍者，但他突然离开去了比利时。第二年，他再次离开了一个咖啡馆，在法国南部各地旅行，偶尔在葡萄采摘园做活或者在海滨盐场工作。1900 年，他应征入伍，主动要求驻扎在蒙彼利埃，理由是他在附近村镇有朋友。军官们都很喜欢他。他遵守军纪，性格开朗。但他会突然沮丧，离开军队。我们所称的抑郁，在他口中是"厌倦"，是一种近似"带走他"的感觉，一种他所"拥有"的黑暗状态。

军队记录了亨利的八次外出神游经历，他几乎想不起每一段旅程的开始，但能较清楚地回忆起后来的情节、地点和日期。亨利靠间断性的劳动和过人的"天赋"存活了下来，这种"天赋"就是诡计多端，招摇撞骗。他声称自己是一个被法国教堂会众们驱逐出境的难民；在外期间，他伪造不同国籍，向各国领事骗取钱财；在咖啡馆，他使用不同的法国人名寻求帮助。亨利最精彩的神游经历开始于1903年9月9日，自这天起他开始周游列国，包括意大利、德国、奥地利、匈牙利、罗马尼亚、塞尔维亚、保加利亚、土耳其、俄国、瑞士。最后，法国驻维也纳大使馆给了他33法郎，并开具了致奥地利、瑞士铁路和边境当局的信函。或许有人不禁想问：他是否知晓阿尔贝的轶事？他真是个盲目的模仿者吗？

他逃到了斯特拉斯堡，向一名德国军官报告自己是法国逃兵，想加入德国军队，骗到了不少零钱。在前往慕尼黑的途中，他向一名法国官员报告承诺，如果获得资助便会返回法国并以逃兵的身份投降。他没有马上回来，但他的神游经历总会在法国结束，他在离所属部队尽可能远的地方向法国警方报告，警方总会要求他返回部队。他多次被判入狱、接受苦役，但他的监禁生活通常在精神病院结束，然后他的刑罚得以减轻。在一次旅行中，他声称自己是加入了法籍军团的意大利人，在奥兰短暂服役，之后又难以自抑地踏上旅途。这些旅行足够真实。亨利在他四处撞骗过的各个当局都留下了完美的书面记录，军医们会耐心发出信件追踪这些记录。

专家们写道，亨利首先是一个"不知是非的人……他心中没有善恶之分：没有权威概念，没有上级观念，没有爱国精神，没有责任意识，没有懊悔自责"。他为了得到别人帮助而蓄意欺骗，但从不偷盗，从不伤害别人。政府当局略带不屑地指出，亨利对宗教、政治和社会问题漠不关心；他甚至连共和国总统的名字都不知道。他时而会饮用苦艾酒，但人们认为这是他患上神游症的结果，而非原因。即使在他出走的时候，医生们也不能断定他精神失常，至少不能从军事法的相关角度来判断。但他们得出的结论是，亨利在以下情形中处于一种责任豁免状态：（1）在神游症的开始阶段，为很大程度上；（2）在神游症后期的某个时段，为某种程度上；（3）对于他的"漫游自动症发作"之外的行为，为很小程度上。

我曾说过，神游症是映射旅游观光的一面镜子。不妨将亨利·C. 当成我自己的镜像。据记载，他的第八次也是最后一次神游，发生在 1907 年 8 月 26 日。这一次选择的路线，我亦心向往之。他曾在蒙彼利埃的一所军队医院中就住，在那里，他又一次遭受了"厌倦"的折磨。他设法撬开了所在病房窗户上的一根铁栅（这是他破坏财产的唯一记录，后来因此被罚 50 法郎）。之后他前往佩皮尼昂。

在那里，他漫步在法国和西班牙之间的走私者密道上。在比利牛斯山脉的阿尔贝山间，遍布着绚丽的岩石小径，在他的旅途中，那些路旁小花的甜美，足以让人陶醉。这个地方的养蜂人，懂得如何生产世界上最好的蜂蜜，每朵独一无二的花在当地特有的白垩土上生长。在那里，"小药剂师"[68] 遵循古老的秘方制造蜂蜜，而当地的老妇人在石缝中寻找草药，有些草药很常见，如百里香和贯叶连翘，有些非常罕见，只能用加泰罗尼亚语命名。亨利继续在加泰罗尼亚各地旅行，一直走到了巴塞罗那。他甚至在西班牙边境第一重镇赫罗纳给他的部队写信。如同往常一样，他在适当的时候向驻守于边境小镇勒布卢（Le Boulou）的法国警察报告。那是一个神游者的伟大国度。在那里，在鲜花盛开的斜坡或是被风吹过的岩层上，你可能会遇见一个局促不安的人，他希望自己能不被看见。若在今天，他更像是一个满怀困惑、小心翼翼地前往法国的摩洛哥人，而不是一个茫然前往西班牙寻求安全保障的法国步兵。若在今天，他只是一个浑浑噩噩的非法移民而已。但在九十年前，他患上的是一种明显的精神疾病：漫游自动症。

第四章

五个问题，五个答案

1. 是什么让神游症成为一种医学诊断?

　　以医学分类学、文化极性、可观察性、释放四者为矢量的生态位。

2. 那些曾经的神游症患者们遭受过何种痛苦?

　　根据20世纪90年代的标准，部分患者的痛苦源于脑损伤，部分患者的痛苦源于颞叶癫痫，还有部分人的痛苦源于分离性神游症。

3. 将歇斯底里神游症视为一种精神疾病，当时的医生有确切的把握吗?

　　是的。

4. 歇斯底里神游症真的是精神疾病吗?

　　不是。

5. 针对当今社会的短暂性精神疾病是否也能得出类似的结论?

　　是的。

　　我唐突地给出了这些答案，因为不想留给读者这样的问题："他的真实想法到底是什么？"当然，我会给出一些限定条件，但我经过斟酌后的答案中的某些部分仍会显得自以为是。这是我故意为之的。

　　前四个问题的答案不算重要，但答案的限定框架却至关重要。当今社会已无人关心歇斯底里神游症，但我提到过的许多问题在很多精神疾病中都出现了。我之所以就过时的诊断提出问题，是为了防止人们在回答相似问题时，被燃起的激情遮掩了双眼。我的回答方式可视为当下辩论的模型。在简明地探讨这些问题时，我将直言不讳。最后，我会对精神分裂症和分离性精神障碍的未来发表一些坚定的言论。

第一个问题

　　什么使诊断成立？以医学分类学、文化极性、可观察性、释放四者为矢量的生态位。我所说的矢量并不是技术层面的，它起源于力学，也在流行病学中使用。此处将其作为一个比喻。在力学中，力矢量是作用于某个方向的力。当有几个力作用于不同方向时，合力就是这些力及其方向的乘积。这个比喻在生态位中讲不通，因为我们没用矢量代数来解决力的问题。然而，这个比喻的优点是隐含了以不同方式呈现的不同类型的现象，可以用来描述精神疾病滋生的生态位。

　　医学分类。神游症属于一种分类，要么是歇斯底里，要么是癫痫，或者两者皆有之。它并未颠覆现有的分类体系。但这也引发了一场争论：神游症应该归入既定分类体系的哪一部分？因此神游症在理论上引起了当时的内科医生和精神病医生的兴趣。这便是神游症的医学分类矢量。

文化极性。神游症完美契合了两种社会现象，这两种社会现象在当代意识领域中非常突出：浪漫的旅游和可耻的流浪，前者善良，后者邪恶。两者对中产阶级都十分重要，因为一个代表着休闲、娱乐和幻想逃避之心，而另一个代表着对底层社会的恐惧之情。因此，神游症作为一种现象，对那些没有踏上毫无意义、难以自控的旅行的普通人来说，对那些尚能控制自己幻想和沉溺程度的普通人来说，并不有趣。对于不幸的人来说，神游是介于富足生活和犯罪生涯之间的一种选择。这是一种文化极性的矢量。

可观察性。一个实质性的监视和侦测系统已经到位。法国神游症患者想要走得更远，就必须携带证件。他们作为逃兵和拒服兵役者，应接受系统性审查。你不可能在欧洲大路上随处闲逛而不被当局注意。某种行为的形式必须是奇怪的、令人不安的、引人注目的，才能被视为精神疾病。这就是神游症生态位的可观测矢量。

释放。神游症对于那些有稳定工作和一定独立性的特定阶层来说，是一种富有吸引力的逃避方式。一方面，收入和家庭情况，使他们较难悠闲旅行；另一方面，对既定道德观念根深蒂固的顺从，使他们较难犯罪。神游症是一个空间，让那些机能失调、处于自由边缘却被困住的人，有了逃脱的可能。这是神游症生态位中的释放矢量。

生态位这个比喻让我联想到丰富多彩的生物复杂性。我曾说过最近的多重人格病例潮发生在虐童方面；我也说过在20世纪早期的美国，它曾寄生于唯灵论等。寄生比喻来自生物学，但却太狭隘了，有点傲慢，甚至带有侮辱性。它表明，只有一种文化因素促使多重人格症滋生。生态位的概念具有与此相反的效应。它提醒我们，一定有许多相关矢量在发挥作用。

为一种疾病假设一个生态位，要考虑到积极、消极两个层面。在相关矢量存在之时，疾病猖獗；在它们缺位时，情况就不一样了。在过去，我们有检查此类情况的控制机制。美国和英国，由于缺乏文化极性和可观测性矢量，神游症未能流行。在文化极性方面：流浪并非社会核心问题，旅游在美国尚未形成产业。在可观察性方面：旅行者不会被系统地检查证件；确实，一个人不需要随身携带证明身份的文件。

现如今，我们也有控制机制。在 1994 年美国精神病学协会出版的《诊断与统计手册》中，分离性神游症有所记载。所以这种行为符合当下的医学分类。但神游症自身似乎从未被诊断出来（与神游行为发作不同）。当分离性精神疾病委员会在大卫·施皮格尔（David Spiegel）的主持下搜寻最近发表的医学病例时，几乎一无所获。为什么精神疾病出现在美国式的手册中而不是出现在高速公路和乡间小路上？

有个答案似乎略显刻薄。分离性精神疾病是被多重人格症的支持者操弄后，才于 1980 年引入手册的。这个问题目前仍然备受争议。令人惊讶的是，对多重人格症近期历史的回顾，是由多重人格运动的成员们撰写的，他们强调了 *DSM-III* 的重要性；1980 年，多重人格成为美国官方认可的一种疾病。一旦多重人格出现在书本上，它就会得到更为频繁的诊断。根据这种诊断的拥护者所写的内容来看，多重人格只是因机缘巧合出现在了 1980 年的手册里。事实上，多重人格之所以能被写进手册，要归功于那些回顾其运动史的作者们持续不断的游说。

在一个大标题下设立一个小的分类，有助于保持分离症的合适地位。因此，我们有分离性身份识别障碍症、分离性失忆症、分离性神游症，以及人格解体障碍症。最后，据我所知，根本就不存在分离性精神疾病，但分离症临床医生想要保持它的地位，以维系所关注领域的分类结构。神游症的出现也是同样的原因。

施皮格尔是促成 1994 年 *DSM-IV* 的分离性精神疾病委员会的主席，他是当代美国精神病学领域最成功的科研者之一，也是该领域的权威级人物。他博学多知，擅长诸多领域。迄今为止，他最著名的贡献是一项关于乳腺癌的研究，该研究显示，女性群体中对所患疾病保持积极态度，并参加各类心理自我完善项目者，比因病郁郁不欢者有更长久的生命前景，可达十八个月。就分离性精神疾病而言，施皮格尔首先是一位创伤学家，在创伤后应激障碍的研究中拥有重要位置。在美国，被卷入大规模灾难的一个附加危险是，你会被创伤学家盯上，他们将持续追踪你的余生，以确定创伤对你精神的长期影响。

施皮格尔给分离症带来了强有力的创伤式解释。分离性精神疾病应该被当成创伤后遗症。以神游症为例，他和同事们鼓励寻找饱受创伤折磨的人。他们尤其关注对士兵病史中创伤和神游的调查，但所获寥寥。在 *DSM-IV* 之前，关于心因性健忘症和神游症的权威级"综合回顾"是由理查德·J. 洛温斯坦（Richard J. Loewenstein）撰写的，他是国际分离症和多重人格研究会的主席（1991—1992年）。请注意 20 世纪的文献并未下定论，它们受不同的理论视角驱动（也不清楚 19 世纪神游症的流行），洛温斯坦描述了他的意图："回顾健忘症和神游症研究中的概念和临床问题时，我特别关注这些状况与严重精神创伤之间的关系。后者直到最近才被系统地当成分离性精神疾病发展的决定性因素。"[1]

在文献回顾中，"失忆症和神游症"被连带提及，因为精神创伤总是伴随着失忆症。要区别诊断失忆症和神游症有些麻烦，因为人们发现患有失忆症的人会出现明显的神游症发作状态，反之亦然。"失忆症和神游症"这样的说法是具有误导性的，因为几乎所有较早的战时研究的重点都只是失忆症。[2]

调查委员会在理论层面上致力于将创伤当成分离症的病因，但他们未能意识到，历史上军队中的神游症主要与厌倦而非恐惧联系在一起。在上一章中，我提到了最近获知的关于军队神游症的最佳持续性研究。三份报告都是关于法国士兵的，其中大部分是驻扎在法国的义务兵，共有四十四个详细病例，另外患病的五十七人不知具体情况，但也列上了人名。比之美国多重人格症运动，这是一个能发现更多神游症患者的样本，在这四十四个病例中，没有一位士兵有重大创伤史。[3] 因此，人们对一篇关乎失忆症（而非神游症）的论文的断言非常谨慎：神游症在战时最为常见。[4] 也许更好的说法是："目前还不存在可靠的统计数据来支撑任何与该疾病相关的理论假设。"[5]

所有或大部分的神游症患者是否经历过心理或生理上的创伤？在此，我不想对这一问题表态。在目前对创伤的宽泛理解下，谁的生活中未曾经历过创伤？

事实上，美国有过一个"年轻人入伍并在神游状态下服役一年"的病例。这位未成年的士兵总是闷闷不乐，他的体型过于庞大，常被同学嘲笑，他甚至有些苦不堪言，但这些信息并不能证明创伤后神游症的说法，除非"创伤"可以和"不快乐"画等号。[6]

我并非意指创伤和分离症无关。在其他场合，我确实密切、审慎地关注着精神创伤特别是虐童与多重人格的联系。[7]此处，我要对历史事实做一个无可争议的陈述。在军队中被诊断为神游症患者的群体，是和平时期的应征入伍者和临时的志愿兵，他们并非身经百战的老兵。

但是，这个问题依然存在：为何神游症没能在今天的美国得到诊断？简易的答案是，它依附于大量不同的疾病，时常作为附属疾病而不是核心疾病出现，但这种解释好像有些牵强。请注意，即使在那些曾被称为神游症的病例中，神游症的明确概念也未出现。在我做这个系列讲座之前，《旧金山纪事报》（*San Francisco Chronicle*）刊登了一篇题为《警察需要帮助以寻找失踪的癫痫女孩》（1997 年 2 月 7 日）的报道。一个 16 岁的女孩"离家出走"。她的家人非常担心，因为她没有随身携带癫痫药物。一个世纪前，她很有可能被当成癫痫神游症患者。如今，神游症除了作为另一种疾病的发作症状外，已经不再有自身的任何生态位。

关于生态位的隐喻由我个人提出，但很多其他的隐喻还在流传。米歇尔·福柯的读者用话语或话语形式的语言学隐喻，对精神疾病进行了泛滥般的描述。这无疑是当下最流行的隐喻。

我只感觉到悲哀。福柯在冰雕上刻下了许多短语，这些冰雕一度有棱角分明的轮廓。然后福柯离开了这些冰雕，任其融化，因为他已不需要它们了。他那些不太聪明的读者们把融化了一半的雕像放在了冰箱里，并且不假思索地复制了它们的轮廓，仿佛它们在午夜阳光 ① 下依然熠熠生辉、意蕴万千。不要误解我的意思，我

---

① 福柯曾在北欧各地游学执教，当地有极昼和极夜相互交替，所以会出现"午夜阳光"这样的现象。

欠米歇尔·福柯的实在太多。在 1975 年及之后出版的一系列著作中——那时英语国家还没兴起福柯热，我一直承认这位伟大思想家对我研究内容的深远影响。我借鉴了他的思想，但是没有抄袭他的词汇。我不太关注神游症中"话语"的隐喻，并不仅仅是因为想让福柯置身事外、毫发无损，而是因为话语在此处发挥不了任何作用。当然，语言与生态位的形成分不开，但与人们干了什么、怎样生活，以及他们所栖息的物质世界也分不开。这个世界必须用独特卓异的细节来描述。我希望自己所举的例子利用不同类型的不同矢量，当谈到生态位时，不要只关注一件事，不要只关注话语，不要只关注权力，不要只关注痛苦经历，不要只关注生物因素。

　　生态位的隐喻要点之一，是多种因素的复杂之处和庞大规模使得一种新型诊断成为可能。我认为目前的新泛论是善 / 恶的二元存在。这种极性被运用于一种新疾病，它创造了某种我们（略带讽刺地）称为"模板"的东西。我认为在全社会同时寻找善恶元素，很大程度上意味着无需神化善恶两极。可能存在若干迥然不同的"善"（或"恶"）元素。更重要的是，疯狂可能游走在高尚德行和犯罪行为之间。[8]

　　我不会冒险进入歇斯底里的领域；最近，研究医学史和 19 世纪法国社会史的学者们，在该领域进行了深耕。不过我们看到，生态位的概念和这种诡谲多变的疾病居然惊人地契合。医学分类学已然存在，只要把歇斯底里从妇科转移到神经科，夏尔科的诊断就会蓬勃发展。歇斯底里在夏尔科这样的大师的扶持下，会格外引人注目，彰显出"可观察性"。任何歇斯底里都是一种"释放"，引用第三章的话语来说，是女性无力的一种躯体表达。

　　那么"文化极性"矢量呢？以下是我最真实的看法。歇斯底里是在浪漫美德和骇人罪恶的两个极端之间徘徊吗？米卡尔认为，小说中及文艺工作者身上表现出的歇斯底里，实际上早于医学联想和普遍诊断。[9]一方面，这与浪漫的、高级的甚至是高尚的行为完全吻合，超脱了社会的约束；仅有疯狂可以效仿为之。另一方面，人们对罪恶的恐惧是巨大的，害怕女人落入无法自制的感官享受陷阱，害怕男男女女犯下他们未曾意识到的罪行。歇斯底里似乎完美契合我所说的文化极性模型，甚至契合生态位的整套体系。这种契合的完美程度让人稍感不安，因此，有必要重申我的谨慎态度。生态位隐喻是一个用来考量短暂性精神疾病的方案，但这不是全部情况。如同任何框架或形式主义一样，它省略了疾病的内容。它像是挂毯的经纬纱，而不是生机勃勃的生命。

第二个问题

　　19世纪晚期的神游症患者到底遭受了何种苦痛？根据20世纪90年代的标准，一些病人脑部受伤，一些病人患有颞叶癫痫，还有些病人患有分离性神游症。

　　很长一段时间以来，医学史家已经意识到，追溯诊断是愚蠢的。也许采用名人病例这类趣味十足而富有启发意义的方式来演绎相关故事会比较合适：怪物或诗人，希特勒或拜伦。某类传记作家乐于探寻相当不寻常的现代诊断，使其完美地契合传主的一些古怪特征。但是，当我们把话题从个人转到一个已经消失的群体——歇斯底里症或神游症患者时，讨论他们"真实"（really）患有的疾病是毫无意义的，部分原因在于，他们中的大部分都没有罹患过当今世界的任何一种疾病。我们可以将此理解为库恩著作的一个显著实例，在第二章中已经提过，当一个旧的分类崩溃，我们不能将旧的

"类型"名（例如疾病的种类名称——"歇斯底里症"）转为新系统分类中的"类型"名。

就学术层面而言，无法进行追溯诊断没有什么问题，正统的医学史和科学哲学相关学说正是如此。但是，就像很多非常重视规范的学说一样，此类学说包含的不仅仅是些许自以为义的言辞。我们可以推今及古，根据现在的经验来谈谈过去的一些事情。例如，当我在研讨会上描述神游症时，有两位来宾说，嘿，那是他们的人。斯坦利·克莱因（Stanley Klein）和丹尼尔·卡普兰（Daniel Kaplan）在一家小型诊所工作，该诊所由公共福利基金而不是公共医疗基金资助运营。卫生系统已经为头部受伤严重的患者竭尽所能，但仍有人生活不能自理，社区颅脑损伤康复服务体系便为那些有生活问题的患者提供帮助。他们大多为男性，因为男性尤其是年轻男性，最容易遭遇颅脑损伤：摩托车事故、建筑工作、伐木、酒吧斗殴等。[10]

在过去，最严重的颅脑损伤有致命危险。但诸多在越南战争期间发展起来的医疗技术，如今基本可以确保在事故发生九十分钟内送抵创伤治疗中心的人存活下来。他们会很快痊愈，但身体还存在各种缺陷，其中许多缺陷可以缓慢恢复。对于最严重的病例来说，最大的问题是失忆及突然爆发的毫无缘由的激动、愤怒和神游。事实上，在该体系每一位病人的背后，有一名或多名熟悉他们所有经历的社会工作者的全力支持。他们随身携带一个有电话号码的标签。如果他们醒来时突然失忆——身在西海岸却不知如何从多伦多到那去的——他们就可以打电话求助。这与我们尤为相关：社会工作者通常有恢复记忆的任务，他们所采取的怪异方式，足以让人联想起19世纪在催眠术的庇护下进行的记忆恢复。请注意，如果能得到社区颅脑损伤服务体系的帮助，病人相对来讲是非常幸运的。我在其他地方遇到过一些有着可怜往事的人，例如，某人在工厂里受伤，是由于一堆很高的托盘倒下来砸在他的头上。现在他工作难保，因为在工作中，他会时不时对同事大吼，事后却一无所知。在对他的伤势进行初步治疗后，工人赔偿委员会拒绝承担任何责任。

人们总是忍不住要对19世纪的神游症进行追溯诊断。你当然可以提出很好的设想，例如童年时期从树上掉下来导致头部受伤，是阿尔贝的真正病因所在。我将在附录一中讨论这个问题。我们在其他一些神游症病例中也发现了颅脑损伤的情况。我们不可避免地会得出这样的结论：1887—1909年法国医学报告中的一些神游症患者，长期遭受着脑部损伤的苦痛折磨。所以在神游症流行的过程中存在某种神经学上的生物因素，在当时由于相关仪器和技术的缺失，该因素没有很好地被筛选出来。

这只是神游症流行的一个方面。也许我们应该遵循伊莱恩·肖沃尔特（Elaine Showalter）最近讨论歇斯底里流行的方式，尝试进行不同类型的分析。她所举的例子包括撒旦仪式的虐童、外星人绑架、多重人格、遭到政府监视的妄想，以及慢性疲劳综合征和海湾战争综合征。在我看来，肖沃尔特——她是致力于歇斯底里研究的最杰出的女性主义史学家之一——认为歇斯底里症并未完全消亡是正确的。"歇斯底里"通常有两层含义，一层是女性的过激情绪反应，另一层是群体的非理性过度兴奋。最近关于外星人和撒旦的荒谬想法，可怕地阐明了心理流行病的概念和歇斯底里的内涵：带有传染性的群体兴奋。肖沃尔特的研究展示了当下的歇斯底里群体的共同点，那就是对外太空、灵魂深处、联邦探员、凶邪的长者或沙漠里的毒汽油鸡尾酒 ① 之恶怀有的痛苦恐惧。在描述了几个臭名昭著的例子后，她说："这些骇人听闻的病例证实了个人歇斯底里与现代社会运动之间的联系及由此产生的心理流行病。"[11] 我倾向于认为，在这些流行病中，撒旦及类似邪恶元素的出现并非巧合。在这个问题上，我认为我们的关注点本质上是一种基督教文化的衍生现象，撒旦两千年来一直是基督徒的替罪羊，借此基督徒知晓了自身对犹太人、异教徒、女性和女巫的残忍行径。[12] 疯狂的炸弹袭击者炸毁了美国的联邦大楼，在他们看来这些办公楼是为魔鬼服务的。② 虽然这是一个偶然事件，但我们不应该忘记是海湾战争造就了如此的一个大恶魔。我并非意指充斥暴行或疯狂的歇斯底里症是基督教特有的；在肖沃尔特的大多数例子中，我只观察到歇斯底里症与撒旦及其代理人一同出现。

在我看来，19 世纪末的神游症颇为不同。它被许多实证主义者、采用科学方法的共和主义派（反君主制）医生诊断。他们没有让魔鬼得逞。如果要对比神游症流行的动态机制和最近歇斯底里大流行的动态机制，我们应该提到 19 世纪 80 年代的流浪恐慌。但此处存在一个关键的区别。每个当下的歇斯底里症患者都认为自己被妖魔附身了，他们觉得体外有个敌人需要被指责、追捕、惩罚和消

---

① 1939 年苏芬战争期间，芬兰人使用自制的汽油燃烧瓶摧毁苏联坦克，并将这种自制的燃烧瓶称为"莫洛托夫鸡尾酒"（Molotov cocktail）。现在该词仍指类似的小型临时燃烧弹。

② 1995 年 4 月 19 日，两名白人极端分子利用装载炸弹的卡车摧毁了俄克拉荷马州联邦大楼，造成一百六十八人死亡、六百八十多人受伤。主犯蒂莫西·詹姆斯·麦克维（Timothy James McVeigh）是参与过海湾战争的退伍军人。

灭。在歇斯底里神游症患者的故事中，几乎看不到任何替罪羊的蛛丝马迹。传染性心理症状多少会有一段社会史，但在神游症的例子中，魔鬼没有在此间推波助澜、兴风作浪，至少对医生来说没有。与之最接近的情况是另一种替罪羊的说法，即巨大的流浪恐惧，这一点博纳研究过，唐泽洛也研究过。

传统医学方法能教会我们什么？在某些情况下，我们似乎有权进行追溯诊断。分离性神游症的类别被写进了书本，第一章的注释 9 完整引用了 *DSM-IV* 和 *ICD-10* 中的两个定义。可以预见，它们应该契合歇斯底里神游症，正如我提出的，20 世纪 90 年代的标准是从早先的时代延续下来的。如果我们机械地套用 90 年代的标准，那么可以说，直到 1907 年休·帕特里克口中那个黑人钢铁工人的悲伤故事为止，之前很多病例都符合分离性神游症的模板。根据官方标准，我们必须排除那些因颞叶癫痫或颅脑损伤出现行为问题的男性。

在此需要提醒大家注意，第三章中讨论的一些病例，特别是在儒勒·瓦赞照护或详查下的病例，据说都具有双重意识。*DSM-IV* 明确将这些患者排除在分离性神游症的诊断之外。当双重意识被诊断时，我们应该根据定义把该类病例归为分离性身份障碍。如果使用当前的模式，那么一些过去的神游症病患遭受的痛苦，就来自分离性身份障碍而非分离性神游症。

该结论与其说是事实，不如说是指令。如果像威廉·詹姆斯在 1896 年洛厄尔讲座中描绘的分类法那样，那么所有的神游者都会被纳入神游症的范畴中，不旅行的多重人格患者则会被列入其他范畴，比如多重人格范畴。在这一点上，旧时的神游者"真实"地遭受了什么，这一问题会变得很任意专断；就像如今说一个人患有分离性神游症（伴有长时间的失忆症）还是分离性失忆症（伴有神游症发作），仅仅是一个抉择问题。

让我们来总结一下。我的第二个问题是：19世纪晚期的神游症患者到底遭受了何种苦痛？对于那些甘愿信服诊断手册的人来说，答案是：除了分离性身份识别障碍、颞叶癫痫或颅脑损伤之外，还有分离性神游症。

第三个问题

当时的医生有充分的依据确证歇斯底里神游症是一种真实的精神疾病吗？答案是肯定的。

当时存在分歧，正如我们今天对类似问题依然有争议一样。夏尔科对歇斯底里神游症持怀疑态度，而他的学生皮特则认为这是一种真实的疾病。他们都理所当然地认为，如果这是一种真实的疾病，那么应该有一个躯体神经上的可诱发病因，它会在一些偶然的特殊情况下被激活。这种以神经学为基础的看法更多类似于研究计划，而非既定事实，就像如今对精神分裂症的遗传研究是计划性而非实证性的一样。我不想讨论夏尔科的计划是否和目前对精神分裂症中基因决定论的研究一样有证据支撑，但两者是在同一个范围内，而且精神分裂症的研究计划确实可被视为夏尔科研究的线性传承。在这两种情况下，最能力压争议的证据或许是家谱中的疾病发病率。[13] 但夏尔科所处的法国没有丹麦那种包括诊断记录、家谱记录和收养记录在内的官方文档，这些资源推动了最近的研究。

我不禁要问，19世纪的医学观念是否得到确证？与"真正"（true）不同的是，"确证"（warranted）这个褒义词起了很大的作用。某个观念得到确证，等同于有相关证据和获得默许的概念结构。1997 年，关乎神游症的遗传学、神经学特征的观点是完全没有得到确证的。但它于 1887 年在法国得到确证。但是歇斯底里神游症呢？人们存在着争议。夏尔科对此充满怀疑。也许你觉得自己会像夏尔科一样。然而，在 1907 年，美国神经学协会主席休·帕特里克认为夏尔科及其学生的怀疑论是错误的。他说，所有的证据都表明神游症在本质上属于歇斯底里，甚至夏尔科记录的送货员范例亦是如此。许多内科医生，从蒂西埃到帕特里克，都坚信歇斯底里神游症是一种真实的精神疾病。也许他们坚信的观点并未得到确证，（我们觉得）他们应该更加谨慎。但他们的推测，即这是一种真实的精神疾病，是完全有根据的。简而言之，第三个问题的答案是一个大写的"是"！

第四个问题

歇斯底里神游症曾是（was）一种真实的精神疾病吗？不是。

上面这句话的时态有迷惑性。我现在提出的是一个关于过去诊断的问题。但"真实"是没有时态限制的，我们想问的是，歇斯底里神游症是（is）一种真实存在的精神疾病吗？我们也想提及过去、过去的病人、过去的诊断。如果你把目前的诊断手册（即 1994 年版的 *DSM-IV* 或 1992 年版的 *ICD-10*）当作权威，或者至少把它们当作目前最佳的诊断标准，那么就很容易回答这个问题。歇斯底里神游症是分离性神游症的旧名称。根据手册，这是一种精神疾病。因此，按照 1997 年的既定标准，过去人们口中的歇斯底里神游症是一种真实的精神疾病。这样一来，回答第四个问题的方法就是：根据美国精神病学协会和世界卫生组织制定的标准，歇斯底里（即分离性）神游症是一种真实的精神疾病。不幸的是，问我第四个问题的人们并不想知道目前通行的是什么权威手册。他们想了解这种疾病，不管它叫什么名字，不管它是不是一种真实的精神疾病！

提问者想要一个比现行手册更可靠的权威。如果一个哲学家声称自己比医学专家懂得还要多，那么就有些妄自尊大了。这让我们陷入了进退两难的境地。那些问神游症是否真实存在的人并不想要 *DSM* 给出的答案，然而我无权在此之外给他找出个答案。该做些什么呢？

这里存在一种可能性，至少对哲学家而言是如此。可以搬出实用主义的理论，这正是美国古典哲学——实用主义——可能有用的时刻。我指的并非当今各种形式的实用主义，而是最初由皮尔士 ①（Charles Peirce）提出的理论，1897 年皮尔士将其改名为"实用主义"（无签名不正宗 ②）。离开了皮尔士，实用主义便不再正宗。他重新命名自己的理论是因为不喜欢自己的作品被滥用，滥用者中包括他的支持者威廉·詹姆斯。在 1878 年的一篇著名文章《如何使我们的观点清晰》中，皮尔士简短地阐述了他对"真正的"（ture）和"真实的"（real）的理解："某种观点，最终所有研究者注定都会达成一致同意，我们即谓之'真正的'；在这种观点中所体现的客体，便是'真实的'。" [14] 皮尔士解释说："'注定'一词无非指的是必定会实现。"在其他地方，皮尔士观察到为了接受一些注定会得到所有研究者认可的东西，必须唤起一些类似于圣保罗所说的信仰、希望、仁慈三大美德的东西。在精神病学的病例中，这种说

---

① 查尔斯·皮尔士（Charles Peirce，1839—1914），美国哲学家、科学家，被誉为"实用主义之父"。

② 该短语在美国使用广泛，此处意在强调皮尔士对实用主义的首创贡献及独到理解。

法还是轻描淡写了。

在为数不多涉足的领域中，我一直是个实用主义者：有用时便用，没用时便不用；召之即来，挥之即去。很快你就会明白为什么皮尔士对我来说是如此适用，他让我避开了很多无休止的争论，而且是毫不犹豫，绝不优柔寡断。我并不完全赞成皮尔士对真实的描述。我一直认为，对形容词"真实的"（real）进行语法观察的牛津大学语言哲学家约翰·奥斯汀（John Langshaw Austin）比大多数对真实进行哲学式思考的人更为切中要害。[15]

显然我不能说，在讨论的最后，我们应该想到分离性神游症。关于精神病学的探讨几乎还未开始。但我们现在可以对未来的探讨作出有根有据的猜想。学界上一次把神游症当作一种重大疾病来认真对待，并进行集体讨论，是在1909年的南特大会上。神游症作为一种正当合理的存在，在德国持续了一段时间。它被纳入当下的诊断手册中。但它并不存在，因为精神病学医生们是在病房和诊所进行诊断的。它为分离性精神疾病提供了额外的类别（或分类学分支）。神游症在法国传统故事中仍然被讨论，确切地说，是在它的故乡波尔多的传统故事中。旧诊断永远不会消失，只会逐渐消褪吗？不，就像人之老矣，终将就木一样，神游症会消失，分离性神游症也终会消失。说实话，在1909年的南特大会上宣布它的终结并不显得为时过早。

我对生态位的确切观点是否与我的消极判断自相矛盾？此情此景是否会再次出现，分离性神游症可能会成为一种疯狂的表现形式吗？答案是肯定的，在精神病学中，任何事情都可能发生。一个皮尔士式的答案需要皮尔士式的美德：信仰、希望和仁慈。一个性情乖戾的分析哲学家的希望，与那些新时代预言家的希望，是迥然不同的。新时代的人可能希望我们回归前世，进行穿越时空的各种旅行，从而重新主导新旧生活。新时代的人可能相信这些文化实践终将成为过去，并仁慈地希望那些性格乖戾的人改变想法。当然，更谨慎地说，分离性神游症可能会再次以精神疾病的形式出现。我希望医学分类学的矢量永远不再为它的复现创造空间。精神病学界将得出结论：神游症不会再作为一种独特的、自主的、常规诊断性的疾病出现，对此我有足够的信心，但不是基于充分的证据与合理的归纳。神游症发作的情况还将继续，但它们会出现在未来精神病学分类的诸多不同缝隙间。也许我是错的，毕竟，旅行显然是一种疯狂的形式，它为人们陷入无尽循环的神游症及衍生病症的各类疯狂提供了空间。

实用主义看起来似乎是在行骗。我们不想知道神游症是否会被视为一种疯狂的形式（"最终所有研究者都会达成一致同意"），我们想知道这是不是一种真实的疾病！一些异议者问道：它是否会被证明是一种器质性、神经性、生化性，也许是遗传性（基因）的可辨识疾病？好吧，如果它被证明是遗传的，并且这种遗传疾病说得到了人类的一致同意，那么根据皮尔士的标准，它将被证明是真实存在的。并不是每个人都对精神疾病采取生物性的态度。很多人有自己的想法，可能会认为神游症不是真正的精神疾病（例如，弗洛伊德就没有关注神游症，他也未曾考虑过多重人格）。我对第四个问题的回答是，神游症并不是一种真实的精神疾病，它是针对疯狂的不同态度的汇聚点。皮尔士提供了一个中立的实用主义基础，以供大家各抒己见。

那么为什么我们对皮尔士式的答案感到不满呢？因为我们还想探寻更多。目前，在定义真实精神疾病的概念方面，还存在着客观上的困难。这不是因为我们通常容易混淆真实性的概念，而是因为精神病学正处于治疗手段、诊断手段不断发展的过渡阶段。我们认为问题在于真实性，而实际上困难源于精神病学自身的快速发展。哲学家希拉里·帕特南（Hilary Putnam）最近提及一种"常见的哲学错误，即假定'真实'必须指单个的超级事物，而不是随着语言和生活发展，我们不断重新讨论及被迫重新讨论的看待真实的方式"。[16]

我们有一种感觉，精神疾病存在着某种固定的、超级的东西，一种将真实疾病和虚假疾病区分开来的真实性。正如帕特南所说，我认为有必要重新讨论真实疾病的概念。这是因为生物性和化学性精神病学的迅速变化。两百年来，大多数精神病学家都有这样先入为主的观点，即精神疾病必须以器质性疾病为基础。但是欧根·布洛伊勒、西格蒙德·弗洛伊德等完全同意上述观点的著名人物，毫无障碍地将其与心理治疗协调起来。在他们的时代，精神疾病是生物性疾病这一观点在治疗上几乎没有重大影响。我们已经看到夏尔科治疗癫痫的溴化物的效果，今天溴化物意味着没有显著效果的保守疗法。

但是，一切仍在变化。由于出现了一系列相当成功的药物疗法，现在生物学方法影响巨大。与此同时，心理疗法，也就是所谓的动力心理学疗法，似乎仍被许多临床医生用于病例治疗，除了那些最严重的病例。对此，我们还没有理清思路，排除困惑。在美国，精神分析处于混乱状态。在欧洲和南美洲，精神分析依然强势。我在苏黎世写下了这些文字，在那里有持有各种观点的精神分析师。他们中的许多人，对精神分析的价值有着很复杂的看法。由于他们的影响力在当地根深蒂固，如果病人愿意，送他们去接受药物治疗也没有任何问题。在他们的论文中，提到的不是治疗，而是某类认识见解。

　　医学而非哲学上的重大事件，迟早会让我们弄清真实的精神疾病意味着什么。目前而言，成为一名实用主义者，非常合理。即使是最仁慈的实用主义者也会抱有这样的希望：神游症作为一种诊断结果，终将消失。

第五个问题

　　面对当下的短暂性精神疾病，我们是否也能得出类似的结论？是的。

　　当我们回到当下，第一个问题和第四个问题就呈现在我们面前。是什么让一种疾病成为可能？这是一种真实的疾病吗？我的回答必须剖其机理，使人一目了然。我将回顾自己最熟悉的例子，也就是多重人格，现在被称为分离性身份障碍。我恳请读者对其他类似的短暂性精神疾病采取同样的推理方式。

　　第一个问题。是什么导致了风靡当下的分离性身份障碍？举个例子，1970 年后多重人格症在美国重新出现时，是否存在某些类似于文化极性的东西，如旅行 / 流浪（浪漫 / 恐惧、美德 / 邪恶）等塑造多重人格的东西？答案是肯定的。

　　在我们的世界里，与多重人格紧密相连的一个消极因素就是虐待儿童。虐待儿童被认定为最严重的罪行。与多重人格关联的一个积极因素是对广泛传播的身份和自我观念的挑战，这个挑战相当浪漫，在人们看来具有解放意义。它以纯粹"后-"（后现代主义——顾名思义意味着文本的多样性，尤其是关于自我的文本——可以被很好地理解为德国浪漫主义的平庸复刻，缺乏诗意）的解构光环，推翻了"现代"的支配地位。

人们批评我没有讨论与多重人格有关的自我。他们是对的，尽管原因在意料之外。对身份的焦虑和新身份过多选择（包括改变性别）的焦虑，自1970年以来在我们的文化中出现。在我看来，就像旅行之于19世纪的神游症，拥有无限可能性的浪漫开化，如一束光投射到虐童导致的身份崩塌和信任缺失等黑暗面上。我仍然坚持，正如我在《重写灵魂》的一章中所论证的那样，多重人格作为一种疾病，与传统哲学中那些被标记为思维、自我、灵魂、个体、身份的难题毫无关系。在我看来，多重人格是利用身份领域相关的文化事件来美化其生态位。多重人格并没有向我们传授关于"自我"的任何东西，只是传达了一种有多种用途的想法。

那么，是什么让一种短暂性精神疾病，比如多重人格，能够在某时某地出现呢？我要重复那难以置信的回答。在整个文化体系中，浪漫—美德和恐惧—邪恶构成了一对模型，在这两者之间形成了疾病本身。在美德方面，是在身份主流观念中获得解放。在邪恶方面，是虐童。这对模型形成了一个文化极性的矢量。但这仅仅是一个矢量。生态位必须由许多相互作用的元素构成，其中可观测矢量至关重要。用书面语言来描述的话，多重人格患者和旧时的神游症患者具有高度可观性，观察者不是十字路口的警察，而是每个观看午后脱口秀节目的人。在多重人格的病例中，我们绝不能忽视女权主义、创伤研究、生存运动、对家庭解体的全国性恐惧等各种因素的影响。此外，相关因素还包括精神病学界分裂的内部历史，甚至包括亨利·艾伦伯格的《无意识的发现》的读者们对皮埃尔·雅内的重新发现，这本书出版于1970年，对于多重人格症来说，这也是关键的一年。

第二个问题。多重人格症患者遭受了什么样的痛苦？在神游症的病例中，我的答案来自手册，也就是说，来自诊断手册上记载的条目。由于多重人格和现在的分离性身份障碍都在其中，所以大多数患者遭受着此类疾病的折磨。

第三个问题。最近的临床医生对多重人格的诊断是否得到确证？这里我们想要的不仅仅是琐碎简单的答案，手册已经肯定了诊断。我们想知道多重人格症运动者在打破旧的诊断方面的作用，是否得到了确证？我时常被问及对此的看法。提问者时常会把"它是真实的吗？"和"他们获得确证了吗？"这样的问题混为一谈。我在此就他们是否获得确证的问题发表以下的看法。我的观点是：是的，尽管我希望他们能进行更多的自我批评。

很明显，我不喜欢这个运动及其参与者（但不是所有）。越轨行为超出了任何人的预期。这场运动建基于人类的诸多低级本能。但是我认为参与运动的医生首先通过某种途径获得了确证（因为有人曾问过我），即使在诉讼迫使他们沉默之前，他们已经受到怀疑。

弗雷德里克·克鲁斯等人采纳诱导记忆打击疗法，接着以此医治多重人格——工业力量背景下弗洛伊德式打击疗法的副产品。毫无疑问，打击在意识的逻辑论证中是必要的，但我对两边的夸张方式都不感兴趣。米克尔·博克-雅各布森（Mikkel Borch-Jakobsen）表面上温文尔雅，对弗洛伊德的观点持较温和的态度（但其实最终对弗洛伊德的观点极具破坏性），他采访了杰出的高级精神分析师、催眠大师赫伯特·斯皮格尔。似乎是命运的安排，斯皮格尔是电影《变身女郎》（*Sybil*）的顾问，这是荧幕上第一次出现多重人格的虚构角色。《纽约书评》使用了这样的标题："西比尔不是多重人格患者。"[17]弗雷德里克·克鲁斯反弗洛伊德的精彩论战文章首次出现在《纽约书评》，绝非偶然。其他几个典型事例明显也是这样。米克尔·博克-雅各布森（从他那我受益良多）写了很多怀疑拉康式分析的文章，然后他揭露了精神分析史上具有开创性意义的病人安娜·欧的情况，让人觉得有趣。[18] 你可以说安娜·欧在精神分析运动中扮演的角色，就像西比尔在现代多重人格运动中扮演的角色一样。现在，即使我们对第一批病人做出最糟糕的解释，也不能给出这样的结论：他们的病例所引发的运动是不道德的、错误的、邪恶的。如果这么认为，我们的观点就是起源谬误 ①。

因此，即使赫伯特·斯皮格尔所言非虚，我也不否认这一点：科妮莉亚·威尔伯（Cornelia Wilbur）——《变身女郎》中的古怪临床医生——在精神失常的女子西比尔身上创造出一个真正的多重人格原型。没错，西比尔对斯皮格尔而言表现得并不像一个多重人格患者。但这其实是典型多重人格患者的特征，他们不会在所有情境下表现出多重人格，反而会看情况公然否认自己的症状。我并不是说，西比尔与标题不一样，绝对是一个多重人格患者。我只是说，斯皮格尔与怀疑者的数次访谈并不能让人信服。

我只言及于此，不再赘述。有人问我是怎么想的，我相信多重人格运动的临床医生在他们早期的诊断和治疗中得到了确证，但后来就有些不受控了。我认为运动的有些领导者是可信的，但有些却是江湖骗子，就像参加其他惹人注目的运动的同行一样。

第四个问题。分离性身份障碍是一种真实的精神疾病吗？用皮尔士的真实性标准来看，我持不同看法。但这是一个关于信仰、希

---

① 起源谬误指一种不相干的谬论，系对论述的起源进行攻击，而非针对论述本身。

望和仁慈的问题。在我看来，有些精神疾病是真实存在的。以精神分裂症为例，尽管相互矛盾的说法一直存在，但我希望在未来二十年内学界会掌握一种、两种或三种基本类型的精神分裂症。它们之中可能存在完全不同的实体，有着不同的病因——有可能是天生遗传的，也有可能是环境所致，或者出现更复杂的情况。我希望的是，精神分裂症将以一种（或几种）身体功能紊乱的形式出现——与神经学、生物化学等因素相关。我们希望通过一种理论充分理解它，也希望通过一种表述明确的方法帮助或治愈该类病人。该领域的大多数研究者和科学家都抱有这样的希望，尽管仍有少数人的期望与这一普遍趋势背道而驰。这一希望若得以实现，那么精神分裂症就是一种真实的精神疾病。至少目前有几种明显的精神疾病可被称为精神分裂症。

我本人对分离性精神障碍的预期与对精神分裂症的预期是不同的。对于前者而言，我希望历史重演，但仅此一次。我将通过下文作出解释。

想要论述几个世纪的事情，这不过是一种修辞手法，一种狂妄幻想，但在某种程度上却提供了一种便利。1997年春天的情况与1897年春天的情况大同小异。几年前，人们就多重人格达成了简要有效的共识。在1992年和1994年，两本精神病学手册先后出版。两者都为多重人格症留了一席之地。在美国的诊断手册中，这种疾病被命名为分离性身份障碍。人们为鉴别诊断制定了规则。一个世纪前，精神病学还没有如此机制化，但在1895年，菲尔让斯·雷蒙对歇斯底里性神游症、癫痫性神游症和精神衰弱性神游症发表了权威报告，提供了鉴别三者的诊断方式。此事件开启了我的"世纪"类比。

　　未来将会如何？相对于 1897 年来说，1909 年已是未来。的确，在 1907 年，休·帕特里克强烈支持歇斯底里神游症。但正如我在第三章中所言，这个观点已经过时了。1909 年，神经学家和精神病学家在南特召开了大会。主题之一即为神游症。那是学界大会最后一次将神游症当作自主疾病。在法国，歇斯底里神游症以亨利·C.的病例进行了最后的值得称道的坚持。我在第三章末尾已有提及，事情正如我所言。

　　我希望类似的情形在十二年后，也就是 2009 年再次发生。我想再次在大会上观察分离性精神障碍，包括曾被视为自主疾病的分离性身份障碍。我想看到包括多重人格症（分离性身份障碍）、分离性神游症以及分离性失忆症的原有概念分崩离析，各类症状散布到一个新的概念组织中。此外，尽管会冒犯很多人，我还是希望创伤后应激障碍不再吸纳其他疾病，逐渐消褪，进而不再作为一个可用分类存在。最后，我希望所有这一切的发生是建立在持续调查的基础上。

　　持续调查非常重要。大概在 1892 年，雅内放弃了分离症的观点。我在前文引用了他本人对这个议题的讽刺性评论。分离症得以存续，部分原因在于一位能人兼具天时地利条件的工作。他就是波士顿的莫顿·普林斯。波士顿是近代唯灵论者的故乡，他们喜欢将多重人格视为一种表现形式，因为人格的变化可能是亡者灵魂在异地喃喃诉说。而后，随着唯灵论的衰落，多重人格症日渐无所依凭，最终消失殆尽。它的复现有着复杂的原因，我在《重写灵魂》中已经提到过。如果皮埃尔·雅内长生不朽，他或许会提醒我们，分离症的观念应该在他的年代——1892 年就消失了。唉！即使分离症在 2009 年像在 1939 年一样走向消亡，它有朝一日也会卷土重来。分离症可能会在人类历史上重复再现，永不消失。就我个人而言，我不希望如此，可其他人未必如此。

但是，人们会继续发问，这些东西是真实的吗？皮尔士关于真正性和真实性的观点是有用的，因为相较于其他关于真实性的理论而言，它更少涉及形而上学，却更能切中要点。假设一下这样的情况：我们遵循当今科学界的医学形而上学，认为每一种真实的疾病都有身体上的、生物学上的病因；如果我说分离性障碍在此意义上并不真实，有人可能会吹毛求疵地说，一些精神疾病纯粹是心理原因所致，与任何重要的生理、化学或神经因素均无关联。我可以对分离性精神障碍表达半信半疑的希望，不必卷入这场争论。当然，相信精神疾病的本质与神经学、化学、生物学因素有关的人会认为，只有当我们了解以上学科时，疑问和探询才会体面地结束。我希望在 2009 年截止日期（再次申明，这是我选择的一个纪念 1909 年南特大会百年的虚构日期）之前，我们会对以上诸学科有足够的了解。但探询也可能出于其他原因而结束。我们可能会不断发现，由于无知或误解，分离症的言论观念和医学实践将让整个人类变得更为脆弱。这一切如若发生，可谓是弊大于利。

有一个流行短语我未曾提及——社会建构。为什么不说短暂性精神疾病是一种社会建构呢？最近出现的多重人格症，一个世纪前的歇斯底里神游症，以及过去数十年间出现的创伤后应激障碍都是社会建构吗？当然不是。我宁可希望它们最终都被证明是错误的观念。这就是表达怀疑态度的方式。我希望借助更多知识、更多技能，人类能在道德上和生理上更好地理解自身的状况，最终让分离性精神障碍消散。

我有意避免使用社会建构这一惰性术语。在下文中，主题将会是"社会建构何物？"我将陈述自己的观点，谈谈在社会建构的观念中什么是益处良多的，什么是可悲可叹的。[19] 在以上各章内容中，最接近社会建构的是精神疾病的生态位，它涉及社会矢量，但是它需要更生动、更详尽的描述和分析。如果我们从字面意义上使用"建构"一词的隐喻（以各个部分建造或组装），那么歇斯底里神游症肯定不是建构出来的。无人能建造或组装它。如果我们更多地从隐喻角度来谈及建构呢？那么我们只会反复念叨一个流行短语、一个时髦词汇，一切终将是徒劳无益的。有人可能会说，分离性障碍几乎是由支持它的游说者在 20 世纪 70 年代后期一步步建构出来的。社会建构论者不太会同意这样刻板的论述。即使有人同意这样的论点，并对诊断和病人做出精巧的建构，那也是不完善的。必须要有一个生态位存在，建构才能够深深扎根且枝繁叶茂。事实如此，直到分离症理论家作茧自缚，造出了过多的多重人格病例，向无辜者灌输幻想，向有罪者传授逃避法则。分离症理论家受到了一群和他们一样麻木不仁的伪君子的攻击，简直是自食其果。攻击者不懂得谦卑，不理会道德，对事实毫不留情，就像受攻击者当初所作所为那样。只能说他们是咎由自取，自作自受。

　　一般而言，短暂性精神疾病应该是那些清晰地存在于生态位中的疾病。那些我们毫无保留地想要称为"真实"的东西，并不需要生态位。生态位可以用诸多矢量来描述，我已经提出了四个矢量。当这些矢量钝化或偏转时，生态位就遭到了破坏，短暂性精神疾病也会随之消失。据说，剑齿虎的进化在这个星球的物种史上出现了五次。一个生物物种先后五次找到了生存的地方。这种情况也可能发生在分离症中，但我希望，还是适可而止吧！

附录一 ｜ 什么困扰了阿尔贝？

　　"波尔多的历史就是我身体和灵魂的历史。当一个人书写波尔多这样的外省城市时，总会动起某种逃脱的念头。"[1] 这不是那个疯狂的煤气工人阿尔贝·达达的声音。这是弗朗索瓦·莫里亚克的文字，他是出生于波尔多的诺贝尔文学奖得主。

　　莫里亚克比阿尔贝晚出生了二十五年，实际上恰是在阿尔贝停留于圣安德烈医院期间出生的。他被认为是他那个时代最出色的罗马天主教小说家，记录外省资产阶级生活最重要的人物。用他来见证阿尔贝·达达的人生和时代，似乎略显荒谬。然而，莫里亚克也从波尔多逃到了巴黎，他年轻时也曾遁往松林和乡间，朝着公路和喧嚣狂奔。当然，他还知道阿尔贝从未涉足过的世界——那个势利的波尔多。"如果普鲁斯特只生活在波尔多，那么他可能写不出一本与《盖尔芒特那边》类似的书。波尔多的势利不值得进行如此细致入微的分析，因为它不像巴黎的势利那般复杂，后者更为滑稽有趣。"[2] 但除此之外，莫里亚克时常漫步的街道正是达达走过的街道。6月里，当地居民们从闷热的房间里鱼贯而出走至街道，沿着林荫大道单列前行，最后瘫倒在铁艺座椅上，盼望着微风袭来。街道两边滚烫的墙壁，似乎在步步朝人逼近，这一切如同爱伦·坡的描述。北边的山丘阻挡了每一丝凉爽的微风；南边的乡村上空，令人窒息的热风在小镇上空播撒着花粉。公园里的栗树吸引了莫里亚克，他希望静止不动的树叶下能有一丝清凉，却空欢喜一场。树叶在路灯的映照下变了色，若干年前，阿尔贝曾在树下的长椅上睡着，微微出汗，我猜是阿尔贝在梦中与他的未婚妻约会。

你可能已经游览过波尔多的街道，这是法国保存最完整的19世纪城镇面貌。它曾作为真实背景在电影中出现过。当地人引以为傲的不是全法最高贵华丽的波尔多大剧院，不是交易所广场（莫里亚克亲自列出的他不置评论的著名景点），而是那些狭窄逼仄的街道。[3] 人们漫步其中，即使单列前行也很危险，因为今日有汽车穿梭，旧时有马匹和马车往来。

在如今狭窄的街道上，刺鼻气味在夜幕中扑面而来，一度闻起来（如莫里亚克所说）像是马尿的骚味。封闭街道吗？不，自豪的波尔多人说，我们有欧洲最大的公共广场——坎康斯广场（Esplanade des Quinconces）[①]。这个广场名副其实，但它是一起类似于破坏巴士底狱的事件（拿破仑拆除旧城堡）的产物。莫里亚克指出，广场几乎一年到头充斥着没完没了的集市、博览会、跑步赛事，如今也是如此。往日的那段岁月，有些可疑的货摊上小心翼翼地写着暗含姑娘们职业信息的名字。[4]

人们说波尔多冷落了两件事物，一是莫里亚克（直到他获得诺贝尔文学奖），二是城中静静流淌的那条河流。加龙河宽广壮丽，宽度超过三分之一英里，有许多雄伟壮观的桥梁横跨两岸。然

---

① 　因广场种植树木呈梅花形而得此名。

而，现在的城镇中心已经不在那了。阿尔贝年轻时，许多码头沿河而建，绵延长达 9 公里。1864 年，十个船坞共下水了五十七艘船，当新技术逐渐淘汰这些船坞时，阿尔贝进入了我们的视野。这是法国第三大港口，仅次于勒伊勒弗尔和马赛。然而，即便波尔多是个伟大的港口城市，它与其他海滨城市也不同，连藏污纳垢的妓院都远离水边。它们离城镇中心的三条主干道比较近，只有数十码远。

这是一座狭窄闭塞的城镇，从根源上便是独立的。波尔多在 1451 年前属于英国。它曾与其主人——英国国王并肩作战，联合对抗位于巴黎北面的法国国王。这是一座富得流油的城市。葡萄园的财富使波尔多和英国藕断丝连，当谈到未强化型葡萄酒①时，英国人更钟情"克拉雷"（claret）——这是他们对波尔多红葡萄酒的称谓。在这座城市的财富背后，也存在阴暗的一面。波尔多是西印度群岛贸易的转运中心，曾经有二十家炼糖厂。但这里也属于三角贸易的一环，人们用船只从非洲向西印度群岛输送黑奴，然后将糖运往波尔多。这种贸易是大家族财富延续的基础。后来，波尔多仍与法国在撒哈拉以南的非洲殖民地有往来。为什么这么说呢？蒂西埃就是在去往塞内加尔的"尼日尔"号上摆脱了贫困状态。

这是一座真正的资产阶级城市。公共花园（阿尔贝时常漫步的地方）的设计据说模仿了王家花园——杜伊勒里宫和凡尔赛宫。但花园各处，并没有宫殿。花园被设计成晚餐后散步的地方，商人们在散步过程中，进行着更多的交易。当这种习俗时过境迁后，花园逐渐变得凌乱不堪，在阿尔贝童年时，这里变成了英国式的花园，

---

① 未强化型葡萄酒指的是在制造过程中未添加酒精、单纯由葡萄汁酿成的葡萄酒，酒精含量通常不高。

有一个小湖及几座喷泉。[5]

这是一座工业革命的前哨城市，但它刻意决定将工业拒之门外。正是因为这座城市的传统产业在于红葡萄酒、航运贸易，以及随之而来的炼糖厂和造船厂，它几乎没有任何内生性产业。这就是为什么 19 世纪波尔多的城镇风貌至今仍保存完好，适合作为电影背景。这也意味着这座城市没有太多的工业下层阶级。在其他地方，年轻时的阿尔贝可能会像他女儿在巴黎一样，陷入"下层阶级"泥潭，消失不见。

在告别莫里亚克之前，还有一些事要说。在他关于波尔多的回忆录中，没有单独提及某个人物。哦，他提到了"家伙们"。当莫里亚克提及家人是面对何事都毫无人情味的一群人——"家伙们"时，他模仿了自己的文学写作方式。莫里亚克向来注重地方风情，对个人几乎只字未提："波尔多的房子、街道，都是我生活中的大事。"[6] 莫里亚克可能是个唯我论者，也可能是个格格不入的人。有一种说法是波尔多造就了他的生活方式，只要他住在那，就对人们缺乏好奇心。大体上来说，他就是另一个版本的阿尔贝。

阿尔贝不仅是由波尔多的房屋和街道造就的。圣安德烈医院成了他的第二个家。这是一座真正值得注意的建筑，它避开了最为严苛挑剔的建筑指南。当地法院便未能从建筑指南中的愚蠢条款里幸免。法院建于 1839—1846 年，有一个超过 150 码长的外立面，装饰着空荡的门厅和多利安式的廊柱。[7] 我可不想在波尔多被传唤出庭。但我却遐想着在圣安德烈医院度过我最后的日子。它始建于 1590 年，但在 1825—1829 年重建；事实上，法院是从医院的外观设计中汲取了灵感。医院如同是非之地、不宜久留，但如果你走进医院的正门，大回廊映入眼帘，里面有一个 60 码长、45 码宽的花园。那儿有步行道、草坪和喷泉。此外，主楼外还环绕着九个小庭院。阿尔贝在医院里不由自主地游走，有时必须在监护人的注视下才能散步，为的是防止他趁机离开。如今的精神病医生会说，病人必须找到一个"安全之地"，这基本就是一个委婉的比喻说辞，许多人会在安全之地发现令人反感的东西。圣安德烈对阿尔贝而言，不仅是个安全之地，也是可爱之地。[8]

即便你未曾陷入疯狂，也会发现自己有离开波尔多的迫切需求。但是，从精神病学的角度来看，阿尔贝何错之有？他最初被认为患有癫痫，尽管蒂西埃和皮特很快将其诊断为歇斯底里症患者。一部分临床医生将阿尔贝视为癫痫患者，这一度惹恼了蒂西埃。[9] 他最终留给我们的形象是一个歇斯底里神游症患者。我们能满足于分离性神游症的诊断吗？

还有一个非常合理的备选诊断。8 岁的阿尔贝·达达从他经常玩耍的树上"直落"下来，头部受伤严重。他不仅有脑震荡，还伴有呕吐、偏头痛，而后长时间耳鸣。这些症状在此后仅一年间逐渐消失。随着他的成长，严重的牙痛困扰着他，痛感在拔牙后并未消除。如果存在这些病史，如今他会被送去做脑部扫描、核磁共振成像、正电子发射断层显像，等等。[10] 我们怀疑他因童年跌倒脑部遭受损伤。

难道这就是历史的全部了吗？根据既定的一组事实进行追溯诊断已经够糟糕的了，但假设这些事实发生了变化呢？蒂西埃在他 1890 年出版的关于梦的书中，继续发表关于阿尔贝的研究。在书中，我们偶然得知，阿尔贝的意外发生在他 12 岁时，就在他第一次神游症发作前不久。而在 1887 年的报告中，明明写着是 8 岁。[11] 这是同一次意外吗？在经过两三年的临床治疗后，发生意外的日期被修改了？其中存在着一个真实的问题：在1887年的记录中，阿尔贝在意外发生后的一段时间内，身体状况十分糟糕，如果意外发生在他12岁时，他几乎不可能成为一个少年学徒兼雨伞推销员。1890年的总结记录提到了第二次意外吗？抑或是蒂西埃所写部分存在某种疏忽，第一段病例史的细节得到了认真记载，而1887—1889年的细节观察被随意记录？无论上述哪个日期是正确的，1887年的临床报告确实与标准的头部受伤后遗症相符：间歇失忆、头痛、情绪波动、沮丧、莫名哭泣。

虽然如此，我还是退却了，不单单是因为这些迹象与神经和心理等各种问题相关。第一，值得注意的是，在当代许多头部受伤的病例中，神游似乎与随机狂暴行为相关。这是一种反社会性的愤怒，动机不明，然后会陷入失忆。在阿尔贝的病例档案中，我们最多只能找到一起类似事件。文献三显示，1888年6月9日，阿尔贝与同事发生了激烈争吵，动机不明，并要求立即停止当天的工作。后来，他完全忘了这件事，并把早上发生的事情重新编造了一遍。不久后，他就做了几次可怕的噩梦。但这是记录中唯一一次不理性的愤怒。

第二，对诊断头部受伤持谨慎态度的原因在于，在阿尔贝的时代，医生极其关注一切可能的脑部损伤。菲莉达的医生欧仁·阿藏，双重意识领域的重要人物，写了一篇关于创伤性失忆症的经典论文，我们现在用的名词逆行性失忆症和顺行性失忆症就源于此。[12] 我们可以在诸多旧时的神游症病例中梳理出一部头部损伤史，正是因为当时的医生对任何头部意外受伤事件都格外关注。这些医生仍处于生理创伤概念和心理创伤概念的过渡阶段，对两者均思考颇多。因此，我尊重这样的事实：任何一位见过阿尔贝·达达的医生，都不会将他的问题归咎于头部受伤。如果我们支持对头部损伤的分析，并想从当时的医生那里得到确诊结果，那么最好揣摩推测他们最初的怀疑，即阿尔贝是癫痫病人，他的病是由童年时的那次摔跤引起的。

第三个值得怀疑之处是目前没有证据表明头部受伤的病人在神游症发作后可以通过催眠术恢复失去的记忆，而蒂西埃和阿尔贝团队在通过催眠恢复记忆方面有神奇的表现。这也并不是那么的毋庸置疑。或许诀窍在于，要针对神游症中遗留的最初记忆碎片进行渐进的、富有同情心的工作。直到 1886 年 12 月，蒂西埃才对阿尔贝进行催眠，但在此之前，阿尔贝已经讲出了很多故事。或许在那些过往岁月里，催眠术仅仅是治疗此类疾病的一种方式而已。

也许对于恢复记忆而言，催眠术更多的是一种社会性帮助而非医学性帮助。也许我们不该期望催眠术在当代临床医生治疗头部受伤的病人的情境中发挥作用，因为这种情境对催眠术是不利的。把同样的病人转移到歇斯底里症病房，或者如今的分离症病房，催眠术可能会产生奇迹。不是因为有人发现了对病人"真正有效"的东西，而是因为催眠术只在"舞台"上、只在既定情境中起作用，在那种环境中，医生和病人都知道该做什么。

在任何情况下，阿尔贝的经历似乎都可以被解读为童年时期一次（或两次？）摔跤事件导致的神经损伤。若真是这样，他的受伤经历就是以下问题之源：旅行的冲动和患上神游症之前经历的严重头痛，以及伴随的晕眩和失忆。歇斯底里的症状，包括伴随的局部麻木和过敏症，可被视为目前普遍了解的诸多症状的一部分。

这不只是常识而已！在蒂西埃开始观察的前两个月里，阿尔贝一直住在皮特的病房里。那时，皮特正在讲授歇斯底里症和催眠术。男性歇斯底里症患者被分配到阿尔贝所在的 16 号病房。基于一百名入院患者的病例，皮特提供了第一份根据发病年龄、性别和病因分类的歇斯底里症统计总结报告。在这一百名歇斯底里症患者中，有三十一位是男性。[13] 我们只能假设，这个报告是基于皮特实际接收的临床病人，甚至有可能仅仅是基于 16 号病房的病人。一旦阿尔贝入住圣安德烈医院，他便有很多机会了解男性歇斯底里症。

这就引申出另一个思维链。虽然阿尔贝切身遭受神经问题的困扰，但他是否一直在假装患有歇斯底里症？让我们更审慎细致地考察。学者米克尔·博克-雅各布森最近讨论了阿尔贝所处年代最著名的精神病人安娜·欧，她和自己的医生约瑟夫·布鲁尔开创了"谈话治疗"，这种模式转而变成了精神分析。博克-雅各布森以一种复杂的方式，对安娜症状的真实性提出了怀疑，并谈到了"模仿"。但这不是"假装"：安娜在寻找释放痛苦方法的过程中，真的出现了这些症状。某类行为萦绕其身，但她意识中并未以此方式计划行事。我们熟知的那个女人，著名的社会活动家和女权主义者贝莎·帕彭海姆，在人生中的某一阶段，成了世所共知的安娜·欧。[14]

阿尔贝的奇行怪举只是孤立的吗？是否存在一种奇怪的组合，由头部受伤和想要逃离闭塞的波尔多所导致的旅行混杂而成？他的头部受伤与童年时对异国他乡的向往痴迷有关吗？他多年后出现的症状，是蒂西埃在治疗他期间对其期望所导致的复杂产物，还是真正无法控制的逃跑及随之而来的失忆症？我在一份 1903 年为德国读者撰写的调查报告中第一次遇到了类似的想法。题目不是阿尔贝的神游症，而是一般的神游症。作者认为，尽管最初的一两次神游症发作可能是由一些神经或心理上的强烈不安引起的,但持续的神游可能会成为一种由细微紊乱导致的习惯行为。[15]

我在第一章中所说的关于阿尔贝·达达的大部分内容都是基于他与蒂西埃的初步接触交流。我们不知道在 1886 年 12 月催眠治疗开始之后,有多少类似早期阶段的旅行再次发生。在下面的文献一中,这些旅行经历将得以呈现。根据蒂西埃后来的回忆,我们可以判断这个故事是仅靠催眠治疗才拼凑起来的,但最初的病例报告却给人留下了迥然不同的印象。在系列讲座中,我没有继续讲述阿尔贝后来的症状。我将这些内容写进了文献三至文献五,其中的一部分是在蒂西埃的梦境调查报告中体现的。

关于阿尔贝最初旅行的描述,可能不会被后来的治疗干扰。但很少有人会怀疑,他后来的一些"梦游"行为是源于和蒂西埃等医生的互动。我甚至开始怀疑阿尔贝·达达在正常、梦游、催眠和神游状态下的四张照片。这些照片出现在皮特 1891 年出版的书中。通过蒂西埃的论文,我们对阿尔贝有了一个令人满意的描绘,但他还没有各种不同的"状态"。阿尔贝学过在不同的状态下应该是什么样的吗?

在文献三中,阿尔贝正躺在床上摆动双腿,似乎是在骑一辆自行车。他梦见自己骑着车和同伴们聊天。[16] 自行车并未频繁出现在阿尔贝的生活中。而我们已经看到它在菲利普·蒂西埃的生活中扮演了多么重要的角色。在这种场景下,阿尔贝正梦见自己在神游,在为蒂西埃踩自行车踏板;更进一步来说,他正在和同伴们一起踩自行车踏板。("同伴们"是对虚幻的骑行者的戏称,对蒂西埃解释阿尔贝醒梦之后紧随而至的行为来说,意义重大。)在现实生活中,阿尔贝是一位孤独的神游者。即使他真的骑自行车(我对此表示怀疑），他也肯定不会参加当时流行的团体旅游。一些读者可能会用弗洛伊德的重要术语来描述我文献中的材料：梦的工作、置换等。① 其他读者可能会说，这个活跃的梦表明了一种欲望，在某种程度上，阿尔贝的行为是在取悦蒂西埃。这两种意见并不相互排斥。

　　文献四、文献五将我们带入更为离奇的领域，这两份文件讨论的是"意识原生区域"。蒂西埃通过催眠向阿尔贝暗示，右膝上的压力意味着美德，左膝上的压力意味着邪恶。催眠实验的结果非常奇怪，在有些场合显得粗糙不堪，以至于我只敢阅读，而不敢作任何释义。我们还拍下了梦，也就是阿尔贝在梦境中的身体动态。当他在邪恶模式时，他会盗窃，而在美德模式时，他把钱包还了回去。阿尔贝很清楚他是实验的对象。1892 年的摄影技术，虽然被称为"瞬时"摄影，但与后来的快照无关。阿尔贝的举止行为变化必须以一定速率发生，这样才能跟上快门速度，并与插入新底片的步骤相一致。我被告知，在当时可能至少需要 3 秒才能完成一帧的拍摄。我们很容易认可这样的观点：在很大程度上，实验对象是在与实验者合作，即便他处于睡眠、梦游、无意识状态……或者今昔所知的无论什么状态。

　　我不太相信某个精心设计的梦：在这个梦中，阿尔贝认为妻子对自己不忠，计划奔袭巴黎，谋杀她。蒂西埃在催眠阿尔贝的过程中，摧毁了所有有关梦的回忆，使之从冲动中抽离。我的解释包含两个方面：第一，梦境内容确实表达了他对妻子的真实担忧，她在相识不久后嫁给了他，而且正如阿尔贝所知，妻子一直忍受着令人

---

① 此处翻译参考《梦的解析》，刘徽译，北京：民主与建设出版社，2016 年。

痛苦的贫穷和他各方面的恶劣行为。第二，蒂西埃通过催眠干预了梦境内容，影响了未来的行为，在意识的某个层面上，阿尔贝对此已然知晓。他以一种精准的方式把梦境表演出来，这样蒂西埃就能催眠他，使他摆脱梦中行为所传达的想法。临床医生及其病人，实验者及其对象，彼此环环相扣，以至于在互动过程中什么"真实地"困扰着阿尔贝·达达和菲利普·蒂西埃这一问题，变得毫无意义，就像一个从事件进程中掉落的闲置轮子。

必须重申，我不是在指责阿尔贝和蒂西埃曾篡改或伪造任何东西。也许对处于一段催眠关系中的两个人来说，最恰当的用词是催眠者和被催眠者，他们彼此间非常符合对方的需求和期望。一百年前，一位机敏的哲学家约瑟夫·德尔伯夫（Joseph Delboeuf）对这种现象做了很好的描述。比较一下当处于家庭环境中，尤其在父母试图掩盖某事的情境中，孩子对周围发生的事情的理解方式。孩子们不能表达他们的感觉，但是他们感受得到。在催眠关系中，双方无需语言表述却都知道彼此的需要，并相应地调整自己。[17]

阿藏认为阿尔贝在神游状态时比在正常状态时更聪明。也许理论在这里发挥了作用。根据阿藏的临床经验和他对早期病例报告的研究，他发现比之正常状态，第二状态下的多重人格患者更能显示出天赋，更不受拘束。抛开智力因素不谈，阿尔贝在他后来的一些神游经历中似乎是一个非常外向的人。根据文献四的记录，他遇到了他以前服役兵团的鼓乐队队长，并买了很多食物和酒，队长最后醉倒在桌子下，而阿尔贝则满足于饮下一小杯杜松子酒。这个故事里有一种复仇或嘲弄的调子。还有其他的解释，这种奇怪的殷勤款待是阿尔贝在正常状态下从未显现出来的。

阿尔贝逐渐知晓该如何运用这套体系。他从妻子的积蓄里偷取财物。我们倒是想知道：积蓄来自何处？她的家人给她钱了吗？他做好规划，便开始神游各国。随着时间的推移，他知道可以在北欧、列日或柏林的某些医院就诊，同时宣称自己是蒂西埃曾收治过的疯狂旅行者。他在别人的帮助下回到家，或者独自一个人在巴黎定居很久之后，受人帮助回到蒂西埃在法国西南部的居所（蒂西埃后来在波城定居）。这到底是怎么回事？我想，这大概是一种热情和关怀的接待，或许其中还有一点反移情作用。毕竟，治疗阿尔贝是使蒂西埃名声大噪的两项事业之一。有趣的是，1930 年，当蒂西埃 78 岁的时候，比起他在体育领域极具影响的终身事业，阿尔贝似乎更引人注目。人们对体育期许的幻灭，部分原因在于第一次世界大战。蒂西埃积极参与改善军营内外年轻男子的健康状况，并不时为军队工作。那些健康的年轻人最后死在了战壕里。也许，在1930 年，回忆阿尔贝的故事更好些。当阿尔贝的妻子死于肺结核后，他的女儿玛格丽特-加布丽埃勒被一个市场园丁家庭收养。我们饱含深情地想象，他和女儿会继续见面，虽然只是在多次神游症发作的间歇期。但他渐行渐远，再难出现。我们对他投以悲情的最后一瞥，是在玛格丽特-加布丽埃勒因被诱拐而沦为奴隶的时候，阿尔贝在同一时期去世（文献六）。阿尔贝没有其他后人，他的家庭已消亡绝迹。[18]

我们希望"流浪的犹太人"的典故能将所有反犹主义的线索联系在一起。1960年,让-吕克·戈达尔在他执导的电影《女人就是女人》①(*Une femme est une femme*,法国喜剧片)中,安排让-保罗·贝尔蒙多和街对面一位肮脏的老人进行了带有污秽侮辱意味的交易。最糟糕的是,在一连串不适合日常用语的言辞(在英语中也是如此)之后,冒出了"永世流浪的犹太人"(Juif errant)这样的词汇。然而,流浪的犹太人的传说有两种形象,其中一种犹太人代表了劳苦大众,代表了芸芸众生。犹太人和我们一样,无意中犯了错误。他的故事充满悲剧色彩,但并不是邪恶的象征。传说的矛盾之处令人困惑。

这是一个被罚永生不死的犹太人的故事,没完没了,永无休止,他在欧洲的经历确实异常精彩。拜伦、雪莱和歌德都觉得这

---

① 在这部电影中,贝尔蒙多饰演的男主角最后和犹太老人不欢而散,两人穿越街道时对骂,贝尔蒙多说出了"永世流浪的犹太人",具有强烈的反犹色彩。但影片中犹太人并不肮脏,所谓的"交易"也只是房费纠纷。显然,作者在此处有自己的主观倾向。

幅画面引人入胜、扣人心弦。[1] 这一传说与神游症有交集。在 1887 年发表的关于阿尔贝·达达的第一份报告中，菲利普·蒂西埃写道："我们开始对这个新认识的流浪的犹太人进行临床观察。"第二年初，军医埃米尔·迪蓬谢尔问道，难道阿尔贝"不是一个真正值得我们思考的话题人物吗？难道人们不会自发地想到那个古老的传说：有一个流浪的犹太人，他受神的力量约束，在各地游荡，一直行走，永不止步，永不受怜悯？"1890 年，乔治·苏（他的论文告诉我们送货员——夏尔科的漫游自动症的典型病例——最终消失了）写道："伴随着'继续！继续！'的呐喊，流浪的犹太人的古老传说似乎成为一些漫游宿命论奇怪病例的源头，波尔多的蒂西埃在关注疯行者的论文中对这类病例进行了深入的研究。"[2]

对于蒂西埃和迪蓬谢尔来说，流浪的犹太人是一个隐喻。阿尔贝并不是犹太人。[3] 蒂西埃的论文读者有限，但迪蓬谢尔的论文却发表在颇具影响力的《公共卫生和法医年鉴》上。而夏尔科在介绍病人时从来都不会错过夸大其词的机会，尤其是在 1889 年 2 月，他选择了一位名叫克莱因的年轻匈牙利犹太人。在过去的三年中，克莱因走遍了德国、英国、比利时，后来又到了法国。他在比利时花光了所有的钱，于是在可怕的夏季风暴中，从安特卫普步行到了列日。最后他抵达了巴黎；到达医院时，脚上有淤青。当他感觉有所恢复，便爬起身来再次寻找外出机会，也许是要去巴西。他做了一个可怕的梦，梦见被一群无赖追着仓皇逃窜。在从匈牙利到德国再到英国的整个版图中，反犹太主义始终相随。"我把他介绍给你，他是亚哈随鲁（Ahasverus）或卡塔菲勒斯（Cartophilus）的纯正后裔。"[4] 亚哈随鲁是 1602 年人们赋予流浪犹太人的传统名字。卡塔菲勒斯一词则来源于《马太福音》（13 世纪巴黎的版本），他是人

们想象中彼拉多 ① 的扈从，永生不死。

与蒂西埃不同的是，夏尔科的介绍并不含有隐喻色彩。我们顶多夸张一下，因为克莱因确实是个流浪的犹太人。他没有遭受神游症困扰——既不是时人理解的疾病，也不是当今医学定义的分离性神游症。同样，克莱因也没有（癫痫性）漫游自动症。夏尔科认为克莱因有神经衰弱症。他把流浪的犹太人的隐喻从神游症中抽离，指向真实的犹太人。乔治·苏则紧跟蒂西埃和迪蓬谢尔的步伐。他甚至解释了流浪的犹太人的传说。他推测，曾经有一个犹太人和阿尔贝有同样的麻烦，他的传说故事与日俱增。

对神游症和流浪的犹太人进行补充实无必要，因为几乎所有的相关信息（或许更多）都包含在简·戈尔茨坦（Jan Goldstein）的经典论文中：《流浪的犹太人和 19 世纪末法国精神病学中的反犹特质》。[5] 神游症只是偶尔进入她的分析范畴。她认为蒂西埃描述的阿尔贝的故事是相当滑稽的旁白。[6] 我重复她的材料不仅是因为我的重点与之不同，更是因为人们引用她的文章多过阅读她的文章。

19 世纪 90 年代是神游症的黄金年代，那时发生了德雷福斯事件。犹太人在社会上的地位比在军队中更低，这一问题也不容忽视。1881 年，当沙皇亚历山大三世登基时，反犹立法大行其道，加之各地农村突破法律底线的行为层出不穷，犹太人被驱赶到欧洲各地。德国的排犹运动将该国钉在历史的耻辱柱上。尽管经济不景气，当时的法兰西共和国对东部难民还是相当友好的。这一点加上1885 年摇摆不定的《流浪法》（见第三章），为民族主义者、沙文主义者和君主主义者提供了极好的借口。大量传统守旧的法国人因困

---

① 彼拉多是公元 1 世纪初罗马帝国犹太行省的第五任总督。

境所迫，陷入绝望，加入流浪汉和无业游民大军。他们的流浪生活是由共和政府愚昧的经济政策造成的。在这种政策下，这些并无恶意的法国人要被送至流放地，而那些贪婪的入侵者——来自东方的犹太人，却正受到欢迎！我转述了1886年一篇臭名昭著的文章，作者是反犹记者的领头人物爱德华·德吕蒙（Edouard Drumont）。[7]

1887—1890年，蒂西埃、迪蓬谢尔和乔治·苏把阿尔贝·达达视为流浪的犹太人时，他们一定清楚这个词对德吕蒙之流意味着什么。可以说，法国的反犹主义和德国的反犹主义不同，直到1889年布朗热主义（见第一章注22）消退后才形成一个自发的政治运动，因为布朗热主义曾笼络其羽翼下的所有反共和势力，其中就包括反犹主义和对德复仇主义。菲利普·蒂西埃把流浪的犹太人的隐喻，纳入了神游症领域。对这位白手起家的医生、地方共和派、胡格诺教徒后裔而言，这究竟意味着什么？目前我们所知的信息，尚不足以回答此问题，但有一些背景资料可供参考。

首先，我们想起了亚哈随鲁。"我是在告诉你们，站在这里的人，有人在未面临死亡威胁之前，必将看到人之子降临在他的国。"（《马太福音》16：28）关于亚哈随鲁的第一项宗教权威记载出现在一本名为《犹太人亚哈随鲁简述》的小册子中。这本小册子于1602年在但泽、莱顿和德累斯顿附近印刷了九个不同的版次。[8]但这份罕见的文本并不为法国读者所知，因此其他书籍扮演了标准文本的角色。1847年以后，在两代人或更持久的时间内，几乎所有的法国读者都知道："据传说，流浪的犹太人是一个来自耶路撒冷的落魄鞋匠。耶稣背负着十字架，从鞋匠屋子前经过。鞋匠坐在门边的石头上，推开耶稣并厉声大喝：'去吧！……去吧！……直到时间的尽头！'耶稣诺诺回答，语气既肃穆又悲伤。（详情请参阅爱德加·基内所著宏伟史诗《亚哈随鲁》中夏尔·马尼安所撰的雄辩博学的注释。）[9]"这是欧仁·苏所撰《流浪的犹太人》的脚注，该书曾在1844—1845年以连载的形式发表，当出版为书时，达到了十册的篇幅。（1883年的插图版于1980年重印，正文达到一千五百零一页。）这部小说畅销多年，它还挽救了《立宪报》。《立宪报》是一份相当激进的报纸，这部小说最初便刊载于此。[10]

欧仁·苏引用的基内作品发表于1833年，内容涵盖了自创世之初至最后审判及往后的一切。一名天使对流浪的犹太人心怀怜悯，他们一道代表了人类对善恶美丑的求知求解。在19世纪的法国，"流浪的犹太人"一词有无数的变体，但基内的版本抓住了大部分上层读者青睐的故事基调。流浪的犹太人代表着人类；他的最终救赎就是人类的最终救赎。在1602年的原著中，主人公是位虔诚之人，却把救世主基督当成了异教徒。当他听到上帝的名字受到冒犯时，他谴责道："若你亲眼看见、亲耳听见救世主基督为你我受了怎样的伤，遭到怎样的折磨，你宁可自己受折磨，也不愿这样说出祂的名字。"[11]

这个传说有各种版本，幽默的、粗俗的、悲伤的、虔诚的，但欧仁·苏的版本在法国传播最广，远超其他版本。我引用了他版本中的脚注，但他略掉了一件事：流浪的犹太人的口袋里只有区区几分钱（这导致了人们的恶意嘲笑，他们说他每天掏出几个钱，日积月累，以此致富）。

在抄本中，亚哈随鲁的传说一直出自新教徒笔端。据推测，1602年出版的小册子证实了耶稣被钉死在十字架上的事实，这直接颠覆了罗马天主教宣称的通过使徒继承的合法性。在亚哈随鲁的故事演化了两百四十年后，欧仁·苏的小说以同样反天主教的基调，描绘了跨越几个大陆的精彩情节。英雄们是被流放的胡格诺教徒的后代。与欧仁·苏的《流浪的犹太人》最为接近的是伊恩·弗莱明早期的"詹姆斯·邦德系列"小说及机场精致的书报摊中随处可见的后续版本。在"詹姆斯·邦德系列"错综复杂的残酷情节中，强悍的反派人物往往由莫斯科的克格勃在幕后操纵；而欧仁·苏笔下的反派人物则是耶稣会士，他们的邪恶帝国网络遍布全球，在想象力的充分发挥下，这个网络会让莫斯科当局羡慕不已。1582 年，七位正面人物被流放，他们均是极其富有的胡格诺家族的继承人，也都是流浪的犹太人姐妹的后裔。通过婚姻嫁娶，这些后裔们遍布世界各地。其中一位是印度王子，两位是西伯利亚的双胞胎姐妹，一位是在美洲的耶稣会传教士（他不知道自己的使命是对付自己的家族）。书中不曾交代他们是不是犹太人，但是由于他们是流浪的犹太人姐妹的后裔，如果保留原有宗教的话，他们还是犹太人。"甜心七善人"（The Sweetie-pie Seven）的品德高尚到了几乎让人作呕的程度。但如若我们想知道他们代表了谁，可以听听"流浪的犹太人"的诉说："这个家族的历史……是整个人类的历史！经过数代传承，在穷人和富人、君主和匪徒、智者和疯人、虔诚圣人和无神论者、懦夫和英雄的血液中，我姐妹的血液一直流淌至今。"[12] 在爪哇、在莱比锡、在其他任何地方，如果有必要，耶稣会士会用狡猾诡诈、血腥残忍的谋杀，来阻止 1832 年 2 月 13 日于巴黎约定地点举行的家族聚会。他们将从胡格诺教徒的合法继承者手中夺取巨额财富，用于种种恶行。这本书绝对是糟糕透顶，后来那么多的剧目完全没有必要以此为题材（欧仁·苏本人也按他小说中的情节写了一部通俗剧）。1844 年，欧仁·苏尚未完成这部小说之时，出现了众多仿作，这倒是说得过去的。不过，书中每隔五十页，就会出现一件比机场书摊上大多数小说更扣人心弦的事件。在那个年代，欧仁·苏的每部小说都会吓到他的读者们，这是众所周知的事情。

"流浪的犹太人"适合出现在书中的何处呢？欧仁·苏安排了一对犹太男女，他们素未谋面，但却彼此倾心（在开头，他们隔着白令海峡那冰冷的薄雾，依稀能辨认出对方）。[13] 他们是人类的良心，但做起事来和人类的良心一样糟糕。两人都尽己所能去帮助"七善人"，却又被迫踏上旅途。他们内心有个声音在呐喊："走吧！走吧！"于是他们情难自已。[14] 在这个故事中，恶人赢了，与詹姆斯·邦德大战克格勃的情节完全不同。七个善人，死了六个，而唯一的幸存者处境也很可怜。确实，耶稣会士劳无所得，无功而返，这要归因于流浪的犹太妇人的计谋，但是美德显然不会获得最终的胜利。

该书带有一点社会主义倾向，它谴责恶劣的工作条件，支持为工人建立一个傅立叶式的模范工厂。它谴责英国式和荷兰式的帝国主义，但未谴责法国式的帝国主义；但这只是形式上的表现而已，因为它还描述了印第安人在落基山麓钉死七善人之一并剥下其头皮的殖民地可怕幻想。还有一些更为恐怖的刺客和暴徒的形象，他们来自印度西北各邦，从事杀人越货的勾当，用吊索的一端抛出石头，杀人于无形，整个东南亚都为之色变。（但其中一人只身前往巴黎，毒死了书中的耶稣会大反派。）

读者未曾想到此书写作的大背景是反犹主义浪潮。欧仁·苏身陷其中，无法抗拒。作为小说撰写机制的一部分，他为"流浪的犹太人"创造了一种恐怖的伴随效应：他在亚洲包括西伯利亚的行迹导致霍乱肆虐。1832 年，当犹太人来到巴黎时，瘟疫也随之而至。

犹太人——真实的犹太人在书中并未出现。我之所以继续讨论欧仁·苏，是因为他的作品充分彰显了流浪的犹太人对于法国大众读者和胡格诺教徒菲利普·蒂西埃的意义，我敢肯定他年少时便已读过这本书。我想，或许就在他找当地车轮匠定做木制自行车的那一年，他的父亲将书送给了他。当时法国流传着大量反犹主义的民间故事和谚语。这里我只能毫不避讳地说浅薄的中产阶级是欧仁·苏作品的目标读者，他们中的大部分是坚定的反犹主义者，但是共和政府对从东欧过来的犹太难民，采取了颇为宽松的态度。[15]

就在蒂西埃遇到阿尔贝之时，一切将要改变。流浪恐惧与犹太逃离东方的浪潮交织在一起，许多犹太贫民采取了便宜的旅行方式，甚至徒步而行。还有第三个交集元素：许多犹太人都坚信，犹太民族易受精神疾病的困扰。最后一个话题本身就有巨大的意义，在这方面，桑德·吉尔曼（Sander Gilman）是当今学界最佳的权威人士。[16]

夏尔科同时横跨三界——流浪、东方难民、犹太式精神疾病。吉尔曼称呼他为"反犹的夏尔科"。在一场以夏尔科及其学派为主要对象的讨论中，戈尔茨坦强调了情况的复杂性："精神病学在反犹主义方面并非全然无辜，但也不能算是完全有罪的。"[17]夏尔科时常在演讲中以犹太人为例，并刻意强调他们的犹太身份。这些为反犹主义的媒体提供了绝佳素材，夏尔科本人并未阻止。我不会再横加指责或吹毛求疵，因为我更关注鲜为人知的蒂西埃，而不是声名显赫的夏尔科。

然而，请记住，夏尔科的分析并非只在反犹主义的社会背景下进行。有观点认为精神疾病（包括歇斯底里和神经衰弱）是神经性的，即生物学性质的；还有观点认为神经缺陷和精神疾病都是遗传所致。除此之外，我们再加上一种有罪的观点，这是在当时犹太人、异教徒和各派精神病学家之间都司空见惯的看法：犹太人容易患上精神疾病。这些因素使得犹太人成为夏尔科精神病学的核心，尤其是在他晚年时期。因为这是一个相对封闭的基因库（正如我们现在所说的），可以进行精神疾病的遗传研究。夏尔科在神经学领域对犹太人十分执着（无疑是他内心对犹太人的蔑视在作祟），这无可厚非。

为了改变视角，请注意夏尔科是如何推测精神疾病的遗传路径的，这种方式至今依然存在。他不能依靠基因组计划来支持他的科学推测，但他确实有一个封闭的基因库。这不仅是因为犹太人的内生性（endogenous），而且是因为他诊所里的许多犹太人的祖先都存在血缘关系，甚至会有表亲间通婚的现象。科学推理促使他持续关注犹太家族的谱系及谱系中精神疾病的分布。他的工作方法与20世纪90年代的基因决定式方法一致，后者为目前最流行的基础研究范式。就这样，值得信赖的科学探索和极其强烈的主观意愿相结合，得出了这样的看法：犹太人是反常的、麻烦的、病态的。[18]

夏尔科从未将漫游自动症（他所创建的分类）和流浪的犹太人联系起来。相反，他收治的流浪的犹太人被诊断为患有"美国病"——神经衰弱。比尔德所创的神经衰弱症诊断是1880年传入法国的，人们将其当成美国式忙碌生活节奏导致的一种症状。居住在城市中，以经商为业的犹太人的生活节奏也是如此忙碌。不管神经衰弱是否常与疲惫、乏力联系在一起，在某种程度上，如今它已被认定为慢性疲劳综合征，而夏尔科收治的流浪的犹太人能够在欧洲各地快速行走。他们被诊断为患有神经衰弱症，是因为他们疑病无休，总在寻求治疗；是因为他们本就易患上神经衰弱症。就连夏尔科也不得不承认，在他的病人克莱因身上"并不会出现非常严重的神经衰弱症"，而这"很不寻常"。在克莱因身上，除了有（不太明显的）神经衰弱症，还有创伤性歇斯底里症，这种创伤（看起来）是在从安特卫普步行至列日途中遭受的身体伤痛。

夏尔科及其助手对所谓的"疯人肖像"很是着迷。他们兴致勃勃地比较了中世纪时期描绘精神病人的艺术图像与他们诊所里准备的照片，并制作了令人惊叹的插图书来展示结果。其中有第一位多重人格患者路易·维韦和第一位神游症患者阿尔贝·达达不同状态的照片，这绝非偶然。

夏尔科的学生们在公立医院工作，他们看到了许多贫困的犹太难民。夏尔科病房里流浪的犹太人被及时拍了下来。在夏尔科的学生亨利·梅热的一篇论文中，出现了大量 17 世纪流浪的犹太人的木版画复品，并配有三张病人在病房里的照片。[19] "旧出版物中的流浪的犹太人确实存在，正是萨尔佩特里耶医院里的流浪的犹太人。"[20] 现如今，《萨尔佩特里耶医院里的流浪犹太人》(*The Wandering Jew of the Salpêtrière*) 正在成为发表十年间甚至是整个 19 世纪被引用次数最多的法国医学论文。但是原因却非常奇怪，且充满偶然性。梅热的论文最近被纳入了关于丹尼尔·保罗·施雷伯的论文汇编中。施雷伯是萨克森最高法院的法官，患有偏执型精神分裂症，他也是弗洛伊德那篇著名文章中的人物。1901 年，施雷伯发表了对自己精神错乱的长篇叙述，文中他大致把自己幻想为一个毫无男子气概的流浪犹太人。像杰伊·盖勒（Jay Geller）和埃里克·桑特纳之类的学者，他们将施雷伯的疯狂文本当成映照自身文化的镜子，在此过程中援引了梅热的观点，并且想当然地认为"流浪的犹太人"在德国和法国有着相同的含义。[21] 我难以赞同。不同并不意味着没有反犹主义。不同就只是不同而已。例如，那位

传说中的犹太人的称谓在两种语言中是不同的。在法语中的表述为
"le Juif errant"，意思是"流浪的犹太人"；而在德语中则是"Der
ewige Jude"，意思是"永生的犹太人"。[22] 我怀疑这就是附录三所
讨论的德国神游症文本中，犹太人从未被提及的一个原因。在德语
世界中，遭受流浪癖折磨的人，无论他们存在什么样的问题，都不
是永生的。

　　尽管梅热的论文已经引起了众多关注，我还是想冒昧地做下概
述。在近乎谄媚地向夏尔科致谢后，序言中提到传说里流浪的犹太
人"只是一群在世界各地旅行的神经质的犹太人的原型"。[23] 为什
么这些旅行者是病态的？他们寻找财富和治愈疾病的方法，这本无
可厚非，但他们总是想要"额外的东西"，想去"额外的地方"。他
们无法抗拒继续行动的需求，这就是他们的疯狂之处。

　　然后，梅热总结了这个传说的历史，并写了老式木版画的图
解，他对比了这些木刻画与医院里的病人们。接着他提出了五个病
例。（1）夏尔科的病人克莱因，他在此处使用了夏尔科星期二讲座
的内容。（2）莫泽（Moser），38岁，昵称摩西，一位波兰裔犹太
人，他在欧洲各地的医院里待过，接受过各种各样的治疗；但电疗
对他而言是新事物；他住在巴黎，每天到医院接受电疗（也许是把
脚浸入水中，轻微或适量地电击他身体的各部位）。过了一段时间，
他便痊愈了。然后他又出现新症状，包括每晚梦遗二三十次。[24] 在
病房里，他每天都和夏尔科等人搭讪。当人们拒绝倾听时，他就离
开了，没有人知道他去了哪儿。（3）迈耶（Meyer），42岁，来自
维尔纳（俄国的立陶宛地区），因为囊中羞涩，他弄了张床睡在萨
尔佩特里耶医院。当他被告知可以接受所有的治疗时，他回答说全
都已经试过了，但没有任何作用。他同意拍照，然后便永远地离开

了。(4)西格蒙德（Sigmund），40 岁，父亲是德国人，母亲是意大利人。他比其他人接受过更多的文化教育，是个小提琴手，但因紧张哆嗦，丧失了大部分关于音乐的记忆，所以他只能以授课为业。1882 年，他在布鲁塞尔附近遭遇雷击（因此患上了创伤性歇斯底里症）。1889 年，在人们所说的"火焰事件"中，他看见了火焰，居然昏厥并瘫倒在地。他几乎有一连串歇斯底里的症状。在萨尔佩特里耶之外，他几乎是一个典型的歇斯底里神游症患者，他走了很远的地，爬了很险的山，跑了很多的路。但在那家医院，并没有"歇斯底里神游症"这种病，且因为犹太人易得神经衰弱，所以西格蒙德的病是"歇斯底里性神经衰弱症"。(5)流浪的犹太妇女，罗莎（Rosa），47 岁，生于俄国[25]，常居基辅。病情发作时，她会吐血，头痛欲裂。她在德国接受过多次治疗。但夏尔科在基辅的名声显赫，最后她来到了巴黎，在那里她对治疗充满信心。她服用了氧化锌药片。一个月后，她的病情有所好转，便带着装满药片的手提箱回家了；她认为夏尔科的声望实至名归。梅热认为治疗作用是心理暗示的后果，而不是药物的效果。他想知道的是："这令人愉悦的心理暗示会持续多久？"他害怕她脑海中会产生不同的想法，然后她会离开寻找新的诊所；也许几年后回到萨尔佩特里耶，而后又再次消失，如此便和"她周而复始的旅行冲动"步调一致。

在对这些病例的分析中，梅热首先指出这些患者的来源地问题，令人震惊。他们都来自东方国家：德国、波兰、奥地利。东普鲁士和奥地利帝国的疆域一度扩张至如今的波兰境内。令人惊讶的是，梅热并未提及俄国，尽管他的五个病例中有两例来自俄国。在其他病例分析中，梅热被夏尔科这么多来自乌克兰敖德萨的犹太患者震惊了。

梅热想知道的是，东方起源论的合理解释是什么？"流浪的犹太人"本质上只是一个日耳曼传说。"流浪的人们，他们并非犹太人，他们是日耳曼人，人们称之为汪达尔人、诺曼人、西哥特人。如果有流浪的犹太人，他们也是日耳曼犹太人（寄国无门，流离失所）。"26 考虑到德法之间的另一场战争在 1889 年就已开始酝酿，可见梅热心思缜密、未失机会。难怪他的论文答辩过程被大名鼎鼎的《费加罗报》报道了。这种可怕的流浪真的是日耳曼人的问题！当然，这个问题是伴随着 19 世纪 80 年代的反犹主义浪潮及 1881 年俄国严厉的反犹立法和执行措施出现的。梅热的论文中没有一个字是真实的，只有关于西哥特人的无尽想象。

追随夏尔科的脚步，梅热成了一名受人尊重的神经学家。1905 年，他成了《神经学评论》的主编，该杂志属于巴黎神经学会，他也是该学会的秘书长。梅热大部分成熟的公开作品都是关于抽搐症的，包括"图雷特氏综合征"（后来奥利弗·萨克斯使之声名大噪）。我们可将这种综合征当成在萨尔佩特里耶医院诞生的典型歇斯底里症。在那里，首先是乔治·吉勒·德拉图雷特，随后是亨利·梅热，他们前赴后继，开创了一番事业。27

关于梅热的介绍差不多该结束了，因为确实无可赘述，除了关于阿尔贝·达达的只言片语。梅热写道："那是一个非常接近我们印象中流浪的以色列人的病例。"28 他是夏尔科的好学生，他坚持认为蒂西埃的病人患上了神经衰弱，"除此之外还可以加上歇斯底里"。甚至有人认为，一些传说中的预言（例如 13 世纪中叶巴黎版《马太福音》中的"卡塔菲勒斯"），暗示了一些歇斯底里的迹象。在日耳曼传统文化中还有一个主题，"流浪的犹太人"既是受害者也是施害者，他偶尔会自残自戕，至少曾被人看到有濒死迹象。"然而，'流浪的犹太人'身上的这种阴暗面不常出现，在传说中，他首先是以正面形象示人的，尽管他总是郁郁寡欢。"

一切都在改变。简·戈尔茨坦写道："到19世纪末，在法兰西人的心目中，'流浪的犹太人'的形象已经恢复了它的字面意义。"从字面上看，他甚至有反基督倾向，犹太人不是嘲笑了背着十字架的基督吗？因为这种转变，人们很容易就能从19世纪80年代和90年代初的精神病病房中看出明显的反犹主义。戈尔茨坦描绘了公众对一篇著名医学论文的反应。反犹派记者的元老级人物爱德华·德吕蒙对此欢欣雀跃。对他而言，从本质上来看，从遗传角度上来看，犹太人都是堕落的疯子。当时观点相对温和的共和派报刊《费加罗报》对此持谨慎态度。犹太人的主流媒体也是如此。一方面，它们试图反对东方犹太人（暗指大多数犹太人）的神经质是与生俱来的观点；另一方面，它们对医学诊断建议的免罪持认可态度。东方犹太人天性中的勤劳与坚忍，在西方却被视为无能和肮脏；然而，他们仅仅是神经衰弱，且有望被治愈。

"流浪的犹太人"在法国精神病学中的地位，似乎源于蒂西埃对第一位神游症患者阿尔贝·达达的隐喻。若果真如此，那它开始与结束的方式迥然不同。梅热将传说和难民处理成了一个有说服力的混合体，并将此移交于反犹媒体。蒂西埃是胡格诺传统的继承人，自负又可怜；欧仁·苏史诗小说中所写的胡格诺派的后代与耶稣会士的战斗，塑造了他意识中的流浪的犹太人。小说中的流浪的犹太人，完全站在了胡格诺派这一边。

至少在1901年之前，他一直保持着这个隐喻。到梅热的论文引起人们兴趣的时候，他才写了关于这个话题的最后医学评论。

让我们看一下他最后的言词吧。他说的不是萨尔佩特里耶的犹太病人：

> 传说有时源于现实。既然如此，"流浪的犹太人"就得怀揣几个硬币，被迫永久流浪吗？这个关于持续旅行的故事，是不是基于对某人强迫自己不停行走的观察？抑或是在耶路撒冷沦陷后，大众凭借想象力对一个分散在世界各地的民族的性格特质进行了总结？不管如何，流浪的犹太人的传说已成事实，对病人或精神错乱者的大量观察证明了这一点。这些人有强烈的欲望，想要不停行走。[29]

至于夏尔科坚持的漫游自动症观点——疯狂的旅行者，满怀对旅行的迫切渴望，饱受漫游自动症的折磨——是"严重扭曲了心理学"。[30]

附录三 | 德国的"游荡癖"

《疯狂的旅行者》一书出版于 1887 年。1888 年，夏尔科发表了对送货员的研究。1889 年，意大利医生开始发表神游症类型的诊断分析。意大利受法国的影响很大。德语国家的精神病分类学发展很快，声势盖过了法语国家，两者有着截然不同的传统。神游症渗入德语国家，花了整整十年时间。我想简明扼要、不揣浅陋地描述发生的事情。因为政治、地理方面的状况，德语世界中的医学文化是分散的，甚至在德意志帝国内部也是如此。德意志精神病学文化从奥匈帝国延伸到斯堪的纳维亚半岛和俄国。在讨论热烈的 1898—1914 年，最富影响力的中心或许是位于苏黎世的布尔格赫茨里医院（Burghölzli Hospital）。然而，我在那里找不到任何关于神游症诊断的蛛丝马迹，尽管很多说德语的神游症患者确实到过瑞士。[1]

一切都开始于 1898 年，当时恩斯特·舒尔策（Ernst Schultze）在波恩发表了一篇论文，名为《关于意识的病理性紊乱论稿》。[2] 舒尔策写道："我没有带来太多新事物，因为夏尔科已非常清晰地阐述了漫游自动症的'症候群'……但如果你继续阅读文献，你会发现这种疾病在德国非常罕见，至少很难被诊断出来。看看 1894 年法国的考察吧，书中引用了四十部作品，只有一部是德语的!" [3]

　　只有当人脑洞大开时，他才会将以下病例归入漫游自动症。这个故事写于 1880 年，讲述了一个病情很重的未婚牧羊人的故事。1857 年，他被送入精神病院，留院观察。[4] 此人于 1860 年去世，年仅 40 岁。他有过很严重的惊厥失神，在发作前后，他会不由自主地前后或绕圈踱步，总是沿顺时针方向。他秉持一种偏执的信念，认为应该把整个世界、天堂和天使都记在脑中，放在心里。[5] 尸检结果显示，他的大脑硬化严重甚至已经萎缩，尤其是右脑半球。这位男子并未患夏尔科所说的潜伏性癫痫，这一点在了解他的神经病因之前便已显而易见。不管怎样，在主治医生看来，癫痫的症状过于明显。简而言之，这种踱步类似于癫痫发作后出现的"前奔"，即一种漫无目的的来回踱步。牧羊人被关进精神病院，不是因为他的踱步行为，而是因为存在于脑海中的对世界的虚妄幻觉。所以可以得出结论：当舒尔策开始研究时，德国医生并未发表过任何相关病例。

　　这并非全然正确。此前当然有过符合诊断标准的病例，尽管这个诊断标准当时还不存在。这些病例出现在逃兵群体中，比如火枪手 J.M.，他未经请假便擅自离开多次，每次都是步行离开且难以抑制。[6] 他第一次上军事法庭的场景并未给人留下太多印象：被告人总是回家，声称他难以克制对家乡的思念之情。但在上诉过程中人们发现，这名火枪手从青春期开始就患有严重的精神障碍，并且有强烈的旅行欲望（流浪、驾车、旅行）。被告人没有癫痫病家族史，也没有任何癫痫发作的迹象。最后得出的结论是，被告人的精神活动受到了短暂的病态干扰，在此期间，他擅离职守。根据德国第五十一条军规，火枪手无须对自己的行为负责。一个精神病人不能对自己的行为负责，除非行为人是故意为之且具备自由意志。

这一指控事件发生在1880—1882年，该报告发表于1883年。当时德国不存在神游症或漫游自动症的诊断。人们充其量只能说，他的精神活动受到了暂时的病态干扰。[7] 因而，我们可以说，这是在神游症诊断（"歇斯底里神游症"——甚至将癫痫排除在外）出现之前的病例。但在德国，歇斯底里症是存在问题的，那里针对男性的诊断并没有得到夏尔科式的推动。弗洛伊德觉得歇斯底里的诊断不错，将其引入他在维也纳的资产阶级心理咨询室，主要用于治疗有明显"神经质"的病人。维也纳的医疗机构最初是拒绝弗洛伊德的，一方面是因为他对男性歇斯底里症的坚信，另一方面是因为他对性病因学的热情。对于年轻的士兵来说，情况更为糟糕：1883年，歇斯底里症并不属于被迅速普及至第八十七步兵团的诊断类型。[8]

直到1898年，当舒尔策着手填补这一空白时，漫游自动症才被引入德国。他提出了三个新病例，并在1909年又增补了第四个。[9] 他坚持认为德国医生需要建立一个病例目录库：我们绝对不能落后于法国人！他描述的病例极为有力。其中每个故事都可以作为小说或电影的提纲，但在此处，我必须省略多余的轶事。

X是军中一名年轻的志愿兵，一名优秀的战士，正计划延长服役期。但他突然走了，前往伦敦，在那他乘船去了纽约，然后再到辛辛那提。直到那时，他才完全意识到自己身处异乡、孤身一人，尽管在此之前他已稍微恢复了点意识，知道自己是谁，甚至写信问父母要钱。

Y，一个37岁的奥地利裔男子，有一天出现在舒尔策位于波恩的诊所。从服兵役开始，他就有开小差神游的经历。有一次，他从布拉格旅行到的里雅斯特，最后带着他的老仆人和一只鹦鹉回来；而当他回到布拉格的家时，他对自己所做的一切都忘得精光。[10] 几年后，在与妻子争吵之后，他来到了马赛，这段10—12天的经历从记忆中消失了。在巴黎，他经过外籍军团的征兵办公室，便应征入伍，被送到奥兰后又被至摩洛哥的一个堡垒。于是他从军中逃离，回到巴黎。在巴黎他进入一家医院，接受了电疗和冷水浴疗法。突然有一天，他到了荷兰并试图加入殖民地军队，但是被拒绝了。此后他成了一个耽酒症患者，即酗酒狂。他会狂饮一个星期左右，然后间隔三四个月再来。他饱受眩晕、昏厥折磨，并有惧旷症，这导致他常被警察送回家。

Z，一个23岁的化学工作者，对任何事情都浅尝辄止，从不深入精进。他在理工学院时，刚开始化学和物理学得不错，但转而学习法语、俄语、英语、波兰语和梵语。他也会外出旅行，伴随着阵阵失忆，他完成旅行的效率和完成学业的效率同样低下。他的确去了普利茅斯，计划从那乘船去美国或加拿大，但他不太确定具体的目的地及通过何种方式前往。他也认真考虑过参军，但总是优柔寡断，未能付诸行动。

舒尔茨的第四个案例来自他的同事。病人是一个37岁的木匠，他经常感觉自己被恶魔力量追杀，遮天盖地，无处遁形。[11] 他因偷窃两块表而被捕。当发现有两块不属于自己的手表时，他表示没有任何印象，且认为既然违反了法律，便愿意接受惩罚。原来，他曾多次被人发现从部队擅离职守，受过入狱两天、三个月至一年不等的惩罚。在新一次疾病发作之前，他头痛欲裂，持续了一两个小时，感觉有把刀正从脑中拔出；他眼冒金星，然后就开始漫游。一段时间后，他回过神来，感觉就像刚睡醒。然后他开始问自己：

"你现在都干了些什么？"在故事的结尾，他找到了一份马车夫的新工作。

在舒尔策的叙述中，这些故事是令人恐惧的 19 世纪末欧洲心理剧。前三人中的两人有自杀冲动，他们拿着左轮手枪四处走动，并不时把枪口对准自己的脑袋。我已经省略了大量细节；舒尔策，像许多研究神游症的学者一样，是一位擅于讲故事的人。他在 1898 年那篇论文的结尾处写道："我更倾向于把这三位病人都当成癫痫患者。"X 有过类似于癫痫发作的症状。Y 有眩晕和昏倒的症状。此外，克雷佩林（Kraepelin）在他 1896 年版的教科书里指出，耽酒症是癫痫的一种后遗症。Z 在旅行刚开始时患有严重的抑郁症，之后他的记忆逐渐消失，乃至失去了言语能力。自杀倾向甚至也成为癫痫诊断的依据。舒尔策在每个病例乃至论文标题中，都提到了心理的混乱状态——"意识紊乱"（Bewüsstseinstörung）。

在分析的结尾，他对治疗提出了疑问。夏尔科提倡使用溴化物疗法。有人尝试过，但未取得明显疗效。舒尔策写道：也许我们会沦落到使用一位父亲的处理方式，他 15 岁的儿子总是不停在外流浪。这个小伙子最后被父亲安置在一艘游艇上，无处可逃。

就这样，神游症被引入了德国医学界。[12] 所有的一切都是为了重述法国论战的要点，尽管直到 1903 年为止，问题更多集中于"是癫痫还是其他什么疾病？"而非"是癫痫还是歇斯底里？"。舒尔策面临的第一次挑战发生在 1899 年，不是源于歇斯底里，而是源于癫痫的外延拓展概念。尤利乌斯·多纳特（Julius Donath）描述了另外三个病例。[13] 第一个是 38 岁的木工大师，他骑马赶往最近的火车站，然后从那出发，去了布达佩斯、维也纳、莱比锡、汉堡和纽约，却完全不记得自己做了什么。第二个是一位 49 岁的店员，他的神游症经历非常简单明了；他艰难跋涉，睡得简陋，从不感觉饥饿。第三个是一位 19 岁的裁缝助手，他宁愿做一个马车夫，这是其挚友的营生。他喜怒无常，长夜难眠，伴随着难以预料、稀奇古怪的外出神游——在此过程中，他会追逐女孩，追赶军乐队。这三位病人都会有头痛、偶尔失忆的症状以及一种难以抗拒却毫无目的的旅行欲望。多纳特将这些病例诊断为癫痫，并为关于旅行的癫痫性强烈冲动创造了一个新名词：旅行狂热症。但他特意强调："对于我来说，癫痫性旅行狂热症是一种特殊的癫痫心理当量，和其他常见心理当量不同。在特殊的心理当量中，意识紊乱要么是完全没有，要么是由于未发育完全的天性而居于次要地位。"[14] 颇具争议的词汇是"意识紊乱"。舒尔策进行了反驳，他把失忆症看做意识紊乱的病征。[15] 他也认同多纳特的观点，即癫痫性漫游自动症可以有多种表现形式，但这是因为，癫痫本身就是千变万化的。

比抨击舒尔策更引人注目的是多纳特对歇斯底里神游症的鉴别诊断。在癫痫概念已经扩大的情况下，歇斯底里神游症会出现在患者被一个固有的想法困扰或具有双重人格的病例中。神游症通常发生在"第二状态"。[16] 多纳特目睹了这种情况，为此他在 1892 年将其作为确切证据加以描述。这是一位受淋病折磨而接受治疗的妇女，她从未接受过催眠治疗。女病人极富魅力，聪明伶俐。在谈话过程中，她会毫无征兆地开始玩耍，用孩子气的声音说话、歌唱，通过这种方式，她不再感到痛苦，甚至可以起床奔跑，而平时她几乎常年卧床，足不触地。她母亲说这是种"发作"。多纳特实际上并没见过任何一个歇斯底里神游症患者，但他会想当然地把自己所遇之人当作神游症患者的替身。

在布达佩斯的医院病床上发现典型的双重意识患者是非常罕

见的，直到你知道了病人的母亲是法国人。当多纳特引用她口中的
"Krise"这个德语单词时，她一定指的是法语里的"Crise"①。在这
种情况中，德语不常用该词，而在法语中该词是标准的多重人格探
讨用语。这个双重意识的病例是从法国输出的，不同于近年来，多
重人格从北美输出到澳大利亚和荷兰。

癫痫仍然是神游症的基石，这一点未受挑战。尽管出现了"旅
行狂热症"这个名词，但常见的"游荡癖"是这种疾病的医学名词
并变得根深蒂固。自杀的想法和实际行为如此之多，令人震惊。[17]
我们应该注意到，一些患者来自萨克森、西里西亚和匈牙利，这些
地区的自杀率比西欧要高得多。对于西里西亚人或匈牙利人来说，
自杀是一种人生选择，但在巴黎人中不存在这种选择，更不用说加
斯科涅人了。

歇斯底里症此时已羽翼丰满，蓄势待发。它被纳入关于"游
荡癖"的大讨论中，大概反映了德国医疗实践对于相关疗法的接受
度越来越高。德国第一篇研究神游症的文章出现在 1903 年。海尔
布隆纳（Heilbronner）描述了他的十二个新病例，他把这些病例编
制入表，总计共有五十七个病例——他称之为"神游症和类神游症
状态"。[18] 表中有三十人是法国人，混合了典型的歇斯底里诊断和
癫痫诊断。海尔布隆纳在他恰好能得到的资料中做了严格的挑选，
添加了一些之前未被列为神游症的癫痫病例（以其他名词指称）。
但是他忽略了典型的法式综合征，该综合征于 1895 年由菲尔让
斯·雷蒙在讲座中提出，皮埃尔·雅内将之记载。他的结论是，最
多有五分之一的病例无疑是癫痫，但出现歇斯底里症状的病例占绝

———————————

① Crise 在法语中有"发作"之意。

对多数。

　　他还强调，神游症通常是由某种"焦虑"（dysphoric）状态引起的，这种焦虑状态可能源于癫痫发作，可能源于事故造成的创伤性歇斯底里症（身体创伤，但不一定是头部损伤），也可能源于一些家庭或工作环境。"焦虑状态"（Dysphorische Zustände）成为德国神游症文献的一个标准短语，因为它似乎表明了某种原因、某种病因，尽管事实上它的意义宽泛，可以用来表示任何郁郁寡欢的状态和忧心忡忡的感觉。

　　海尔布隆纳还给出了神游症研究史上最有用的意见。神游症的发作最初是不由自主的，以癫痫、歇斯底里或其他某种可能的形式展现出来。但他写道，对逃离的心理偏好可能会成为一种习惯，长此以往一些微不足道的小事件可能也会引发神游症发作。在我看来，这种观点适合很多神游症患者，包括阿尔贝。海尔布隆纳并没有质疑神游症是伪造的。它足够真实，包括真正的失忆症和其他疾病。但是，它代表了一种心理习惯。在法律上，类似的习惯可以被用来免除责任。事实上，只有在有充分证据表明神游症已经成为习惯的情况下，司法鉴定才是适用的。

　　自此以后，这个领域的涵盖范围就扩大了。同年，即 1903 年，舒尔策发表了关于九个新病例的重要演讲，其中很多都具有典型意义，精彩纷呈。舒尔策宣称自己和海尔布隆纳在一些基本问题上看法相同，但在某些细枝末节的问题上存在分歧。是的，虽然有些医生在诊断癫痫时，显然过于自负了；但如果认为只有五分之一的"游荡癖"病例是癫痫，那就大错特错了。必须对舒尔策的新病例加以仔细衡量：它们是不是真的与歇斯底里症状无关。光是这些病例就在很大程度上改变了各种病症间的数量比例！

次年，即 1904 年，德国医生发表了一篇类似于 1889 年法国论文的文章，这也是相关领域的首次尝试，标题为《一个歇斯底里病例中的神游症》。[19]1895 年雷蒙提出的综合征引起了德语世界内科医生们的注意。作者后来又观察到了另一个在异常状态下的歇斯底里症病例。[20] 可以据此指出在德语世界范围内歇斯底里诊断的一个问题。夏尔科为男性歇斯底里症消除了女性化特征的污名，但德语世界的研究者接纳了这一污名，并且暗示它有潜在的同性恋倾向。我们也从中看到了不同学派的建立。在此过程中，大人物作用巨大。认为所有的神游症都源于癫痫的学说，现在被称为"克雷佩林学说"。

另一位研究者，通过对病理的详细临床观察，向多纳特提出了质疑；并且对三个新病例做了"显微镜"式的精确检查，发现了一个意识紊乱病例。[21] 一直以来，军队系统在其中扮演着重要角色；许多不穿制服的人在服兵役时擅离职守。1906 年，大概发现了十八个新病例，每一起擅离职守事件都来自海军。[22] 越来越多的研究者认为，神游症不是一种成因简单的疾病。在 1907 年的一项研究中（针对三个强迫力引导的新病例），尤利乌斯·多纳特犹豫不决，他在考虑是把"旅行狂热症"最终限制在癫痫类中，还是将其变成一个包罗万象的名词，与 1895 年雷吉斯对法国式"旅行狂热症"所做的定义分类有所区别。

男人、男人、男人，无休止的男人！我们稍后还会看到很多儿童病例。难道德国医生从来没有在成年女性中发现"游荡癖"吗？多纳特的第二篇论文包括了一个女性病例，但是细节缺失。斯特凡·罗森塔尔（Stefan Rosental）描述了一位 63 岁妇女的悲伤往事。这篇论文的题目是《伴有游荡癖和偏执行为的抑郁症》。[23] 施女士（Frau Sch.）在 42 岁时结婚，在此之前她常年独自生活。施女士的丈夫把她的毕生积蓄投资在一家被烧毁的锯木厂上。丈夫死前没有留下任何遗嘱，他的亲戚便能够继承他所有的财产。施女士只能从维也纳的哥哥那里获取一点微薄的生活费。她住在柏林，有一次搭火车去波美拉尼亚拜访亲戚，她在一个小站下了车，漫无目的地游荡，当地警察把她送进了精神病院。施女士说自己不想活了，她恨那些医院里的护理者。然后她被放了出来。施女士也曾先后五次去维也纳看望哥哥，但几乎每次都被借故打发走了；只有一次，她被允许待上两个星期。施女士最后一次看望哥哥，是在他和一个年轻女子结婚后；她连和哥哥打招呼的机会都没有。施女士在回柏林的途中半道下车，偷偷回到了维也纳，并在那里住院治疗。她很清楚自己有一种乐观妄想的倾向。这算偏执狂吗？这是一个关于病理学的故事吗？

至于儿童，当你仔细观察海尔布隆纳的表格时，你会发现很多神游症患者在年纪很小的时候就开始了他们的旅行。其中十四位患者首次神游的年龄在 8—15 岁。事实上，威廉·施利普斯（Wilhelm Schlieps）于 1912 年写道，虽然发现成人神游症是法国医生的贡献，但发现儿童神游症是德国精神病学领域的一个标志性胜利！[24] 恐惧法国、排斥法国、超越法国的心理，在舒尔策之后的很长时间内都存在。但施利普斯声称的民族优势站不住脚。雷蒙在 1895 年详细描述了一个男孩的经历，我称这个男孩为"汤姆·索亚"①。施利普斯没有谈及第一批病例，只是宣称发现了一种特定类型的神游症，即儿童神游症。1909—1910 年，贝农和弗鲁瓦萨

———————

① 即美国小说家马克·吐温所著《汤姆·索亚历险记》中的主人公。

尔——一个隶属于警察总局的精神病医生团队，颇有影响，我们在
第三章中讨论过——发表了至少三篇关于儿童神游症的论文。[25] 当
时的医生想把儿童神游症诊断为自动症，就像现在的医生试图把儿
童多重人格症纳入下一版本的《美国精神病学协会手册》一样。[26]

施利普斯的三个病人包括两个女孩，分别为 11 岁和 12 岁。她
们确实是第一批有相关病历记录的女孩。施利普斯指出：只有男孩
会去旅行，而女孩骄奢淫逸甚至在性生活方面放纵堕落，这种观点
是错误的。两者的不同之处在于，男孩会去林间和田野漫步，而女
孩则会说她们"一直在镇上散步"。让我们从退化的角度来看流浪
儿童。他们被认为智力低下，且通常会在旅行中患上失忆症。

施利普斯研究的两个女孩从小就逃学，在外漂泊神游。其中一
个女孩得有监护人陪伴她上学放学。两个女孩都患上了淋病，种种
迹象表明，至少第一个女孩遭遇过强奸。人们该做些什么呢？施利
普斯并没有帮到什么忙，尽管他提出了简单慎微的意见，至今仍在
流行——让她们的父母擦亮双眼！看看是什么让孩子堕落如斯！去
给孩子安排些心理咨询吧！护送你的孩子上学、放学，即使你不能
做到，也请雇个人陪护她们！

总而言之，1898—1914 年德国的游荡癖研究，类似于 1887—
1909 年法国的神游症研究。军队在德国病例中的影响，甚至比在
法国病例中更大。然而，人们对两国病例的看法，不尽相同。差别
不只在于这一点：流浪的犹太人的形象似乎根本没有出现在德国。
我认为这种说法苍白无力。法语和英语中的"流浪的犹太人"，在
德语里是"永生的犹太人"。而神游症患者，是不能永生的。

更为重要的区别是，流浪对德国研究者来说，并不构成问题。
是的，流浪是同一时期的普遍社会问题，从 19 世纪 80 年代开始，

关于流浪问题的著作便不断出版。[27] 但在德国，与神游症相伴而生的主要社会问题是军队的逃兵及帮助年轻的逃兵走出困境。比之重视军队士兵还是流浪者，其他的区别不太明显。我们讲述的德国故事不仅发生在十年后，而且地点转移到了中欧。这些人可能会西行，去英国、荷兰、法国或美国，故事字里行间所渗透出的，不仅是病人自身的悲伤，还有他周遭的整个外在世界的忧郁沮丧。在阅读了几十个病例的故事后，你甚至开始怀疑是不是其中的每个人都带着左轮手枪旅行，并且时不时地用枪口对着自己的脑袋。但这不只是那些有游荡癖的人的真实情况，也可能是很多正常旅行者的真实情况。

事实上，德国的游荡癖并没有大肆流行。有具体病例为证。德国的医生们出于民族情感，不希望落后于法国同行。因此，他们想要找出诊断方法来拯救年轻的逃兵，使其免受残酷的惩罚。但在德国，神游症并没有生存的生态位。让我们来重新看一下之前提出的四个矢量。游荡癖甚至不符合当时德国既有的疾病分类法。它与当时受人关注的疾病无关。同样，它也没有文化极性和善恶二元的矢量，在此类矢量中，疯狂的旅行是可以悬浮的。没错，逃兵是可观察的，但他们是逃兵，不是单纯意义上的神游症患者。游荡癖本身没有社会性目的，也不附带其他的东西，它无法成为宣泄释放的一种方式。我提出的四个矢量，在此都未能造成明显影响。因此，在德国，有一些医生试图将神游症发作当作一种诊断方式来推广。但游荡癖本身，在德国从来没有成为一种彻底但短暂的精神疾病。

12 岁时，我在波尔多的一家煤气设备厂当学徒制作工。有一天，我突然离开了城里。我在门口踱来踱去很久，邻居们似乎已经看见这一切。他们告诉我父亲，我已经朝着阿卡雄（Arcachon）的方向走了。我哥哥立马动身来找我，他在拉泰斯特（La Teste）找到了我，当时我受雇于一个旅行伞推销员，我一定是跟随着他的行程。

"你到底在干嘛？"哥哥拍着我的肩膀问道。

我顿时大惊失色。在听说曾给一个推销员当助手后，我感到不可思议。于是哥哥带我回家。几天后，他们谈起了我父亲在瓦朗斯达让（Valence-d'Agen）继承的一笔遗产。

一个月后，我到了那个小镇，但是却想不起是怎么过去的。一位家族好友体贴地将我送回了波尔多。

有一天，M.L. 让我和一位同事去煤气公司取焦炭。他给了我100 法郎。第二天，我惊讶地发现自己居然在火车上，并且听到人们在说"旅途"。途中有人查票；我发现车票上写着去往巴黎。身上还有钱吗？我自己也不知道。我甚至不知道之后发生了什么，直到有一天晚上我发现自己躺在巴黎奥尔良车站的长椅上。

　　我说不上来自己如何到达此处，于是就被送到了警察局，然后又被送到马扎斯（Mazas）[①]，在那里被关押了两个星期。工作人员从波尔多获取了我的身份信息，于是同意我回家。我的家人必须将我拿走的 100 法郎归还雇主，所以他们不愿再承担我回家的路费。我有旅行证明，可以步行回去，中途略作停留休整；每走 50 公里，我可以凭借旅行证明获得 1 法郎的公共援助。这就是我如何到达昂古莱姆周边的。人们正在热火朝天地忙着采摘葡萄，于是，我到了拉格鲁（Lagroue）的马尔萨克（Marsac）村，在米歇尔·B. 先生家当帮工。我在那住了两个月，每天可以挣到 1.5 法郎。看见我正在工作，那些警察并没有打扰我。当我回到波尔多时，已经攒下了50 法郎。

　　然后我去了父亲和哥哥工作的煤气公司上班。几个月下来，一切都按部就班，井然有序。直到有一天，天气晴朗，我来到了巴伯齐厄（Barbezieux）。在那里我被逮捕，因为我没有身份证明。当局在从波尔多得到相关信息后释放了我，并给我开具了去巴黎的新证明，那是我想去的地方，因为我再也不敢回到家人身边。

　　当我到达沙泰勒罗（Châtelleraut）的时候，我又被逮捕了，因为我再次丢失了身份证明。等我拿到新的证明后，一路经过了普瓦捷、图尔和奥尔良，奥尔良的警察局长告诉我，应该结束流浪生活，最好回到老家去。我同意了，并拿到了一张去波尔多的免费火车票。父亲和雇主认为巴黎吸引着我，决定把我送到那里去。就这样，我在马特尔街（Rue Martel）为 M.L. 工作；我住在小马厩街

[①]　即马扎斯监狱。

的里昂旅馆。我高兴极了。

　　我满怀热情地工作了两个星期。拿了工资后，我便突然不告而别。等到恢复意识，我发现自己来到了茹安维尔勒庞（Joinville-le-Pont）。由于不敢回去见老板，我只能继续赶路，先后经过了尚皮尼（Champigny）、莫城（Meaux）、隆格瑞莫（Longjumeau）、普罗万（Provins），最后来到了维特里-勒弗朗索瓦（Vitry-le-François）。我想在那申请个小住所，但是却被送进了监狱。因为我的身份证明又丢了。调查工作进行了两个星期，我再度被释放。

　　之后，我走遍了马恩河畔沙隆（Châlons-sur-Marne）、肖蒙（Chaumont）、沃苏勒（Vesoul）、第戎、马孔（Mâcon）和维勒弗朗什（Villefranche）。我到访了里昂，发现那里非常漂亮，尤其是佩拉什广场。在那里我看到了缆索铁道。我经过格勒诺布尔（Grenoble），在那里欣赏着伊泽尔河岸边美丽的人行步道。但在阿讷西（Annecy），我又被抓起来关进了监狱，因为我又遗失了证件。然后，我再次被释放，又领到了身份证明文件。在这些文件的许可下，我踏上返回波尔多的归途，经过了里昂、圣埃蒂安、勒皮（Le Puy）、莫里亚克（Mauriac）、蒂勒（Tulle）、布里夫（Brives）、佩里格（Périgueux）、库特拉（Coutras）和利布尔讷（Libourne）。

　　我又进入了煤气厂，认认真真地工作了三个月。直到有一天，我突然发现自己在一个陌生的地方——波城的广场上。

　　"真是倒霉！"我喊道，"又是一次神游！好吧，既来之则安之，先找地方住下。"我随身只带着 5 法郎，于是寄宿在一个服装商人家，一晚上花费 5 苏。

　　我给父亲写了信，他给我寄来了 10 法郎和一封来自煤气厂的推荐信。在推荐信的帮助下，我去了塔布兵工厂工作。但有一天晚上，我拿了工资离开了，发现自己出现在巴涅尔-德比戈尔（Bagnères-de-Bigorre）；我准备赶去卢尔德（Lourdes），在那里坐上前往塔布和图卢兹的火车。凌晨一点，我到达了目的地。我听到列车员在说："去塞特（Cette）和马赛的旅客请立即上车。"于是我赶忙上了一节车厢。第二天晚上六点，我到达了马赛。到了马赛之后，街头巷尾都在谈论非洲的轶事，于是我决定前往非洲。我把父亲寄到塔布的新衣服换成了旧衣服，置换了点钱。在花费了仅有的 15 法郎后，我终于登上了"康罗贝尔元帅"号（Maréchal-Canrobert）轮船。那时我已经身无分文，只能在厨房里当勤杂工以换取填饱肚子的一日三餐。

我在阿尔及尔盲目游荡，试图寻找一份工作，但结果并不如意。我便赶往其他地方，例如圣欧仁（St.-Eugène）、上穆斯塔法（Mustapha Supèrieure）和布里达（Blidah），兜兜转转一大圈，一无所获。最后我在施陶埃利（Staouël）停留下来，那里盛产玫瑰水；当地人给我吃住，当我离开时，还给了我 40 苏的路费。在回到阿尔及尔后，我在政府广场和军队营房门口闲逛。一个士兵见我闷闷不乐，便给了我一个罐头和两块饼，劝我回法国去。

于是我去寻求"摩西"号船长的帮助，他把我安排在餐厅，跟随领班做些杂事。当我回到法国时，我把船上厨房里的铜锅擦得锃亮，甚至从这份工作中赚到了 5 法郎；还有一位先生给了我 40 苏的小费。

我去了艾克斯，那里正赶上收获时节。某日清晨，我在抛撒干草时，当地警察要我出示身份证件；一如往日，我两手空空。警察逮捕了我并将我关进监狱。一个月后，我带着旅行指南和补给，再次上路。我沿途经过了阿尔勒（Arles）、尼姆（Nîmes）、蒙彼利埃、佩兹纳斯（Pézenas）、塞特、贝济耶（Bèziers）、纳博讷（Narbonne）、卡尔卡松（Carcassone）、卡斯泰诺德里（Castelnaudry）、图卢兹、蒙托邦（Montauban）、卡斯泰-萨拉赞（Castel-Sarrazin）、穆瓦萨克（Moissac）、阿让（Agen），来到了拉雷奥莱（La Réole），我哥哥在那将我接回了波尔多。回来没过多久，我母亲就不幸去世了。我又重新进入煤气厂工作。接下来很长一段时间，我平静生活，未有意外。直到有一天，我发现自己在火车上醒来，已经到了皮约奥（Puyoô）。

"好吧，"我自言自语道，"冒险又开始了。简直是场灾难啊！"

幸运的是，这次我带了一点钱，便搭乘火车去了奥尔泰兹（Orthez）和奥洛龙（Orloron），但没能找到工作。于是我只能步行返回，沿途经过了纳瓦伦斯（Navarens）、奥尔泰兹、达克斯（Dax）、蒙德马桑（Mont-de-Marsan），以及罗克福尔（Roquefort）。得知在拉布埃尔可以找到工作后，我花了两天时间步行到了那里。两个月后，我父亲把我领回了波尔多。我的一个兄弟要被征召入伍，由于我热爱旅行的事迹已经众所周知，大家都建议我去参军，这样他就可以免服兵役了。我欣然前往，但审查委员会宣布我未达到入伍要求。

这个结果让我感觉十分不安。我费力地回去工作，几天后，又发现自己到了蒙德马桑。这次我没有遗失身份文件，于是想着在那见见征兵的军官。就这样，1878 年 4 月 19 日，我志愿入伍。三天后的 4 月 22 日，我在瓦朗谢讷（Valenciennes）加入了第一百二十七步兵团。

5 月初，我因梦遗而把床单弄脏。他们拿走了我的床垫，接着我便弄脏了内裤。他们把我送到医院，在那里我接受了三个半月的治疗。自此之后，我休了疗养假，在波尔多乡下待了一段时间。

我家对面住着儿时好友巴蒂斯特（Baptiste）。我告诉他旅行中的所见所闻，特别是在瓦朗谢讷参军的那段愉快时光。巴蒂斯特为之着迷，同意跟我一起出走。于是我们两人来到了部队所在的城镇。

在那里，我们不得不依依惜别：他被派到了第十六龙骑兵团；我在第一百二十七团，作为分遣队的一员被派往孔代。他不能与我一道同行了，我非常想念他，头痛得厉害，以至于他们又把我送到了医院。我刚出院不久，有一天在军营的院子里散步时，被告知有人拜访。那人是巴蒂斯特，他和我一样受够了。

巴蒂斯特也出逃了，他过来邀请我和他一起行动。我一刻也未曾犹豫，带上财物和武器，穿过法国和比利时的边境。在佩瑟瓦尔茨（Percewaltz）的时候，我用这些东西换了一身劳工的衣物和两法郎。然后我们经过图尔奈（Tournai）、布鲁日（Bruges）、奥斯坦德（Ostende）和根特（Ghent），最后到了布鲁塞尔，我们找不到工作，只能靠乞讨为生。接着我们便去了沙勒罗瓦（Charleroi），在那里卸了三天的矿石，从车上卸到地上。当离开这个镇子的时候，我们口袋里都多出了3法郎。当我们到达列日的时候，某个法国人村落给了我们每人1公斤面包和20苏，想着这些东西足以保障我们到达韦尔维耶（Verviers）。在荷兰，人们可以秘密乘船前往东印度群岛。因此，我们便动身前往阿姆斯特朗。1879年的严冬，天气恶劣，我们缺衣短粮，面包、鞋子和衣服都不够了。巴蒂斯特此时已经筋疲力尽，但我还是一直控制不住地想走路。在我的催促下，他拖着自己疲惫的身躯缓缓前行。我走在他前面，每走 4—5 公里便回去找他碰头。如此反复，终于到了马斯特里赫特（Maastricht）。巴蒂斯特实在坚持不住，不能继续前行了，他被送进了医院。呜呼，当我第二天去探望他的时候，得知他因筋疲力尽而死亡。巴蒂斯特之死让我感到悲伤至极。雪上加霜的是，由于身无分文且没有工作，荷兰警察把我送回了比利时边境。

　　于是，我回到了布鲁塞尔，在一家铅白 ① 厂找到了工作。由于铅有较大的毒性，工人的工作时间都很短。工厂医生每天都会检查每一位仍在上工的工人。我一直有去奥地利的计划，于是写信给姐夫说，我已在动身去维也纳的路上，询问他能否出于善意，寄点钱过来。之后我动身去往艾克斯-拉沙佩勒（Aix-la-Chapelle）；在杜塞尔多夫（Dusseldorf），法国领事给了我 5 马克；接下来我到了科隆；然后到了波恩，那里的警察给了我一份行程指南；接下来我途经安德纳赫（Andernach）到了科布伦茨（Coblenz），我病得很重，把吃的东西全都吐了出来。在那里，我住在一家供来往旅人栖身的客栈，睡一晚上花费 20 芬尼，那是一个类似于公立收容所的地方。后来我到了美因茨，有个布鲁塞尔人给了我 3 马克、一件衬衫和几双鞋子。从美因茨出发，我途经卡塞尔（Kassel）、达姆施塔特（Darmstadt），到达了法兰克福，在那得到了领事的帮助。接下来去的地方是哈瑙（Hanau）、阿沙芬堡（Aschaffenburg）和维尔茨堡（Wurzburg）。在维尔茨堡，姐夫给我的信已经寄达，存局候领。就像我在离开布鲁塞尔之前所说的那样，信中附有一张 32 马克的汇票。到了纽伦堡，我用这些钱买了一张去雷根斯堡（Ratisbonne）的四等座车票。从那里我步行到奥地利边境的帕绍

---

① 铅白颜色雪白，多用于化妆品加工。

（Passau）。

很快，我到了林茨，然后到了阿姆施泰滕（Amestette）。那里的官员要我出示证件。不出意外，我又遗失了。于是他们把我送进了监狱，这次我吃了不少苦头。八天后，一位医生发现我病了，就把我送到了瓦托-安德希斯普（Watof-an-der-Hisp）的医院，开始了为期一个半月的冰袋覆头和硫酸奎宁片治疗。

等到痊愈后，他们又把我关进监狱，以便将我和其他囚犯一起送到边境的萨尔茨堡。然而一直以来，我未曾忘记自己的向往之所——维也纳。所以我绕道去了林茨，在那遇到一位比利时商人，他给了我一枚弗洛林币①，建议我撑木筏沿着多瑙河顺流而下。就这样，为了省钱，我划着木筏来到了奥地利首都——维也纳。到达的那天夜里，我住在旅馆，向加斯维克-塔博（Gaswerk-Tabor）煤气厂的经理 D 先生介绍了自己。这位先生以前是波尔多煤气厂的经理。他认识我的父亲和兄弟，所以收留了我并给了我工作。

蒂西埃在此处有注：

> 我们看过 D 先生写给阿尔贝姐夫的信，现摘录如下：

> 维也纳，1880 年 4 月 4 日
> ⋯⋯⋯⋯

> 我常被那些自称来自法国的人利用，所以我不太愿意相信（阿尔贝），而且这个可怜的孩子太过不幸，以至于我都差点认不出他。他给我看了一封您寄到维尔茨堡的信，落款日期是 1879 年 12 月 26 日，落款地

---

① 弗洛林，一种广泛流行于欧洲各国的金币，始创于佛罗伦萨，故名。

是波尔多……

　　阿尔贝的姐夫回了信，对他的热情和义举大为赞赏。几周后，D 先生回信，信中阐述了阿尔贝的友善。

　　维也纳，1880 年 4 月 30 日

　　先生，

　　阁下 4 月 6 日的来信已收悉，对此我深表谢意。很高兴得知年轻的阿尔贝·达达是个诚实而善良的小伙子；事实上，他来到了这里，所做之事都令人赞不绝口。我希望他可以继续待下去。

　　然而事与愿违，事情没有按照 D 先生所预料的那样发展下去。有一天，天气不错，阿尔贝发现自己在一艘汽轮上。他下船时，船长问他：来布达佩斯干什么，又为何而来？阿尔贝大惊失色——他甚至不知道自己上船的事。他直接去找法国领事，领事给了他一张去维也纳的四等座车票。在那里，他勤奋工作，直到姐夫写信给他，告知他的逃兵行为已经获得赦免，并邀请他返回法国。阿尔贝立即去寻求法国驻奥大使馆的帮助，大使馆给了他一张火车票。他于 1880 年 9 月 21 日回到了瓦朗谢讷的部队。

　　故事以阿尔贝的视角继续：

　　我就这样回到了第一百二十七步兵团，但由于我逃离时带着装备，此时我的装备是不够齐全的。因此他们将我安排在厨房，可以赚到些劳务费。但我大为恼火，因为衣服总是油腻不堪。这时，除了被判服艰苦的劳役之外，我还受到了部队对我的惩罚：我的军旅档案上写着"擅离职守，在外过夜"，但我其实是故意当逃兵开小差的。到了边境，一位官员把我送回了瓦朗谢讷。

抑制不住的旅行渴望继续折磨着我。因此，某个星期天，在准备好随身食物之后，我让同伴接替岗位。我穿得体体面面出发，到达孔代后两小时，我再次穿越了边境。我穿过了邦瑟库尔（Bons-Secours）和佩瑟瓦尔茨，但这次没有卖掉衣服，而是把它们存在蒙斯的一位警察官员处。

当我抵达布鲁塞尔时，姐夫又给我汇了30法郎，并答应给我提供一份工作。到了列日以后，我在一家英式医院住了两个月。然后我又经过韦尔维耶、艾克斯-拉沙佩勒和科隆，并再次到达莱茵河。我在安德纳赫瞻仰了奥什将军①的陵墓，之后在去美因茨的途中，我行走在山腰间开凿出的路上，想到了前一年差点被雪崩压死的往事。就这样，我穿过了莱茵河上壮观的悬索桥，到达了目的地。我想起了徒步过河的事：当脚下的冰裂开时，我几乎被冰河吞噬。

然后我来到了卡塞尔，在那病倒了两个月。雄伟的城堡式市政厅就像一座教堂，那里曾是拿破仑三世被囚禁之处。我回到了法兰克福，看到了美因河畔壮丽的公共花园。后来，我在哈瑙的医院又住了一个月。弗里德里希斯多夫（Friederichsdorf）是一座在《南特敕令》被废止后由新教难民建立的村镇，我在这座美丽迷人的村镇里得到了帮助。在这里，所有不幸的法国人都被视为朋友，得到

---

① 路易·拉扎尔·奥什（Lazare Hoche，1768—1797），法国大革命时期的革命军将领，曾在布列塔尼战胜了保皇党军队，其名字被刻在凯旋门上。

款待。我领到了 10 马克救济金，和年轻女孩一样。最后，我还是踏上了旅途，经过雷根斯堡、帕绍、林茨，最后到达了维也纳，在那我又一次去了煤气厂工作。

在安定了一段时间以后，5 月 1 日，我参加了斯蒂芬妮公主和鲁道夫大公的婚礼庆祝活动[1]。然而 6 月中旬，我突然出现在了布德维斯（Budweis）。那时我多么希望能回到维也纳！我已经没有脸面再去见 D 先生了，只能去最近的法国领事馆。在布拉格，有位法国学生为我举办了一次募捐；我有 8 弗洛林币和一件衬衫。在莱比锡，领事给了我 5 弗洛林币。我从莱比锡到柏林的旅程共花去了 3 弗洛林币。到达柏林后，我去了大使馆和法国人的社区。他们给了我一些物品，想让我自己回国，但是我没有回去，而是去了波森。

我不禁问自己：现在该何去何从？领事们不会干涉你的，所以，放心上路吧，随便走走。波森是个贫穷闭塞的城镇，人们以煮过或炸过的土豆为主食。在那里，花上 10 芬尼便可吃一顿饭。我发现波森人都很脏。他们穿着马裤、高筒靴和天鹅绒背心，以旧的硬币充当衣服纽扣，还戴着黑色的毡帽。有的人甚至连鞋都没穿，一件宽大的外套似乎遮住了他们的悲惨境遇。

我离开了波森，很长一段时间都在漫无目的地游荡。有一天，我在乡村里迷了路，农民们对我说："既然你是法国人，就到那边的城堡去吧；城堡里的人会给你钱和面包。"

我去了城堡，管家叫我进去。我刚到里面的庭院，一只大狗便扑面而来，把我按在地上滚来滚去；我的胳膊和右手还被狗的尖牙利爪弄伤了。人们跑过来帮我，但我还是受伤了。庄园主人把我送到了华沙的医院，并支付了费用，我在医院接受了两个星期的治疗。伤口痊愈后，当地的一些犹太人建议我去莫斯科，说那有很多法国人，我肯定可以在莫斯科找到工作。

于是我开始坐着牛车从华沙赶往莫斯科，途中负责照顾拉车的牛。我到达莫斯科的时候，正值沙皇遇刺事件后不久。[2] 城里的人都很兴奋，但于我而言，衣食无着，还没有工作，不知前景如何。当地政府答应给我提供一段时间的食宿。就在此时，事情找上了门。

那时我正在一个大广场中央欣赏彼得大帝的雕像，几个戴着尖头盔的警察觉得有必要找我谈谈。

由于我不懂俄语，场面十分尴尬。为了使他们能够理解我因不懂俄语而无法回答问题的烦恼，我用极富表现力的手势表达想法。可能是他们误解了我，也有可能是对我的行为举止感到愤怒，不管怎样，他们不顾我的抗议逮捕了我，并把我带到一位先生面前。他也不懂法语，就叫来了一位翻译。那时，我才知道自己是站在警察局长面前。

"你的身份证明呢！你的身份证明在哪里？"他问道。

"我没有。"

"你的收入来源是什么？"

"各种各样，尊敬的局长大人。我常常外出旅行。当我有了钱，便会挥霍一空。当我身无分文时，便去乞讨索取。没人施舍时，我便挨饿。"

"你为什么会出现在莫斯科？"

"我都不好意思告诉您。事情是这样的。我头痛得很厉害，心烦意乱，只想走走，于是我就离开了居住地。我一路向前，当回过神来的时候，发现自己已经走远了。我有证据可以证明，几个月前我还在瓦朗谢讷，现在来到了莫斯科。"

"毋庸置疑，我们对你的情况已经有所掌握。"他的脸上显露出得意之情。

"好了，别装了，"翻译说道，"我们认识你。"

"你们认识我！真是无巧不成书！那可以给我安排份工作吗？"

"当然可以！"警察继续说道，"我越看越像！我们终于抓到他了，带他走！"

于是我被推拉拖拽着逮捕了。我抗议道："你们到底想对我做什么？"

"和那些无政府主义者一起进监狱吧！"警察局长喊道。

就是这样，我成了一个无政府主义者，而我却对此一无所知。我的外貌特征恰好和他们正要追捕的一个人相符。这就是为什么在接下来三个多月的时间里，俄国政府给我提供了住所和毯子，同时还把我安排在许多学生和妇女中间。那些人当然知道我不是个无政府主义者！一同被关押着的人中有一位在法国留过学的女犯人，她能说一口流利的法语，这让我稍稍兴奋。但坦白告诉你们，一想到颈部的绳结或是西伯利亚的飘雪，我就笑不起来。

第四个月来临时，监狱的院子里挤满了士兵。囚犯们被轮流传唤。有四个人离开了队伍，被剃光了头准备上绞架。我感到很不自在。天哪，我对自己说，不会被绞死吧！大约有五十人被送往西伯利亚。去就去吧，我自言自语地笑道，去西伯利亚的话就无须再害怕绞索了。俄国政府肯定是知道我喜欢旅行，所以要送我去西伯利亚远行，这真是一段非常非常遥远的旅程啊！我正在这么想时，翻译走过来宣读了一份法令给我听，根据该法令，既然法国政府在承认我是法国公民的同时未采取任何实际行动，那么我将被带往俄国和土耳其的边境！

　　毫无疑问，如此正合我意！我正想去看看乡村。我被送进了一个囚犯车队，这个车队一路上放下一批犯人，又重新接纳另一批犯人。这次远行让我吃够了苦头。我们四人一组，手被缚于背后，只有在吃饭的时候才能暂得解脱。

　　我们时常一走就是 50 公里，而且要快步行走，否则哥萨克骑兵就会骑马疾驰而来，用刀背狠狠地击打我们的大腿、后背。

　　当队伍到达一个城镇时，情况比在路上好了许多。我们被关进监狱，差不多能吃饱；不幸的是，我们通常和警卫一起睡在俄式木屋里。这些警卫不仅负责保障邮路，同时还负责维护道路和森林。俄式木屋被一分为二，警卫和哥萨克骑兵住在一间房，犯人们则被关在另一间房。一群人乱糟糟地拥挤在一起，有男有女，还有被驱逐的吉卜赛女人。可怜的吉卜赛女人把自己和孩子一起裹在大衣里，她们相貌姣好但却肮脏得令人作呕。清晨，吉卜赛女人露天如厕，如果有人需要，她们就拿自己的肉体做交易，换取一小块面包、一根香烟或一小杯烈酒。甚至在午间休息时，她们都会不顾旅途劳顿，和别人露天交媾。

　　没有人对此举有任何异议，即使哥萨克骑兵也无动于衷。有天晚上，同行的犯人们见我似乎从未享受过这种召之即来的快乐，便劝我及时行乐。

　　"他也需要女人。"犯人们说道。

　　"我知道了。"有位美丽的吉卜赛女人回答道。于是她走过来，躺在我的身边，胴体是如此销魂迷人。她紧紧抱住我，试图使我兴奋起来；而后在我身上翻滚，但我却没有任何反应。最后她只能放弃了。然后，我独自一人感受到了她无法给我的快乐，无论如何，我每日都会重复多次，乐在其中。

队伍中有个不幸的吉卜赛女人身怀六甲，临盆在即。她被遗弃在一个小镇上。还有个女人在监狱里抽搐打滚、口吐白沫、四肢扭曲，以极其可怖的情形死去。她肯定是死于别人给的烈酒。那些烈酒的味道是如此刺鼻和怪异，我难以入口。几周后，我们终于到达了一个盖土耳其邮戳的驿站。在那里，哥萨克首领让我们围成一圈，他宣读了一份令书，告诉我们如果再敢踏足俄国，便会被送到西伯利亚。然后他以手势示意我们可以离开了。

第二天晚上，我在一个贫穷的渔夫家过夜，我用手语向他寻求庇护。之后我走了很长的路，只求食可果腹、居能蔽体。最后，我来到了一座海滨的大城市。此身已在君士坦丁堡！我看到一家商店门口写着："这里说法语。"于是走了进去，得知这个城市里有个国际客栈。我便去了那个国际客栈，他们记下了我的名字，给了我 1 公斤面包和一张印有床号的卡片。

由于我浑身上下都是虫子，他们便带着穿着衣服的我走进一间焚烧着硫磺的房子。沐浴更衣后，我换上了一件法兰绒长衬衫。客栈晚上八点关门。一位神职人员前来做祷告，我们脱下鞋子，双手高举，亲吻大地。第二天，我刮了胡子，擦亮鞋子，吃了一些面糊汤，他们把衣服还给了我。白天我去找法国领事，他答应帮我回到维也纳。领事给了我一张火车票及三枚奥地利弗洛林币。由于我不懂土耳其语，领事还给了一张便条，让列车员在途中对我予以照顾。这趟旅程耗费了四十八小时，我从普拉德斯特拉斯（Pradstrass）车站重新回到了维也纳。我又去见了 D 先生，他看到我大为惊讶，不相信我离奇的冒险经历。他又雇我工作，于是我认真地返回了工作岗位。

某个星期天，我在普拉多围观了一年一度的国际射击比赛游行。当法国选手出现时，我听到人们大喊："法兰西万岁！"其中有个人离我很近；我开始和他聊天，得知他是个逃兵，来自贝桑松（Besançon）的炮兵部队。他穿越边境去往瑞士，旅途行经之处，他不时提起。从那时起，我便动起了要去瑞士游山的念头。

一段时间后，我来到了克洛斯滕堡（Klostenburg）。一位法国多明我会修士给了我汤喝。我不敢再回到维也纳，便去了鲁夫施泰因（Rufstein）和慕尼黑，法国领事给了我一张车票，可以去往金茨堡（Günzburg）和斯图加特。我还拿到了 12 马克，然后就去了卡尔斯鲁（Carlsruhe）、凯尔（Kehl）和斯特拉斯堡。在沙尔施塔特（Schelestadt），一位娶了巴黎妻子的巴伐利亚步兵上尉建议我回法国，并给了我 5 马克。有天晚上，我在科尔马（Colmar）的路边长椅上过夜时被逮捕了，第二天他们发现我并非身无分文，就把我释放了。在米尔豪泽，有个包工头愿意雇用我，他的儿子为了逃避德国兵役去了法国。为此我收到了一封警方的授权信，可以在城里待上两个星期。我推着一辆手推车运送瓦片，赚了一点钱。

然后我就去了瑞士，沿途一一游览了因特拉肯（Interlaken）、日内瓦、沃克斯（Vaux）、沙夫豪森（Schaffhausen）和巴塞尔。1882 年 9 月 5 日，我去找领事寻求帮助，得到了援助物品和证明文件。9 月 25 日，我在代勒（Delle）找警察自首，被送进军事监狱，而在进军事监狱之前，我还要先被送到瓦朗谢讷。

以下为蒂西埃讲述的故事：

　　到达里尔后，阿尔贝接受了军事审判，声称自己不知为何出走。他被询问了很多问题，最后说道："我离开是因为我

的战友让我苦不堪言。"1882年11月24日，阿尔贝因携带军装和武器外逃而被判处三年劳役。根据阿尔贝的情况，他的律师辩称，从精神状态来看，他对自己的行为无责，理由是他一家的病史及他本人的头痛病史。

当我们直接质疑律师的说法时，他说自己不记得此事了，在他的笔记中也没有关于此事的记载。这也表明对于阿尔贝的审判，只是观其大略，缺乏严肃的调查过程，两次逃兵事件使人们认为他积习难改，自身并非毫无责任。无论如何，这位律师的申辩只是寻求形式上的无责，他并不相信当事人是无辜的。

就这样，阿尔贝被送到非洲的铁门军营中去了。在那里，他被剃光头发，这使得他的敏感部位遭受了极大痛苦（前文已提及）。阿尔贝所经历的疼痛与他左耳膜穿孔有关。他头痛得厉害，军方不得不派救护人员送他到布阿拉里季堡。于是，结束了军营的八天生活后，阿尔贝在那里待了两个月。

随后他被送到布吉（Bougie）的军事哨所，在那里他又两次住院，分别为期五个月和三个月。

7月14日，由于表现良好，阿尔贝获得赦免。此后他被分配到第十一步兵团，并被送往塞提夫（Sétif）的医院，院方宣布他不适合在军中服役。他的军队生涯最后结束在波尼，理由是他的左耳膜穿孔。

回到波尔多后，阿尔贝再次进入一家煤气公司工作。雇主们对他的工作很满意。有很多相关文件可以证实这一点，这些文件现在在我们手上。阿尔贝的家人们都很高兴，因为他浪子回头，悔过自新，承诺今后会好好表现。接下来的生活里，阿尔贝认识了一位心仪的年轻女孩，两人定了婚期。阿尔贝正期待着家庭生活的欢乐，希望借此从以往的神游生活中解脱。然而，1885 年 6 月 18 日，他又失踪了。9 月初，他在默兹省的凡尔登市醒来，不知自己身在何处，也不知从 6 月以来自己究竟做了什么。这次冒险经历使他触动颇深，当他想到未婚妻时尤其如此——他突然对未婚妻不告而别，而待自己归来之时，她已嫁做人妻。

1885 年 12 月 9 日的一份部委文件决定授予阿尔贝旅行担保证明，以帮助他踏上归途；他于 1886 年 1 月 17 日抵达波尔多，来到圣安德烈医院，住进了兰德教授负责的 12 号病房，床号 39。我们是从 2 月开始注意到他的，兰德医生同意将他转移到 16 号病房，我们恰好在那工作——那也是皮特负责的病房。翌日我们去询问阿尔贝时，得知他又逃走了。在趁着把自己的衣服拿回来的空当，他从医院逃了出去。

他来到了拉布埃尔，该市市长给了他一张卧铺票，建议他返回波尔多。但他第二天就去了波城，并于 3 月 10 日至 25 日住进了波城的医院。后来他又去了塔布，于 3 月 26 日至 4 月 28 日在伊洛斯工作，最后于 1886 年 5 月 3 日回到圣安德烈医院皮特教授的病房。在那间病房，我们开始了对这个流浪的犹太人的临床观察工作。

阿尔贝来到病房那天，我们问他今年几岁。

"大概 29 岁吧！"他回答道。

"什么叫做大概？"

"因为我一点也不确定。证件上写了 29 岁。"

我们知道他出生于 1860 年，因此应该是 26 岁。

"你今年 26 岁。"我们说。

"啊！谢谢你们。很高兴能得知我的年龄。"

第二天，我们又问了他同样的问题。

"我记得你昨天告诉过我，"他回答说，"但我很难回忆起你跟我说了什么。"

我们再次告知他，于是当我们再次交谈时，他回答说："我今年 26 岁；我当然知道，因为你告诉过我。"

在两次神游经历之间，阿尔贝认识了一位年轻的女工并向她求婚，她接受了。在她的工作地点波尔多圣安托万街，阿尔贝与之相会，并答应她会在某日下午四点来接她出去散步。

到了那日，阿尔贝当天不用值班。他告诉未婚妻，在等待外出散步的时间里，自己要先去公园休息一下。于是他沿着通往红帽广场的圣凯瑟琳街行走，来到了码头区。不一会儿，他走到了拉巴斯蒂德（La Bastide），在那里听到正在演奏的音乐。

当时有个乐团正在排练。他沉醉于此……直到六点，才去敲了未婚妻的门。他居然忘记了和她见面的时间！三四天后，他离开了波尔多，直到在凡尔登的监狱中醒来。接下来我们将会看到他在到达凡尔登之前，经历了多少曲折。

当他回过神来，那位年轻的女子要求他再也别到家门口来。在这次旅行中，阿尔贝丢失了手表和军队文件。我们在这次观察工作的最后阶段找到了它们。有时我们给阿尔贝一个简单的提示、一个单词，他便可以回忆起整件事。

"你之前去过非洲吗？"

"先生，我没有。"

"你非常确定吗？"

"当然非常确定。"

"今晚再好好想想吧。你可以明天告诉我答案。"

第二天我们又问他："阿尔贝，那么你的回答是什么？"

"我什么都不记得了。"

"不过我们要提醒你的是，你以前是个厨房帮工。"

"厨房帮工？……厨房帮工？……等等，我有点想起来了……我现在知道了……是这样的……我在当兵之前去过非洲，是在'坎罗贝尔元帅'号上……该死，是这样的……我在厨房辛辛苦苦当勤杂工本来应该挣得一笔钱，但是分文未拿到。"

蒂西埃在此处记录了第一章中引用的被狗咬伤留下疤痕的事

情。接下来，他进行了另一项对比实验。在这个实验中，阿尔贝对一些颜色（例如粉红色）感到困惑，但慢慢地就能答对。

为了弄清他的旅行经历是真是假，或者存在多少夸张成分，有一天我请阿尔贝和我一起回家。我和一位朋友约好了见面。她曾住在弗里德里希斯多夫，在一所专为年轻女性开设的寄宿学校担任法语教师。巧合的是，当阿尔贝在欧洲北部神游时，她恰好在那个村镇里。顺便说一句，因为不喜欢法国南部，他总有股不可抑制的冲动一路往北走。

他告诉我们，自己曾经从汉堡出发，通过某条捷径来到了弗里德里希斯多夫。这条路的一头是村镇的中央地带，一个十字架在那高高耸立。弗里德里希斯多夫是一个分布在道路两旁的狭长村镇，有家咖啡店正对着主街。

"我去敲过门，"他回忆说，"在这所寄宿学校的门外，我获准进入并得到了食物。开门的是一位 30 岁左右的棕发女子，她给了我吃的。我记得她头上戴着一个剑形发夹。"

这个描述是非常准确的。因为屋里所有的女子都戴着剑形发夹——那是当时寄宿学校的风格（1879—1880）；我们知道这些信息，是因为欢迎阿尔贝的学校正是我朋友工作过的地方。

阿尔贝的记忆就像一张摄影底片，有些部分模糊不清，有些部分却清晰可辨。听他自述旅行经历确有必要。然而，他是一个几乎未受过教育的小伙子。有时表现得非常幽默。在诉说弗里德里希斯多夫附近某村镇镇长夫人圆胖身体的时候，在讲述他走访过的王国、公爵领地和省份的时候，在描述他经过的河流、瞻仰过的纪念碑、欣赏过的城镇的时候，在陈述当地居民所穿服饰细节，外加使其闻名于世的历史轶事的时候，这种幽默尤为突出。

阿尔贝可以忘记自己的年龄，忘记我们第一次交流的内容，忘记他曾经被狗咬过，忘记他被当成无政府主义者在莫斯科遭到逮捕的经历……但他总是把看到过的美丽风景和瞻仰过的历史遗迹牢记于心。他年幼之时爱听旅行故事，常追问这个国家或那个国家、这个城市或那个城市有何不同之处。

根据阿尔贝的经历，我们得知，在神游症发作迫使他离开前的两三天，他时时面临一股无法抗拒的行走冲动。他的性格变化无常；他常郁郁寡欢、沉默无言，遭受着剧烈的头痛，额头汗如雨下；他有耳鸣、晕眩，以及迫使他行走的神经震颤。他变得神情恍惚，例如，当服务员端上饮料时，他会拿出餐刀而不是杯子。最后，我们也无法通过行为推测他的动机，他会因一时冲动而离开，在这之前喝下大量的水、两三杯糖水，或者是他无意中遇到的服务员送上的任何饮料。阿尔贝无论身体状况健康与否，都不爱喝烈酒。他的这一生活方式前后一致。他身体的每个部位都感觉良好，但总觉得离开时来不及准备东西，如帽子、鞋子等。

"如果我手中拿着一件女式外套，"他曾说道，"那么我会立即穿上，以便快速离开。"一旦离开，他就处于意识缺失状态，不知道自己做了些什么。如果下雨被淋湿，他不会注意到有雨水落在他身上。他找到时机便吃喝，但对饮食总是不甚留意。这么说的唯一理由是，在他神游症发作的日子里，肯定会通过饮食保持身体所需；在他想保持独处的日子里，肯定会通过不断行走来满足自己。他感觉不到自己还活在世间，或许，即使有活着的感觉，如今却也不记得了。他把自己收拾得不错，即使在神游症发作的时候，也总是保持干干净净的。无论艳阳高照还是狂风暴雨，无论漫天尘土还是磅礴泥泞，漫漫行途中，总是难免会弄脏自己。他会用手指揩去粘在衣物上的泥，每遇溪流，便去洗衣服。阿尔贝所穿的那条裤子，那是凡尔登之行前几天在波尔多做的。尽管在现实中他大部分时间都在步行，睡觉时便席地而卧，但在他身上，可以看到难以苛责的干净。

他的口味渐渐改变，在危急状态下，总感到口中之物淡而无味；他的嗅觉还算正常，但总产生幻觉。朗朗白日之下，树木的奇形怪状会让他感到害怕。当他苏醒过来恢复正常，一切又变得有趣起来。[1] 落木萧萧，脚下之路如无边原野；而当身陷囹圄之时，所待牢房也不过是寻常一室。入狱一小时后，他才确切记起了自己的行踪。神游经历的最后伴随着哈欠和眼泪，以及完完全全的沮丧。

随着神游症发作次数的增多，他的意志也逐渐变得薄弱。虽然他在上班前三小时已经醒来，但他还是尽可能长时间地躺在床上，直到最后一刻才起来穿衣服。他的意志无法克服自己的软弱和胆怯。关于这一点，他告诉我们，在最后一次神游症发作前几天，雇主将他送到了一家女装店，到了店门口，他本要安装一盏煤气灯，却被里面的年轻女子吓得不敢进去。他便离开了，找了个借口，说自己没有办法在周围全是人的环境下完成工作。

晚饭时分，他孤身一人回来了。阿尔贝不会尝试去弄懂不能立刻明白的事物。如果他读报纸，便会全神贯注于自己曾到访过的国家的报道。他也会读本地新闻中关于事故和犯罪的报道，但从来不会浏览政治性的或是贴有"深度"标签的文章。

[阿尔贝意志薄弱问题余论]

6 月 29 日。阿尔贝的神游症未曾发作，因此他想离开医院以便继续工作。他从老板那里得知，目前没有岗位可安排，只能在 9

月以后工作。阿尔贝去找他的兄弟，但却被拒之门外，兄弟认为他好吃懒做、丢人现眼。于是第二天他又回到了医院；他很伤心地哭了，不知道接下来会发生什么事。皮特教授安慰阿尔贝说，如果他愿意，那么可以在病房住到 9 月。这个雪中送炭之举让阿尔贝非常高兴。

8 月 5 日。一切照旧，没有什么值得注意的事情发生。

8 月 6 日。阿尔贝像往常一样，在医院走廊里反复踱步，并未显得焦急。没有人跟他提起去另一个城镇旅行的事。他八点左右上床睡觉，看上去气色不错。但在八点半的时候，阿尔贝叫起邻床的人 C（来自列日的病人），询问他是否想一起前往列日。C 没有回答，因为他对阿尔贝不自然的声音感到诧异。阿尔贝和其他同室病友继续交流，病友们讽刺地问他，是不是想马上就逃走。他回答说第二天早上才会离开。

"你懂的，"阿尔贝对 C 说，"我不能再继续待下去了，无所事事、虚度光阴。我想去的地方有工作，有很多与煤气业务相关的工作，更重要的是，我还得去见一个欠我 200 法郎的人。"之后阿尔贝一直保持沉默至午夜时分。然后 C 听到他在自言自语，并走过来坐在床边。

阿尔贝的眼睛睁得浑圆，他丝毫未注意到邻床病友正在听他讲话。

"一个人，"阿尔贝说，"要去领事馆，途中会经过这样一条街，路过那样一座教堂；他要从桥上走过默兹河，最后到达煤气厂。"他喋喋不休，讲述自己多么喜欢待在列日的日子，并说出了那里熟人的名字。这种状态持续了一个小时，之后便是整夜的沉默。

8 月 7 日。阿尔贝八点起床，用正常的音调对病友说了几句

话。然后他便开始缝裤子。此举毫无必要，因为他把一块补丁缝在了没有破洞的地方。他抱怨说头疼得厉害。

"你想不想和我一起去列日？"他突然对 C 说道。

"走着去那太远啦！"

"哦！不会太远的，"阿尔贝回答，"我们三个星期后就能到那。"

"这么长时间的旅程，你没有足够的衣物和鞋子。"

"你会把我需要的东西借给我的。"

他拿走了 C 的靴子，并把它们放在了自己的床底下。一切准备完毕，阿尔贝洗了脸，按照往日习惯在走廊里走了几圈，然后于九点前躺在了床上。在病房巡查时，我们发现他的状态如下：脸看起来疲惫且泛红；脉搏正常，每分钟 84 次；瞳孔和舌头均正常；很渴但却不饿。

"这双靴子哪来的？"我们问他，并指给他看床底下的靴子。

"我对此一无所知。"

"是别人借给你的吗？"

"我不知道。"

"那么是你不问自取的？"

"我不知道。"他告诉我们有天晚上去了列日，在那遇到了一个人，这个人给了他一封信让他去教堂寻求庇护，于是他就回来了。

阿尔贝此前已经讲过这个故事，类似的情节发生在他拜访隔壁病房的外地学生比托（Bitot）的过程中，但他此刻坚决说去过列日。

"但是你要知道，即使是坐火车，也不可能一夜之间往返列日。"

"的确不可能，不过我并非在做梦；我整夜都未曾合眼。"

"你想现在出发吗？"

"不，我只要走路就行了，不过就在刚才，我还非常想去呢。我差点就离开这去了列日。"

他的腿和躯干表面通常较为敏感，但一旦遇到压力和摩擦，头顶便会感到痛苦。这里不存在意识原生（ideogenic）区。

由此总结：在九点的时候，阿尔贝在幻觉里产生了一个印象，这个印象太过生动，我们无法通过言语纠正它……十点二十五分的时候，理智使阿尔贝相信，自己不可能在如此短的时间内往返列日。他描述起了列日城，却怎么也记不起曾在夜里谈起过。吃过早饭后，他脸上的红晕消失，头脑也清醒过来。

十一点半，当我们正要离开医院时，注意到阿尔贝正快速地从走廊一头走向另一头。

他走得匆忙，低头不语，躲开路人，避开障碍。我们阻止他时，他还认得我们，解释说这样走路能让自己平静下来。我们下午四点回到医院，阿尔贝走路的样子仍然和之前一样，活泼有力，仿若御风而行。我们得知，他曾回过病房两三次，有次坐在床边看了会儿报纸。他还问了 C 两次，该怎么做才能弄到一些衣物。C 回答说明天早上之前是不可能弄得到的。但阿尔贝没有停下脚步，也没有向护士和监管提出任何要求。

"你为什么要走这么多路？"我们问他

"我头痛得厉害，"他回答说，"在宽敞的道路上自由行走，我感觉更自在。"

"你累不累？"

"一点也不，我从来没有感觉到累。我一天可以走上 70 公里。走路让我心旷神怡、身体舒爽。"

他不再谈起列日。

8月7日早上的病房巡查，阿尔贝恢复了正常状态。他在夜里睡觉；其间做了很多噩梦，梦见父母和陌生人吵架。他没有旅行，但却看到了狼、狮子等。他还看到了一个女人，就手淫了。然后安然入睡。

他夜里起床三四次去厕所小便，这种情况以前很少发生。我们知道他前日喝了很多酒。到了上午，阿尔贝不再感到头痛，头痛症状已经消失了；他觉得没有必要立即离开医院了。但是如果能够走在宽敞的道路上，他会多么开心啊！

"我想去远方，很远很远的地方，有人伴我左右，在必要时能够带我回来。如果你允许的话，"他对皮特教授说，"我会去利布尔讷然后回来；总共有64公里的路程。"

"如果我们允许你这样做，"我们这样说道，"你倒是可以继续造访列日城了。"

"我不想再去了。"阿尔贝回答。

但当得知周日可以步行去利布尔讷时，阿尔贝欢呼雀跃。他是多么期盼能够如此行走啊！夜里，他兴奋得难以入眠。

8月8日，星期日。阿尔贝早上四点起床，洗了衣服，吃了一片面包，喝了一杯酒，五点时便离开了病房。

比托先生那天去利布尔讷有事要办，想等下阿尔贝，与他共进午餐。阿尔贝告诉我们，在行程的第七公里为止，他一直是快乐的。在他所经过的一带，当地正在举行集市，小贩们吆喝叫卖、展示商品，杂技演员爬上了摊位，礼炮齐鸣声宣告了集市的开市。这件意外的事使阿尔贝感到又惊又喜，但他没有停下脚步，而是继续前行。但走了1公里后，他突然从头到脚，浑身一震；他颤抖得厉害，汗如雨下。于是他在路边坐了下来。

"我看到，"他说，"树叶在凋零，整个世界都被大雾笼罩；这条路显得异常荒凉。我浑身无力，感到痛苦，于是开始哭泣。我想起了我那可怜的母亲，我告诉自己，如果她还活着我便会去集市。我告诉自己，目前所进行的旅行是苦难之源。这时，我既没有想起皮特先生，也没有考虑此次旅行的目的；我未曾想起您，也没有想起医院的任何人。有位善良的女人看到我的眼泪和伤痛，便邀请我到她家做客，以此安抚我的情绪。我拒绝了。于是她给我端来一杯糖水。我不记得自己是否感谢过她。喝完水我抹了抹嘴便走了，不知将要去往何方，也不知道此行所求为何。我很不开心。走了 1 公里后，悲伤情绪突然消散，我再次从行走中感到满足，我开始歌唱，开始回忆起我默默许下的去利布尔讷的愿望。"

阿尔贝沿途欣赏着乡间美景——葡萄园、城堡等，在十点的时候，他到达了利布尔讷，比托先生在约定的地点找到了他，他丝毫感觉不到头痛，又准备开始踏上行程。一顿美餐后，阿尔贝于两点半离开，由于天气过热，比托建议他不要走得太快。他在我们之前提到过的当地集市上停留了一小时，晚上九点到达医院，没吃东西就上床睡觉了。这一觉，他酣睡如泥。

8 月 9 日。阿尔贝在走了 64 公里后，感到格外高兴，只是觉得这段路程还是有些短。他的快乐情绪又重新回来了；头痛的毛病消失得无影无踪。

8 月 18 日。一位邻床的病人在阿尔贝面前读着报纸，他说上个星期天，有辆休闲火车搭载一群人去了阿卡雄。阿尔贝坐立难安；他开始在长廊（即医院庭院周围的回廊）走来走去。在 19 日和 20 日的夜里，他梦见自己已经踏上前往阿卡雄的行程；他认为

自己真的在松林间穿梭行走。²

　　8 月 20 日。抑制不住的冲动使他在长廊反复踱步，悲伤无趣的漫漫长夜，连幻觉都产生不了；睡眠倒是不错。

　　8 月 21 日。阿尔贝还是抑制不住冲动的踱步，但这次没有了悲伤情绪，因为我们答应他可以去阿卡雄。这一晚是如此美好。阿尔贝无法安睡，不是因为兴奋，也不是因为幻觉。他急切地盼望天明，以便能尽快离开。

　　8 月 22 日。阿尔贝早上六点离开了圣安德烈医院。此去不像上次旅程，不再充满幻想。十一点，阿尔贝到了 47 公里外的法克蒂尔（Facture）。他吃过午饭，三点半去见了泰斯特市的市长，以便市长在他的证件上盖章，证明他曾来过。手续办完后，阿尔贝和城里的亲戚一起吃晚饭，然后他步行到了 6 公里外的阿卡雄，在那里消磨晚间时光，之后又回到泰斯特睡觉，8 月 23 日凌晨三点，他离开了泰斯特。他在皮埃罗顿（Pierroton）停留了三个小时，下午三点到达了波尔多。四点半，阿尔贝来到医院，容光焕发，对路途上的经历念念不忘。几天后，他得了伤寒。痊愈后，他于 9 月20 日加入了煤气公司，直到现在他还在那工作。

　　11 月 14 日。阿尔贝告诉我，他在 11 日至 12 日抑郁症发作。"不过，"他接着说，"我对自己的表现很满意；我以坚定的毅力战胜了这次抑郁症发作。这还是第一次呢。"他兴高采烈地说着，对自己能够克服负面情绪感到高兴。他告诉我，自己在掉头发，但并不是因为梅毒 ①。尽管阿尔贝努力尝试，但还是保持着孑然一身的

---

① 19 世纪欧洲流行使用水银治疗梅毒，因此很多梅毒患者都有掉头发的症状，
　　西谚有云："一夜风流情，一生伴水银。"

习惯。他感受到了孤独，也害怕这种孤独，但他并不想和病友们打成一片，因为他觉得他们过于粗俗。

11 月 17 日。冲动战胜了理智。阿尔贝告诉我，前一晚他自慰过两次。今天他记忆混乱，他手淫之后总是出现这样的情况，因此忘记了房间钥匙，忘记了车间里的物品，忘记了老板交待他要做的工作。他更多地在别人面前表现自己，忽略了他的雇主。

不过今晚是车间发放薪酬的日子，他想立即和房东结算房租，就急着要回家。他说这种情况还是首次发生；他喜欢尽可能长时间把钱留在自己身边，而不是去偿还债务。

11 月 30 日。阿尔贝又开始头痛。他觉得有必要再次出行；他去医院找皮特教授，告知他的情况。医生给他开了一剂溴化药物。

12 月 2 日。阿尔贝的女房东告诉我，他很平静，没有丝毫要离开的迹象。这时他正好要来吃晚饭；他很快乐，唱着歌，惊喜地发现我来了。当我们在房间独处时，阿尔贝告诉我他前几日有个疯狂的想法：在 11 月 30 日与 12 月 1 日计划外出远行。

"我和病房里的一位病友一起去火车站，看到一些年轻人搭上火车去尼奥尔（Niort）的部队。我难以忍受；我头痛；我羡慕那些要去乡下的义务兵们。当我看到他们出发远行时，我的痛苦愈加强烈。第二天，也就是 12 月 1 日，我头痛欲裂，心情糟糕，感觉有必要出行，走上一段很长的路。每分每秒我都能感受到一种巨大的压力，它驱使我上路前行。我不知道自己在做什么，拿着钳子和锤子干些相关的工作。内心纠结斗争了一天，这种强烈的出行欲望渐渐消失了。然而下班后，这种感觉又卷土重来，我还是觉得需要出去走走，于是迈出步子，穿过城镇，回到了家。今天情况好了一些，但头还是隐隐作痛。"然后，他压低声调说，在上一次神游发生的前一晚，他曾两次手淫。11月29日至30日的夜晚，他手淫了三次；11月30日至12月1日的夜晚，他同样手淫了三次；昨晚，则是四次。他的想象力又变得丰富起来，在医院里接受溴化药物治疗时梦中出现的那个女人，今天又在他的脑海中浮现了。阿尔贝没有按照皮特教授前几天给他开的剂量服用溴化药物。

12月9日。 阿尔贝的女房东告诉我，他头痛得厉害，很早就上床睡觉了。她给了我病人的重要信息，阿尔贝原来是她一个好朋友的儿子。她对阿尔贝全家都很了解，也很尊敬。她说阿尔贝总是不信任他人，手头的钱即使再少也要藏起来。

12月14日。 上午，阿尔贝去见了皮特教授，因为他觉得有离开的强烈冲动，不想再回到医院。

12月25日。 阿尔贝喜上眉梢。他想结婚了！在他最不想离开的时候，他害怕离开。他对自己没有把握。此时，他已将目光投向了一位年轻女工，因此他不敢远行，他不敢像之前对待未婚妻那样对待她。我告诉他，也许有个办法可以让他的生活变得更稳定并留在波尔多——接受催眠暗示疗法。我用几句话向他解释了什么是暗示疗法，以及他会如何受益。他别无所求，开始为这种新疗法做准备，因为他一门心思只想得到治愈。下午五点二十分，点亮一盏汽油灯后，我置身于灯光中，而阿尔贝在我正对面的阴影里。一分钟后，他眨了眨眼。我轻轻地在他眼皮上按摩，在他眼球处滑动拇指。五点二十五分，阿尔贝睡着了，进入了梦游状态。

"你在哪？"我问。

"我不知道。"他轻声回答。

然后我命令式地宣布了以下三条：

1. 你不可以再手淫。

2. 你不可以再离开波尔多。

3. 下个星期天上午十点来看我。

"你明白我的意思吗？"

"明白。"

我以更严肃权威的口吻重复了一遍刚才的话。阿尔贝安然入睡，他头靠在扶手椅的靠背上，开始打鼾。

我对着他的右眼呼气。阿尔贝渐渐醒来。

"我在哪儿？"他问道，"啊呀，我真没想到自己会在这里。真是奇怪。"

"你怎么了？"

"我不知道。但我为什么要来你的办公室呢？"

"我们在聊天，"我对他说，"你可能只是有片刻间的'走神'，正如你所看到的，一切都没有改变。"在他正要离开的那一刻，我又用一种冷漠的口吻问道："下个星期天你会来吗？"

"不，我今天来过了。"他说完就走了。

此次会谈仅仅持续了不到十五分钟。

1887 年

1 月 3 日。昨天是星期天，但是阿尔贝没有来。于是我便在他在家的时间段里，去住所找他。他一看见我就向我伸出手来，祝我新年快乐。然后他又说道：

"我答应昨天去你家见你了吗？"

"没有。为什么这么说？"

"因为昨天我一直以为你在等我，以为我肯定会和你待在一起。如果我不是有约在身的话，我一定会去看你的。更令人吃惊的是，"

他继续说道，"我整个星期都没有想起你。元旦那天我有空，本应该去看你，送上新年祝福，但我没有这么做。而到了星期天，当我醒来的时候，你在等着我的想法就突然出现了，这个想法一整天都在我的脑海中。"

"上次见面后，你头脑还算正常理智吗？"

"可以说这是一场胜利。我几乎无欲无求，没有屈服于恶习，也没有重新开始的欲望。"

"你想离开波尔多吗？"

"一刻也不！如果我能待下去，我就会结婚了。"接着他又回到了最初的话题，补充道："然而，这很奇怪；我以为曾答应过昨天去看你的。"

"好吧，下个星期天再来吧。"我回答。

我从 12 月 25 日起就没见过阿尔贝，此事毋庸多言。

1 月 9 日，星期天。 阿尔贝来到我家，比约定的时间提前了一些。好消息还在后面：他没有屈从于自己那孤独的消遣。他很开心振奋，对未来充满希望。

"如果这样，"他告诉我，"我就能结婚了。但是我必须在这里待上一年，这一年里不能有离开的念头。"

他同意再次接受催眠疗法。几秒钟后便进入了梦游状态。

我想知道他在梦游时是否还记得自己醒着的时候的所作所为，为了证实他的说法，我问他是否了解莫斯科。

"简直完美。"

"你去过那里吗？去那里做了些什么？"

"什么也没做。当我站在彼得大帝广场上时，因无政府主义者的罪名被捕入狱。"

就这样，我核对了阿尔贝所有的经历。

我继续向阿尔贝提出建议：

1. 请勿再手淫。

2. 请勿离开波尔多。

3. 醒来时去厨房倒一杯红酒，加点水喝下。

4. 每个星期一早上十点半，去皮特教授的诊所，并在那摘下医生的帽子自己戴上。

5. 醒来时你不会惊讶，不会头痛，会发现自己正坐在我的客厅里，周围的一切都没有任何变化。

我命令阿尔贝醒来。他一点点睁开眼睛看着我，我几乎察觉不到他有一丝惊讶之情，听他谈起了刚刚的经历，娓娓道来，好像谈话依然在继续；这一切的发生，平静自然，毫无违和感。我突然看见他集中注意力，从椅子上稍稍抬起身，又坐下来看了看我，把头转向门口，接着聊起来。然后他略带尴尬地抬起头来。

"你的妹妹，她在吗？"

"在啊，怎么了？"

"哦，我只是口渴了。"

"那好吧，去喝水吧。"

然而他不敢前去喝水。过了会儿，在暗示疗法的驱使下，他打开了客厅的门向厨房走去。

"小姐，你在吗？"他问在隔壁房间里的我的妹妹。"我想喝杯水。"然后他径直走向橱柜，打开一瓶红酒，然后将酒倒出，加水稀释成满满一玻璃杯，一饮而尽。

"口渴的时候有水喝真好，"他说，"虽然现在不是喝冷水的时候。"

1月10日，星期一。阿尔贝没有到皮特先生的病房来。我在一个学医朋友的陪同下去看他。晌午时分，我们发现他很忙，因为他有很多工作要做，而且只有一个小时吃饭。我们还未问他，他就告知我们，今天早上不能来诊所了。当我感到惊讶时，他又说道："我已经很久没有见到皮特先生了；今天早上我本来想去的，但我走不开。"

1月23日，星期天。我试图使阿尔贝入睡，但是不起作用。他昨晚手淫了两次，并且遭受着头痛折磨。他又觉得有必要外出走路了。也许是因为我邀请了一些人来观摩实验，我们手头正在做的工作更容易给人留下深刻印象，阿尔贝打消了外出的念头。

1月26日，星期三。阿尔贝在家睡觉，他神经高度紧张，几乎没有精力吃东西，很快就睡着了。我建议他：（1）今晚九点到皮特教授那里去，然后从我嘴里拔下雪茄，放进自己的口袋。（2）务必不要再手淫。晚上九点。他来到见面地点，按照我之前的暗示行动。我使用催眠治疗术，让他在皮特教授面前睡着了。他进入了梦游状态，皮肤因此麻木。我向他提出了戒除手淫的新暗示。

1月30日，星期天。前一晚阿尔贝没有手淫过。我将他催眠入睡。当我和隔壁房间的助手在一起工作时，只离开了他一会儿，就听见他用一种既害怕又高兴的语气喊我；我跑了进来，只见他轻快地抓住我的双手喊道：

"我想起来了！我想起我的手表在哪里了！我看到它了！你没有看到吗？真是怪相……我头脑清醒得很。现在我能看到这一生的经历！……各种事情！……各种事情！……当我离开波尔多去凡尔登时，口袋里只有60法郎，还有我的军队服役记录本和银手表。我搭乘火车去了巴黎。巴黎东站旁边的一条没有出口的巷子里，有一家当铺……我把手表典当在那了。你要上三个台阶才可以走进这栋楼；走廊大概宽 0.6 米、长 3 米。在走廊尽头有一扇门通向房间，在那里人们可以办理抵押贷款。往右走，有一间带木质围栏的办公室。第一位工作人员接收物品并进行检查。再往前走遇到了第二位工作人员，他记下我的名字，把写有我名字的记录本递给第一位工作人员，然后给了我 10 法郎。"

"第一位工作人员是个 25—30 岁的年轻人，留着棕色的八字胡，头发中分两撇，身材中等，穿一件宽大的黑色开衫，声调柔和，带巴黎口音；他把铜磅秤放在柜台的一边；磅秤的底座是用黑木头做的。"

"第二位工作人员是个 40 岁左右的男人，看着像是管事的，他金发碧眼，身材矮小，穿一套带黑点的灰色西装。他的西装上别着一根表链，又短又平，厚度大概只有 5 毫米。"

"他们归还了我的军队服役记录本。然后我离开巴黎去了布鲁塞尔。二等座的票价是 20 法郎。之后我身无分文，又从布鲁塞尔步行回到巴黎，在沃日拉尔（Vaugirard）旅舍住了三个晚上。接着我离开了旅舍，经过了莫城、隆瑞莫、维特里–勒弗朗索瓦，由于未携带随身证件而被警察逮捕。我在寄宿的农场里丢失了军队服役记录本。他们给了我一张证明，我又走过了马恩河畔沙隆、巴勒迪克（Bar-le-Duc）及凡尔登，在凡尔登我去了舍韦尔广场（Place Chevert）。他们把我送进了医院，由来自巴黎和凡尔登的医生轮流照看。"

接下来的事情我们都知道了。但是我们无法知道的是，阿尔贝在清醒状态下绕行了哪些道路。

文献三 |《梦》(1887 年 5 月至 1889 年 9 月)

　　菲利普·蒂西埃的著作《梦》出版于 1890 年，该著作旨在对梦进行一般性描述和理论分析，但阿尔贝的情况是个例外。"这是我论文中观察的延续，"蒂西埃写道，"因为我有幸能研究这位病人四年时间。"

　　蒂西埃的观察结果背后隐藏着一个理论架构。"自发性梦游症"（spontaneous somnambulism）的变体状态——普通睡眠——与"诱发性梦游症"（provoked somnambulism）或经催眠的睡眠之间有什么关系？这个问题已经引起了几个世纪的争论。最近的一次历史性争论来自古尔德（Gauld）1992 年的文章。古尔德认为这个问题常提常新，至今虽然悬而未决，却依然意义非凡。尽管蒂西埃并不认为自己的观察结果是结论性的，但他认为自己的研究确实有了重要发现。阿尔贝在催眠时还记得梦游时发生的事，在他被催眠的时候会显露出一些发生在梦游状态下的行为痕迹。在后来的研究中（摘录于文献四和文献五），蒂西埃对病人进行了催眠治疗，并在催眠状态下暗示他们在正常睡眠中做一些有所裨益的梦。受益于这些治愈性的梦境，一个人的心理状态有所改善，神经也会得以舒缓。

1887 年

1887 年 5 月 29 日。阿尔贝梦想着他将前往圣戈当（Saint-Gaudens）、西班牙和德国。他以为自己在阿沙芬堡（Aschaffenburg），在那里他有几个熟人。

6 月 1 日。我对阿尔贝采取了催眠疗法，他安然入睡，之后表情很快变得严肃起来，对我说道："我觉得自己马上就要离开，想去西班牙和德国旅行。如果我再次离开，那将有多糟糕啊！"在暗示疗法中，他忘记了梦境，知道离开是被禁止的。

6 月 13 日。他在清醒状态下回忆到自己曾梦见西班牙和德国，但是并不想离开前往。在诱导睡眠状态下，他告诉我不会离开——"因为你明令禁止过"。而他清醒时却不记得这条禁令。

阿尔贝结婚了。我很难再看到他。

11 月 21 日。我收到一封巴黎寄出的信，是一个工人写的，他发现阿尔贝在林荫大道上，十分沮丧，不吃不喝，感觉不到饥饿。于是，我往茹安维尔-勒庞寄了一封信和一份医疗证明，他会在几天后到那。

11 月 26 日。阿尔贝住进了列日城的英国式医院。当日值班的内科医生阿尔诺（Arnaut）先生从法国领事那收到了求助信息。

12 月 7 日。阿尔贝归来。他看起来目光呆滞，恍恍惚惚，头部伴有剧痛。他告诉我，在离开的那天（11 月 17 日）晚上六点左右，看见我从他家门口走过（这是正确的）。那天他头部疼痛，晚上十点上床睡觉，头痛得更加厉害了。于是他坐起身来，看见皮特教授走过他家的门口（这是错误的，因为那天皮特教授不在波尔多）。皮特教授建议他和妻子一起去列日城，并向他保证可以在那里找到工作，挣到足够多的钱。皮特教授还说，自己第二天就要去

那个城市，阿尔贝可以和他一道前往。第二天，阿尔贝早上五点就起床了。他匆匆忙忙穿好衣服，生怕错过在奥尔良车站的约见时间。他找不到檐帽，于是随便拿了顶鸭舌帽，带着妻子的 200 法郎、结婚证和旧通行证就离开了。

他来到了车站，看见皮特教授正在售票处等他。"快点，阿尔贝。"皮特医生一看到阿尔贝就说，"我们要赶不上火车了。"阿尔贝买了票，在三等座车厢找到了一个座位，皮特教授坐的是头等座。火车在利布尔讷停下。他看见皮特医生下了车朝出站口走去。阿尔贝望着他的身影喊了几声，但皮特医生没有转头回来。阿尔贝想跟着医生跑出去，但是有位乘客拦住了他。火车驶出车站，阿尔贝发现自己独自一人，很不高兴，便哭了起来。

我问他是如何把我开具的证明装进口袋的，他坦白自己无法解释这一点，以为是我几个月前给他的。然而，他回忆了过往，只记得去过巴黎和列日城，完全忘记了茹安维尔-勒庞之旅，他恰是在那收到我的信和医疗证明的。我建议他睡会儿，但是遭到了拒绝。直到 1888 年 2 月 10 日，我才再次看到阿尔贝。我发现他又头痛得厉害，只能躺在床上，神色惊愕。

1888 年

2 月 11 日。他的头痛还在继续，因此不得不辞掉工作。晚上七点，当他咽下最后一口食物时，感到颞动脉（头部两侧）传来一阵可怕的搏动。他头部充血，头痛突然停止了，继而吐出大口鲜血，大概有一大量杯这么多。他感觉到了冷，于是上床睡觉。他似乎有点神志不清。凌晨两点，他大口咳血，比之前更多。[1]

2 月 12 日。阿尔贝不再感到头痛。对他而言，简直是幸福袭

来，如同从头顶卸下了一顶铁头盔。尽管他感觉比之前好多了，但妻子还是吓坏了，叫来了阿尔贝加入的工人福利会的医生。医生要求在右肺顶部位置和背部的肩胛骨下方涂上一层起疱剂。医生从鱼肝油等物质中配制出一种止血混合剂，简而言之，这是治疗肺结核的典型疗法。[2]

2 月 16 日。头部剧痛再次袭来，这使得阿尔贝只能卧床而无法行走。他感觉头上又戴上了铁盔，难以进食。他用芥末水洗了个脚，躺下，睡着了。凌晨两点，他又咳出了大量的血。医生再次到访，重新用上起疱剂，并考虑使用热灸疗法。[3]

2 月 18 日。虽然体温依然低于正常值，但阿尔贝感觉好多了，便出门前往乡间散步。

2 月 23 日。快到晚上八点时，头痛再次袭来；阿尔贝凌晨三点再次咳血，这次的量大概有半杯多。咳完后头痛加剧。

2 月 24 日。阿尔贝在波尔多郊区零下 2 摄氏度的雪地里步行了 20 公里。他渐渐有了食欲，睡眠改善，不再头痛。

2 月 27 日。阿尔贝允许我用听诊器检查，直到今天他才允许我使用它。[此处附有右肺问题的医学总结。左肺并无大碍。蒂西埃坚信阿尔贝未患肺结核，他的吐血与歇斯底里症相关。] 他不想再接受我的催眠治疗了，于是接下来的时间里，我又见不到他了。

5 月 1 日。阿尔贝的妻子收到一封来自马赛的信，她丈夫不知何故到达了那里。"我认为，"写信的人（阿尔贝自己不会写信）写道，"他疯了。"之后阿尔贝归来。他告诉我，当共和国总统离开波尔多火车南站时，自己身在现场，几分钟后便搭火车去了塞特。

5 月 27 日。当他在库房值班（紧急维修燃气设备）时，听到同事们谈起了旅行见闻。这次他没有遭受头痛，身体没有异样。

5 月 28 日。他发现自己身上有 5 法郎，那是老板让他去办事的钱。他的头又开始隐隐作痛，于是在家附近的当铺用结婚戒指换了 6 法郎，然后乘坐下午三点的火车去了利布尔讷。之后他花了一夜时间走到了昂古莱姆，因为没感到饥饿，所以也就没吃东西。他回到了波尔多，又是一副神情呆滞的样子。回来时他的手表不见了，也不知道自己将它遗留在了什么地方。

5 月 31 日。同样的失忆症又在他的身上发作。我记得奥尔良站附近有一家手表店，便问他手表是不是被卖掉了。他回忆了很久才想起来，原来只卖了 3 法郎。于是他的妻子便去把它赎了回来。"我得坐火车去利布尔讷，"他对某钟表商说，"但我身上的钱不够；手表就卖给你吧。"

蒂西埃测试了阿尔贝对扎针的敏感度。他的面部和腿部正常，但身体许多部位的敏感性正在明显下降，手臂三头肌周围感觉麻木。

阿尔贝不想脱鞋，他的手脚大汗淋漓。

1888 年 6 月 9 日：蹬车之梦

阿尔贝在为雇主干活的时候在周边城镇旅行了几次。一回到库房他就与工友大吵了一架，并立即要求雇主结算工资，因为他不想再待下去了。遭到拒绝后，他离开了车间，于十一点半回家吃午饭了。他什么也没吃，看起来又呆滞了。中午时分，他对妻子说要到工厂位于维塔尔-卡里（Vital-Carles）的库房分部去。

十二点十五分，他自己去了圣安德烈医院，在那里他被门口负责接收病人的职员认了出来。他要求住院，说他可能又要离开波尔多去旅行了，请求医院收治他以防自己再次神游。他被分到了 16 号房间，那是皮特教授的病房。

两点十分，他的妻子告诉我发生的事，我立即去了医院。我看见阿尔贝半裸着躺在床上；他的脸微微发红，下嘴唇从右到左倾斜下垂。这是一种半昏迷状态。他蜷缩着身子，双腿抵着肚子。我叫他，他却充耳不闻。我轻轻地在他头顶敏感区域按摩。他清醒过来并跳了起来，发出一声痛苦的喊叫，但马上又回到了原来的睡眠状态。他的手臂麻木，感觉不到刺痛。他在床上活动双腿，好像是在蹬车或是行走。他突然哭了起来，脸更红了，腿也动得更快了。他说了几句莫名其妙的话，眼泪夺眶而出，然后他大喊道："啊！我的上帝！我的上帝！我的头！我的头！没有人！我可怜的妻子！"我叫他，他却不回答。我问他现在在哪，同样没有回应。突然间他看见了护工，生气地看了他一会儿，然后抓住他的手臂，用一种悲伤的、凝噎的语气恳求他帮忙给妻子写封信。他认为自己已经到达了奥尔良，并且把我当成了警察。

他说，自己乘坐晚上七点的火车从波尔多出发，途经利布尔讷、昂古莱姆等地。他说自己已婚，在一家煤气公司上班。他又补充道，自己拿了钱逃走了，并问护工奥尔良本地居民是否待人凶恶。他看到了城市，看到了街道，看到了圣女贞德的雕像。他把护工当成了身着黑衣和头盔的工作人员（护工穿的其实是长袖衬衫）。他央求护工陪自己回波尔多，在那里自己可以受到照顾。我问他是否认得我。他目不转睛地看着我，摸了摸我的外套。"你很脏，"他对我说，"你穿了件灰色波尔卡圆点的马甲。"（我穿的是黑白格子马甲）"你看起来还算面善。但我从不操心别人的事情。我今晚得上路了，去找个地方睡一觉。"不一会儿他便头靠在枕头上睡着了，突然他的腿似乎又开始踩起了踏板。他和我说话的时候，脸上有一种痛苦的表情，现在他平静下来，脸变得明亮欢快起来。"啊，路上太热了,"他叫道,"你们不觉得热吗?"我戳了戳他的腿。他的双腿已经失去知觉。

两点二十分。我按了按他的敏感区,阿尔贝突然就像被松开的弹簧一样,猛地坐了起来。他清醒了过来,愤怒地看向护工,两眼死死盯着他。"啊,别碰我!"他大喊道。他的双腿失去了知觉。阿尔贝认出了我。他看到自己在医院里,但不知道是怎么来医院的。他的头很痛,脚很冷。他想去小便,即使该行为正常发生,他也未能意识到自己的所作所为,直到听到尿液落入容器的声音。他的睾丸面对按压时,有些麻木无感。

两点二十五分。他疲惫不堪。他经常按摩头后的枕骨部位,看起来非常平静。脸、腿、胳膊、手都有些麻木了,脚不敏感,但是脚底特别敏感。

两点三十五分。他想呕吐。他打哈欠,吐唾沫。他的躯干部位前后都有些麻木无感了。每用针戳一下,都会留下个小疙瘩,粟米大小。他的眼睛对光线或物体几乎没有反应;瞳孔扩大。

两点四十分。阿尔贝想要行走的欲望强烈,以至于完全忽视了自己的情况。因此,他对所穿衬衫的粗糙程度感到吃惊,以为衬衫是自己的,而不是医院的。床旁边有一个便盆。他抓住把手,拿起当作帽子戴在头上,然而过了会儿,他还是拿下来盯着它看了下。然后,其他病人都笑了,他最终意识到自己把什么当成了帽子。护工给了他一杯草药茶;他美滋滋地喝着。我试图暗示他喝的不是草药茶而是香槟酒,但是好像不起作用。突然,他双手抱头,痛得大喊。

三点。他不知道自己是怎么来医院的,但知道现在是三点。他认为自己已经把手表卖了,然而当他到医院后,一位病人将它放在了他的枕头底下。"这也是一种旅行。"他面露无奈地说道。他惊奇地发现裤子口袋里有一块抹布，那是他昨晚放进去的。他努力寻找鞋子，尽管鞋子就在脚边，他却依然没有看到。他向邻床病人借了一双凉鞋，因为自己必须离开医院，必须迈开双腿走路。即使外面天气不好、小雨淅淅，在他看来却是阳光明媚。他看见了手表，那是我把它放在床上的，但他对手表的再次失而复得一点都不惊讶，而是把手放在头上，因为头痛得厉害。他不知道自己在来医院之前就已回过家了。他没有听到任何关于旅行的谈话。他的妻子刚刚到病房，躲在了窗帘后面。我问他结婚了没有。他微微点头以示肯定，面部却看起来一片茫然，并表示不想回家。对于我问他的几个问题，他回答说上午没有喝酒，一离开车间马上直奔医院，这样就可以被关在医院了，因为他实在是害怕控制不住自己去往巴黎的冲动。早上十点，他要求上级主管给他发工资；但那人把他当作疯子。他一直控制不住想去巴黎的冲动；觉得自己有很长一段路要走。他想穿上法兰绒汗衫，但却徒劳无功，以至于错把汗衫套在了医院衬衫外面；其中一只袖子翻到了里面，他都没有注意到。于是他只能找到一只袖子，左袖还是右袖，取决于把汗衫转到哪一边。"那么只有一只袖子了。"他不耐烦地说道。

三点二十分。他认出了自己的鞋子，它们一直都在原来的地方。一想到要见妻子，烦恼便涌上心头，头痛再度袭来。他穿上鞋子，这时妻子突然出现，上前拥抱。他其实不想见到她。他的神情恍惚；脸通红，目光呆滞；非常渴望行走。他去小便。我让他在医院庭院的回廊里来回走走。鉴于他总是想离开，我就让另一个病人盯着他。

四点。阿尔贝不停来回走路。有几次我试图站上前阻止他的脚步,每次都被他躲开。但他指着我安排守护他的病人,对我说,"这个人在迫害我;我走到哪儿他都跟着我。该消停了吧?"我离开了他。

六点。我走后,他来来回回走了很长时间。然后他感觉到累了,就去躺下。他的腿、胳膊和手都麻木了;脚底依然特别敏感;头侧和前额伴有剧痛。他坐了下来,但不时发出呻吟。他的下唇微微垂下;他胃痛想吐。一个月后(7月1日),我对他实施了催眠疗法,让他讲述自己的各种神游经历。他立马告诉我,自己一离开车间就进了医院,因为担心自己神游症发作离开波尔多。他希望自己的行为可以得到约束,因为他没有去旅行的盘缠。"我什么都知道,"我告诉他,"因为我看见你了。"

"不,"他回答道,"在那时你还不认识我。"

突然,他拉着我的手喊道:"等等……等等……我去了奥尔良……"沉思了一会儿后又说道:"不,不是这次……你看见一个警察没?""怎么会呢?毕竟,我一直在医院里啊……"

然后他突然敞开上衣对我说:"屋子里好热啊!你居然感觉不到!"其实我的房间朝北,室内温度并不高。

这个观察结果很有趣。我曾出现在阿尔贝的梦境中,他在床上做出蹬车动作,整个人属于半清醒状态。但值得关注的精神层面的问题出现于一个月后,当阿尔贝进入催眠状态回忆往事时,他确信自己到过奥尔良,然后认识到了自己的错误。一个月以前,他在非诱导性的梦游中对臆想出的同伴大喊:"啊,路上太热了!你们不觉得热吗?"[4]突然间,他在我的办公室里找到了同样的感觉,问我觉不觉得热!因此,在催眠状态下,一个人可以获取与梦游时相同的感官印象及原始记忆印刻很久后的一闪而过的相关记忆。催眠状态下的睡眠和梦游状态下的睡眠是同一类型，因为储存在前者中的记忆可以在后者中被唤醒。

6 月 15 日。来自工人福利会的医生安排了淋浴疗法（即用冷水冲洗很长时间），阿尔贝就到医院接受治疗。当我的同事戴尔马（Delmas）医生向阿尔贝询问我的消息时，他不仅对我的信息一无所知，说话更是不知所云。这些让他又感到头痛。

6 月 16 日。他的妻子看到他神情呆滞的样子，就把钱藏在了衣柜里。但阿尔贝翻找了衣柜，找到了 100 法郎。于是他去了巴黎。就在他要去德国的时候，被妻子叫回了波尔多，妻子告诉他，自己病得很重。这种欺骗做法起了效果。

6 月 21 日。他日常生活中的不幸遭遇溢于言表。他要求我停止使用自 5 月 31 日以来的溴化药物疗法，因为这种疗法没有阻止他外出旅行，反而带来了头痛问题。我同意了他的要求。

6 月 22 日、23 日、24 日。强迫性的快步走使他头脑清醒。

6 月 25 日。神游症再一次发作了。他早上六点出发去阿让城，这次他从妻子的钱包里拿了 12 法郎。

6 月 30 日。他回来了，神情呆滞。虽然这几天他一直在不停行走，脚也很痛，但他还是想再次离开。

1888 年 7 月 1 日：鼓乐队队长

7 月 1 日。阿尔贝让我催眠他。我已经有一年多没有这么做了。于是我将他催眠了。我很想知道，在被诱导的睡眠状态下，他是否能补充清醒时给我所讲的各种神游经历中的空白部分，于是我问他，是不是很久以前就离开了波尔多。回答是否定的。他试图在记忆中搜寻，但却徒劳无功。不管他如何努力，也回答不上我的

问题。

"你不是在列日城吗?"我问他。

他试着回答(在沉思后):"是的,我知道列日城,以前曾去过那里。(他突然想起)等等……五六个月前我曾去过那里。我从衣柜里拿了 200 法郎;三天前,我还看到妻子在数那些钱。"

但是,关于神游的经历,即使他费了很大的努力才想起来,也说不出任何我想要的信息。

他忘记自己曾到过马赛;直到我告诉他想想卡诺先生的旅行[阿尔贝在动身去马赛之前曾看见过法国总统],他才想起曾坐火车远行,到过图卢兹。一位铁路工作人员看到他似乎很激动的样子,便问他要去哪里。"去马赛,该死的!"因为他听别人说起过那座城市。他回忆说,工作人员不想让他坐车出行,以为他喝醉了酒。阿尔贝记不起来他去过昂古莱姆,去过巴黎,去过阿让城。当我提及他此次神游经历中被送往医院的那一刻时,他认为自己曾去过奥尔良,并敞开上衣,突然大喊道:"房间里好热啊!你感觉不到吗?"

7 月 5 日。我在埃斯皮纳斯(Espinas)教授面前将阿尔贝催眠了。我再次问他是否去过列日城,因为当他清醒的时候,还是不记得曾经到访过茹安维尔-勒庞。他说自己真的想不起来了,我让他再好好想想。几分钟后,他终于回忆起了那些事情,仿佛是在记忆深处苦苦搜寻出来的一样,且终于向我们透露了他花钱的准确细节。

他在里尔花了 10 法郎买了些吃的,对此他自己也感到很吃惊,因为他只是匆匆路过了这座城市。为此,他充满激情地告诉我们,在街上遇见了以前瓦朗谢讷团鼓乐队队长的经历。他请队长喝酒,但那人从来不干喝,需要来点吃的下酒。阿尔贝见状,便依次买了

4 品脱啤酒、猪肉派、一条两磅重的面包、咖啡、朗姆酒，并且对队长说："既然你想吃，请敞开肚子吃吧，你喝着喝着就会滚到桌子底下去的。"至于他自己，就只喝了一小杯杜松子酒。队长大吃大喝，最后确实滚到了桌子底下。然后，饭店女老板便过来收钱。"继续上酒菜，吃到他满意为止。"阿尔贝一边付账一边说。

"没用的，"女人回答，"你的状态和你的朋友一样混乱。你比他看起来醉得还厉害。你一进来我就说过，'有位先生已经喝多了'。"

然后他告诉我们，在旅途中，他花钱大方，会邀请这个那个吃吃喝喝，尽管自己在一旁安坐，不去吃喝。

这时候有位流浪艺人拉着手风琴走在街上。阿尔贝停止讲述故事；他开始认真倾听，态度热忱。当音乐声停息，阿尔贝继续讲述刚才的故事。我把他叫醒，他对自己刚才所说的话一无所知。我通过右拇指按压（催眠区）使他入睡。[5] 他重新从刚才讲述中断的地方说起。我把这个实验重复了几次。

7 月 27 日。阿尔贝的妻子告诉我，他在工作的地方闷闷不乐了一段时间后，开始了又一次神游。他把壁炉架上的装饰品拿到当铺换取了 30 法郎。就在同一天，我收到了一个旅行推销员的来信，他在内拉克（Nérac）到阿让城的路上遇到了阿尔贝。"当我遇到这个年轻人时，"他写道，"在我看来，他似乎心智很不健全……我觉得他的盘缠好像全用光了……当我离开他的时候，是在离阿让城几公里远的地方，他好像完全摆脱了那些困扰他的麻烦。"

8 月 2 日。阿尔贝回来告诉我他的神游经历。他穿着衣服躺在床上，头痛得厉害。他认为自己睡了一会儿，然后听到耳边传来了一阵口哨声。他对自己处于何种状态不是很清楚。过了一会儿，时

针指向了早上九点，他再度离开，坐上了去利布尔讷的火车，却在勒比松（Le Buisson）发现自己没有火车票，因此被扣住了。但是当乘客下车后，他被获准离开。

"你去哪儿？"站长问他。

"去阿让城。"

"哦，好吧，这次得保管好车票，别再弄丢了。如果再弄丢的话，你的终点站就是监狱了！"

监狱！……为什么！……这句话萦绕在他的耳边。他在口袋里发现了六枚 5 法郎的硬币，但不知道它们从何而来。他入住了一家旅店。第二天早上五点钟，女服务员过来叫醒他。

"到底为什么？"他问女服务员。他了解到前一天晚上自己曾告诉前台，第二天要早点起床，以便去赶前往莱克图尔（Lectoure）的火车。

"去莱克图尔！"他匆忙穿好衣服，似乎琐事缠身快要赶不上火车了。

他到达了莱克图尔。他看到前面有条路，路标上写着"欧什"。于是他徒步走去了欧什。第二天，他头痛欲裂，便朝着内拉克走去。脚步迈得越快，头脑就变得越轻松。他在两小时内走了 24 公里。在内拉克，他想吃点东西，但是又并不感觉到饥饿。他回到阿让城，遇到了一名巡回推销员。他告诉推销员自己的麻烦和神游症。推销员怀疑他的说法，便问道："你带证件了吗？"阿尔贝给他看了自己的结婚证，这时一张纸掉到了地上。

"看，这是一张当铺的票据。"推销员说。[6]

"一张当票！"阿尔贝惊声大喊。然后他一点点地回忆起当票是如何到自己手里的。

失忆状态持续了两天。

我曾在催眠过程中暗示他不要再离开波尔多。

8 月 7 日，早上九点。 阿尔贝告诉我，他梦见了行军，觉得自己有必要离开。我给出了相反的暗示。他开始行走，但是没有离开波尔多。下午五点二十分，阿尔贝已经走了一整天了。由于那天早些时候的暗示影响，他过来找我了。晚上十一点三十分，他在波尔多及周边近郊地区走了一整天后，回到了家中。妻子翻遍了他的口袋，找到了医学证明和结婚证，这些东西之前她小心翼翼地藏了起来，但是阿尔贝一直都用这两样东西来"装备"自己，正如他每次外出神游所做的那样。

在这种情况下，催眠暗示治疗的效果是尤为明显的。

8 月 12 日。 阿尔贝拿了 180 法郎就离开了。

10 月 31 日。 他回来了。在此期间，阿尔贝于 8 月 27 日因流浪被捕。他被囚禁了十二天。

11 月 2 日。 他恍恍惚惚地回忆起他在神游症发作过程中所做的事情。有些事情他不记得了，比如说是如何拿到 180 法郎的。我将他催眠了，他回忆出了一切。有人让他签了一张出售家具的收据，因此他得到了 180 法郎。后来他开始头痛，于是去了巴黎。在那里，有个皮条客用"美式"（à l'américaine）骗术骗走了他的钱，留下了一个小背包让他看着（这是 8 月 14 日的事情）。他身无分文，就去了克莱（Clayes），希望能够继续向德国进发。在莫城，他又开始变得心烦意乱，于是去了警察局，求警长逮捕他。在一幕幕闪现的记忆中，他讲述了自己是如何离开妻子的，是如何攻击他人的，是如何的不开心，他还哭着亲吻警察的手。阿尔贝在催眠状态下非常情绪化。我逐字逐句地誊写笔记。阿尔贝说话了：

"警察说，我疯了。过了会儿我睡着了。他叫我的时候，我听得很清楚，但是不想答话。"

我："为什么？"

阿尔贝："因为波尔多的医生禁止我这么做。"

我："哪位医生？"

阿尔贝："蒂西埃。你不认识他。"

我："那么，是波尔多的那位医生叮嘱你，不要说出自己的名字？"

阿尔贝："是的，当然，你知道得很清楚。（指出他的错误毫无意义。阿尔贝意在表达他不想回答问题。）我被关在一个院子里，在那里我在梦中行走。他们把我锁起来了，我没有醒过来。我来到检察官面前的时候，还是睡着的状态。"

警长说："他是个白痴。"治安法官说："他喝醉了。"于是他们把他关进监狱，囚禁了两个星期。两星期后，阿尔贝离开监狱去了巴黎。在那里，他接受了夏尔科和吉勒·德·拉图雷特的检查。

11月7日。我注意到阿尔贝的神游行为，总是发生在头部充血之前。我想尝试用暗示疗法来改变充血位置。我将其催眠，并告诉他醒来后会流鼻血。阿尔贝醒来后，感觉脸上很热。他咳嗽了几下，擤了擤鼻子，但是并没有流鼻血。然而，面部却有越来越明显的充血迹象，不知不觉中，他又睡着了。我暗示他，血涌到了脚部，所以脚上会感觉很热。当阿尔贝再次醒来时，感到脚上很热。他不再头痛，不再咳嗽，不再像之前那样困倦。

11月20日。从11月7日起，阿尔贝头脑清醒，双脚发热。我曾在一位吗啡成瘾者身上使用香水进行强化暗示治疗，取得了很好的效果。[7] 我对他暗示道，每次闻到蜡瓣花香水的味道，头脑就

会异常清醒。

1889 年

1 月 22 日。直到今天我才见到阿尔贝。他来告诉我，香水一度很有用，但他刚刚又经历了一次神游，步行去了朗贡，当天来回，徒步 75 公里。

我暗示他（1）当他感觉想要离开波尔多时，应该第一时间到我这来，然后等我；（2）他的双脚应该感到发热。

1 月 23 日。阿尔贝头脑清醒，双脚发热。我们一起离开住所，去波尔多公园（在城镇郊区，于 1888 年重新开放）走走。我想知道他在户外被催眠时，在一种类似于被催眠的睡眠状态下，会怎么做。我一边走一边按他的拇指（催眠区）。他睡着了并且走得更快了，以为自己在巴黎的布洛涅森林，他只身远离家乡，必须回到波尔多。

在路途中，阿尔贝加快了速度，我得跑起来才能跟上他的脚步。他的眼睛半睁半闭，让人以为他是喝多了；只见他神情恍惚，下唇耷拉，却能很好地避开障碍物。我把他唤醒，一起回到我的住所，在那里我给了他和前天晚上一样的暗示。之后，我想了解在催眠状态下的睡眠中得到的暗示在正常睡眠中是否会再现，便告诉他，第二天晚上他会在梦里看见我；当他看见我时，他要站起来，然后躺在床尾；然后再站起来，在床头躺下。

1 月 24 日。阿尔贝在清醒时告诉我，他昨晚梦见了我，但令人惊讶的是，他补充道："我能很清楚地听到你的声音，但不能看到你的脸。你对我说：'一切就绪，阿尔贝！……'然后我起床，躺下，头靠在床尾，如此反复。"

我再度将阿尔贝催眠。他和我说了同样的话。

然而，我担心他在清醒状态下不会记起在催眠中所接受的暗示。我当然知道，他不会在不知情尤其是不自愿的情况下，装出知情、自愿的样子将我引入歧途，因为我和他已经相识四年，彼此熟悉得很。所以我问他的妻子，他是不是真的夜里起床然后头靠在床尾睡觉了。她证实了这一事实。所以可得出结论，阿尔贝接受了我的暗示。

*3 月 11 日。*我见过阿尔贝几次，他告诉我他一切都好，自己在离波尔多有段距离的工地上找到了工作，因此没有办法再来接受催眠治疗了。当我今天经过他家门口时，他妻子叫我进去。那时是晚上六点钟。阿尔贝躺在地上，像在医院里那样双腿不停地动来动去，那是正处在梦游状态中。显然，他已进入梦境，我便开始与之交谈。他告诉我，前一天晚上曾梦见一位先生建议他离开工地，去巴扎斯（一座有着四千人口的城镇，位于波尔多东南 62 公里处）找工作。阿尔贝的妻子告诉我，他夜里躁动不安。早上醒来时，阿尔贝头痛得厉害。他离开家去了波尔多近郊的洛蒙（Lormont）船厂，想要找份工作，还带上了篮子和当天的食物。直到开始工作时，他才动了结账走人的念头。这时天气非常糟糕，外面风雨交加。于是他朝着巴扎斯方向徒步走去。到了城里，他未能找到那位臆想出来的先生，于是原路返回，此时在工地挣得的 6 法郎还没有花完。他告诉我，把钱包藏在了床脚，以免被妻子发现拿走，他是在到家时这么做的，也就是说，他还处在睡眠状态中。我给予他暗示：（1）醒来时不要感到头痛，要感到高兴；（2）把钱包交给妻子；（3）每当睡着有人喊他离开的时候，我会立即出现并告诉他应该待在原地。阿尔贝醒了过来，他不再感到头痛，并把钱包给了

妻子。

*3月12日。*阿尔贝的妻子陪他去船厂，以便向雇主说明他的情况。他们告诉她，只是雇用她丈夫当钟点工，而且他很有礼貌地说自己要去巴扎斯，他说在那里能干自己擅长的活，可以挣更多的钱。他的酬劳已经结清；谁也不会想到他是一位病人，因为他说话表达是如此清晰自然。从言行举止上看，完全看不出他在梦游。

*4月4日。*我从阿尔贝妻子那得知，他又离开了，他从波城写信回来，说自己发烧了。[8] 我从3月12日起就没见过他。在3月31日夜里至4月1日凌晨（星期一和星期二），妻子听到了他的梦话：

"你看，"他对妻子说，"我奉命去追查一个不忠的女人，她偷了300万法郎。如果我能找到她，就可以获得3000法郎。这样我们就衣食无忧啦。"

她一度认为丈夫处于清醒状态，但这荒谬的一切让她意识到，阿尔贝虽睁着眼睛，但依然在睡眠状态。事实上，阿尔贝的确醒了过来，完全清醒，并且对自己刚才说过的话感到惊讶。随后他又补充了一句，似乎是延续了梦境里的内容：

"但是我陷入了困境，不知道她往哪个方向去了。那可是300万啊！"

我的同事莫诺（Monod）先生愿意给他在波城当医生的兄弟写信，推荐阿尔贝去他那。由于他兄弟的帮忙，阿尔贝获得了旅行援助，因此他于4月7日返回波尔多。

*4月8日。*在莫诺医生面前，我请阿尔贝给我们讲讲他的神游经历。

他一开始处于清醒状态。3月30日，星期六，他在洛蒙的海军造船厂工作。他听到一些工人在谈论他，说他是警察的耳目（阿尔贝清醒时没有幻觉）。他变得沮丧，不安状态一直持续到晚上，甚至延续到了接下来的星期天的白天。于是，阿尔贝去看白天场剧目以分散自己的注意力。据他所说，他看了一出叫做《不守贞的妻子》的剧（实际上这是拉比什的剧目《受保护的女孩》，讲述的是母亲将女儿交给两个女佣照顾，以便晚上独自外出）。[9] 那时他没有头痛；尽管如此，他还是不能看完整出戏，很早就回去睡觉了。夜里，他做了噩梦，梦见狮子正朝他冲来；他被枪击；当被子弹击中那一刻，他醒了。梦里被击中的部位，疼了很长一段时间。"每次在梦中被杀或遇袭，"他说，"相关部位整天都会感觉到疼痛。"

阿尔贝又睡着了，这次梦见了那位在维也纳 [10] 和波尔多对他照顾的 D 先生，D 先生委托他去找自己的妻子，因为她和总会计师私奔了，还偷走了他的 100 万法郎 [①]。如果阿尔贝能找到他们，将会获得 3000 法郎的报酬。阿尔贝凌晨三点半醒来，拿起之前那个骗子留给他的小背包，穿上防止弄脏自己衣服的工作服（因为船厂的船只外部正在进行红铅涂料的喷涂工作）。他唱着歌儿，意识清醒地走了，头不再痛，对刚刚做的梦毫无想法。

当他到达奎里码头，也就是离家大约 5 公里的地方时，意识到进入船厂还为时过早。他原路返回，走到波尔多巴斯蒂德桥时，他把胳膊肘支在栏杆上，望着桥下流淌的河水。岸边煤气喷射器的倒影映射在河面上。那时是早上四点半。[11] 从那一刻起，他什么也回忆不起来了。他被绵羊的叫声吵醒，浑身又湿又冷，只能蜷缩在野外的羊群中，抱着羊群取暖。此时他正身处朗德森林的中央。[12] 他

---

① 原文如此，和前文所提 300 万法郎不符。

大吃一惊，一直等到天亮。他从身边的一块界碑上看到，此地离皮约奥只有 4 公里。有位工人经过，给他指了几个方向。阿尔贝选择了波城，那是他在 4 月 2 日星期二的晚上七点步行到达的地方。他发烧了，翻遍所有口袋，找到了 1.5 法郎，于是买了一些奎宁。接下来发生的事情我们都知道了。

我将阿尔贝催眠。他哭了起来，很不开心。他刚离开过家。他告诉了我们上述内容，再次强调剧目叫做《不守贞的妻子》，而不是《受保护的女孩》。

"我的妻子，"D 先生告诉他，"和我的会计一起藏在朗德森林里，就像阿盖（Aguer）一样 [13]；只有你能帮我抓住他们，以回报我曾经给予你的帮助；并且你还可以获取 3000 法郎作为酬劳。"他从床上爬起来，打算跟踪那个对丈夫不忠的女人并把她带回去，但他又不想将此事告诉自己的妻子。

然而，清晨的新鲜空气将他唤醒，他忘记了在 1 公里外的波尔多巴斯蒂德桥上所做的梦。他曾一度记起了那个梦，但是在过桥时，也就是走了大概 500 米以后，又将这个梦忘记了。他到达了洛蒙附近的船厂，船厂正处于关闭状态。他在脑海里回溯自己走过的足迹，把胳膊肘支在栏杆上呆望水面时，被煤气喷射器的倒影给催眠了。"突然，"他说，"我感到很伤心，看见 D 先生正向我走来。"他浑身是泥，肮脏不堪，像是一个刚从野外奔跑回来的人。

D 先生对阿尔贝说："我刚从洛蒙的岳父母家回来，此行的目的是寻妻。岳父母甚至不想听我说话。她应该是朝着朗德森林的方向走了。你必须不惜一切代价跟着她。去吧，我的朋友。"说完，D 先生绝望地沿着桥朝波尔多方向奔去。（D 先生在波尔多当地颇有身份地位，实际上他娶了一位住在洛蒙的年轻女子为妻。）

"我不知道该怎么办,"阿尔贝继续说,"我意识到自己没有足够的钱坐火车;于是冲上前去追赶 D 先生,想问他要点钱;但是,当我到达河对面的盐商码头(Quai de Salinières)时,他从我的视线中消失了。我只能原路返回。这时我想起船厂还欠着我 14 法郎,于是一直等到它开门。早上七点,我拿到了钱。但是我感觉很冷,浑身发抖,冒着冷汗。有了钱以后,我就朝着火车南站的方向走去。然而,想到 D 先生的夫人及家人可能住在洛蒙附近,我走遍了整个洛蒙乡村地区,甚至到了四凉亭区(Quatre-Pavillons);在开始这场昂贵的旅行前,我找遍了洛蒙各处。我渐渐认识到自己在做无用功,于是在拉帕塞雷勒(La Passerelle)处穿过了加龙河;上午十一点时,到达了火车南站。我买了一张去朗德森林的票,火车在一小时后出发。在此期间我坐在长椅上默默等待。到达朗德后我又买了一张去达克斯的票,下午五点到了那里。[14] 突然,在远处的路上,我看见一个女人的侧影。那是 D 先生的夫人的身影;我急忙赶上前去。她急忙逃走。我快速奔跑,正要追上时,她却突然不见了;我再也没能见到她! ……我筋疲力尽,而天正在下着雨。我注意到周围有个牧羊场,于是越过栅栏躺在了羊群中。等到早上醒来时,我才明白一切不过是一场梦,我不过是梦境中的玩物而已。"

接下来发生的事情我们都知道了。

9 月 12 日。阿尔贝最终还是和妻子离开了波尔多。他决定去巴黎定居。因为他有了一个女儿,从此要好好地做一个父亲。阿尔贝倾其所有花光积蓄,浑然不顾别人开出的天价。阿尔贝的名字在波尔多几乎家喻户晓,那里没有人愿意再雇他工作,他不得已换个环境继续生活。

我所在地区的警长寄来了一份安德尔省至吉伦特省的公文，内容如下：

"有个叫 D……阿尔贝的人，要求我们提供交通补贴，以便他返回原住地波尔多巴拉达街（Rue Barada）6 号。他出示了蒂西埃医生和莫诺医生的证明，以此说明自己患有歇斯底里梦游症。但他无法解释自己所说的从波尔多至沙托鲁（Châteauroux）的过程等事宜。"

阿尔贝离开了巴黎的某家旅舍上路前行，当他到达沙托鲁时正处于梦游状态；他梦见自己从波尔多出发，并把我的地址当作是自己的给了当地警察。

从对阿尔贝的长期观察可以看出，他的确是个歇斯底里症患者。

蒂西埃重新审阅了有关阿尔贝病症的各类证据。比如《疯狂的旅行者》中描述的视野受限。比如皮肤敏感性的变化。比如歇斯底里地吐血与头痛同时袭来，而吐血停止的时候头痛也结束了。像其他歇斯底里症患者一样——包括在皮特门诊里的某位叫做"阿尔贝蒂娜"（Albertine）的病人——当他处于歇斯底里状态时，症状如同喝醉了酒。他在外出神游时不吃东西。蒂西埃随后继续阐述了阿尔贝在神游前如何谈及旅行，他的记忆如何在各类情境下恢复。最后，他对梦境内容进行了富有洞见的分析。

分析阿尔贝上一次的神游经历会特别有趣。他梦见了 D 先生，一个真实存在的人，承诺如果阿尔贝能找到自己那位出轨私奔的夫人，就奖赏他 3000 法郎。早上他起床后，把这一切都忘得一干二净。他去了洛蒙附近的船厂，那离他家大概 6 公里远。他早早地到了那里，开始回忆自己的行迹。他倚靠在石桥的护栏上。[15] 望着那缓缓流淌的河水，他看到了水中倒映着的煤气喷射器。他被这些关键的标志性事物催眠了，于是进入睡眠状态，梦境再度开启。他看见了 D 先生，并倾听其讲话。他一心想帮 D 先生做点事，因为 D 先生已经帮了他很多次。但他回忆说自己没有足够的钱去长途旅行。他跟着 D 先生来到了盐商码头。他走过了桥后又折返，走了 3 公里到达此前工作的地方，在那里尚有两三天工资可拿。然后他来到洛蒙附近，寻找 D 先生那位不忠的妻子。[16] 他再次穿过加龙河，在车站等了两三个小时上了火车，在达克斯下车走进森林，在那里，他在新幻觉中看到了远处 D 先生的夫人的身影，于是急忙赶上前，但她却消失了。第二天，阿尔贝居然在羊群中醒了过来！……所有的这一切听起来，简直像部小说一样曲折离奇……

为何是 D 先生而非他人出现在阿尔贝的梦中？是出于偶然吗？也许是的。但我实在找不出一个假设的答案来回答这个问题，在此请大家注意一些事实。我们已知的塑造这一梦境的元素可以帮助我们解答一些困惑。

1. 阿尔贝听说别人认为他是出没在洛蒙地区的间谍。这扰乱了他的心智，因此很容易引起一场病态的梦。

2. 接下来的星期天，他因为头痛去剧院看了一出叫做《受保护的女孩》的戏，但阿尔贝将此命名为《不守贞的妻子》。我们知道，在此剧中，一个时髦的女士某天晚上想出去，便将女儿交给女仆照看，然后离开了家。在这出戏中，某位演员拿起小女孩床上的娃娃扔到地上，并踩断了它的鼻子。

3. D 先生在洛蒙结婚，后来居住在波尔多。

4. D 夫人曾失去过一个女婴。

5. 阿尔贝非常喜欢孩子。

6. 当地报纸上一度满是藏匿在朗德森林里的杀人犯的故事。阿尔贝本人在墙上挂了一幅罪犯的肖像图。

我们观察到一个颇为奇怪的意识链，借此或许可以找出各种意识之间的联系。洛蒙工厂的麻烦唤起了阿尔贝关于在洛蒙结婚的 D 先生的记忆。断鼻子的娃娃场景使他想起了 D 夫人失去的那个孩子。阿尔贝将剧中母亲把孩子交给仆人照看而独自外出的行为与 D 夫人联系起来，这有关母性观念。阿尔贝对 D 先生的真挚情感使他由衷乐意为 D 先生办事；他把自己的感受投射到了 D 先生身上。至于朗德森林里的搜捕罪犯事件，我们可以从中找到阿尔贝心境形成的缘由。

无论对梦的解释是什么，当我们回到临床问题时，阿尔贝永远不能被诊断为一个患有漫游自动症的潜伏性癫痫患者，就像夏尔科在萨尔佩特里耶医院星期二讲座中观察到的那样。他是一个间歇性歇斯底里梦游症患者，属于不受控制的特定类型。

进而言之，梦游睡眠和催眠睡眠似乎有着相同的性质，因为人们可以在一种状态下回忆另一种状态下发生的事，反之亦然。

文献四 | 致病之梦（1892 年）

阿尔贝……离开了波尔多，偕妻子一道去巴黎定居。在一次外出神游的过程中，他过来拜访我。就在阿尔贝要用我为他办的旅行援助证明回巴黎的那天早晨，我将他催眠了。

阿尔贝一入睡，就用拳头捶了两下扶手椅。"我要到巴黎去；我要杀了她！我那晚看见我妻子了。"

我："在梦里？"

阿尔贝："不是，我无法做梦；我睡不着；我当时就像现在一样清醒着。"

我："那时是几点钟？"

阿尔贝："当时是午夜刚过半小时。午夜时刻，我去楼下办公室看看有没有她寄来的信。我以为什么都找不到，因为上次邮递员来的时候是十点钟，我什么也没收到，可是，唉！……我躺了下来，看见了我的妻子。她盘起了头发，穿了一件黑色衬衣，腰间系了根皮带，皮带环扣位于前方。如此打扮之下，她看起来更加娇美动人了。她站在 V 街的门房口。P 夫人也在那，M 先生、C 夫人以及一个妓女，还有一个老男人和他的情妇——某个来自卢浮宫附近的年轻女子——都在那。那个老男人公然和我妻子调情。他们聊到了我。有人说道：'离开他吧，留他在原地。'那个老男人提出自己掏钱开房。'但万一他要来了呢？''如果他来了，我们就告诉他你不在这栋楼里，我们会把他送回萨尔佩特里耶医院。'于是我站起身来，拿了伞，收拾好行李，里面有一件毛衣和一件法兰绒背心。我记得那天早上你要我带封信；我徒步离开，没有带着信。四天后就走到了巴黎。"

阿尔贝详细描述了他的旅行经历。

"我头又开始痛了，只能走来走去；我确实有走路的现实需求；为了不打扰别人，我前往咨询室，请求外出。这时突然冒出来一个留着胡子的男人，他说道：'已婚男人有权杀死他不忠的妻子。'我回答说：'我的旅行要得到蒂西埃先生同意，这是不容改变的。'今天早上之所以没有离开，是因为我要为你带封信，之后我将在中午时分离开。昨天，我在集市上遇到了一个年轻人；他要去普瓦捷找工作。他住在阿尔贝·勃兰登堡旅舍。我已约好中午与他见面。我们将结伴一道离开。"

我暗示阿尔贝梦到他的妻子，要饱含爱意、深情款款。只见阿尔贝变得紧张，浑身痉挛；他以极具表现力的手势表示抗议，他收到了此暗示。

我问道："你怎么了？"

阿尔贝："你不许我杀她，我得听你的。"

我给了他一个全新的、更有力的暗示后，叫醒了他。阿尔贝平静安详；他开始说他妻子的好话，不乏溢美之词。

总而言之，阿尔贝在清醒状态下时，一直在等待妻子来信，但他没有收到且睡着了，稍后在第二种状态下醒来；午夜时分，他下楼进入办公室，踱步行走了一整夜；他看见了妻子和另一个男人在一起，听见有个声音让自己杀了妻子，于是在那个梦所产生的幻视和幻听的影响下，他想立即动身去巴黎，但在记忆里却还存有对我的承诺。阿尔贝会变成凶手吗？我不知道。不管是何种情况，成为一个凶手的可能性都是因梦产生的。

我想做一个关于意识原生性梦（通过在做梦者意识中植入一个想法而产生的梦）的实验。我的研究对象阿尔贝，对我的帮助很大，因为我知道他所有的精神反应，我在论文、著作《梦》和几个实验中对他进行了相当长时间的研究。

我想知道阿尔贝在面对两个抽象概念的暗示时——如善与恶——是如何表现的。第一次实验可以追溯到 1888 年；我在 1893 年采用瞬时摄影的技术，将阿尔贝在梦境中的表现重新拍摄了下来。在波尔多著名摄影师帕纳茹先生睿智而专业的合作助力下，我得到了三十三张底片。

1. 催眠暗示：我将阿尔贝催眠后，对他说道："你的左膝盖代表善；右膝盖代表恶。"说完这话，我记下了接下来发生的事情。当我按压右膝盖（恶），阿尔贝拿起桌上的空杯子，一直"喝"到瘫倒在地。他注意到一张照片，将其视若真实场景；他的脸一下子变红，然后他开始了一段情色的行为。这时我按压左膝盖（善），阿尔贝立刻变得纯洁起来，他的言谈也规规矩矩；我又按压右膝盖（恶），他看到旁人口袋里有个钱包，就从他那偷走了钱包，放进了自己的口袋里。

我按压左膝盖（善），他又将钱包还给了失主，将其放进原来的口袋。我同时按压左膝盖和右膝盖，阿尔贝显得非常犹豫不决、优柔寡断；他激烈地挣扎着，最后把钱包还给了失主，但在此之前，他从钱包里抽出了一封信。我继续按压左膝盖，他将信还了回去。与此同时，他的面部特征也出现在了一幕影像中，这是一幕难以描述的影像，展现了在两种暗示下阿尔贝内心的挣扎。

2. 催眠后的暗示：我催眠阿尔贝的同时，在他的身体部位创造了十二个产生相关意识的区域，左手中指区域让他产生打喷嚏的欲望，左手小拇指区域代表纯洁，右手小拇指区域代表淫乱，等等。

我唤醒了我的实验对象，接着按压催眠过程中施加暗示的区域。按左手中指会引起喷嚏：我按得越重，阿尔贝打喷嚏越频繁。但所有暗示中，最令人好奇的是小拇指。当我按压左手或右手的小拇指时，他在淫乱和纯洁之间转换意识。他面部表情的变化将其想法体现得淋漓尽致。阿尔贝焦急地询问，自己是不是疯了，他根本不知道自己的内心在想些什么。如果我同时按压两根手指，他依然会体现出优柔寡断、犹豫不决，他的情绪感受度对应按压手指的强度。

我第一次做这个实验的时候，没有解除暗示，结果便是这样：

第二天，阿尔贝走进了我的咨询室，几乎是拖着身子进来的，他筋疲力尽，面容憔悴。他告诉我，前一天晚上，在离开我半小时后，在街上遇到了一位朋友。当他伸出右手和朋友握手时，几乎立刻勃起了。他马上想起了我的暗示，于是就交替按压左手小拇指和右手小拇指，度过了这一天。晚上，阿尔贝和妻子发生了几次性关系。最后，在上午来看我的时候，他按压了两下右手小拇指，发出两声猛烈的惨叫，以至于不得不背倚靠墙，以免摔倒在地。

阿尔贝没有欺骗我；他的衬衫上秽物痕迹明显。注意，由于生殖器过度兴奋，几次下来，激起了释放欲望，却又无能为力。[1] 阿尔贝按了按他的左手小拇指，抑制了淫邪思想，使自己平静下来。

我催眠了我的实验对象，压抑住我所有的暗示。当他醒来的时候，已经完全忘记了暗示内容。[2]

此处，有实验对象做梦时的三十三张快照。[3] 在两条腿的上部位置，我用带子系了纸箱，纸箱垂落下来，这样就可以正面朝上放置，也可以取下来。右腿代表善，左腿代表恶。我在每个纸箱中都倒进了一定量的铅弹；在眼睛和膝盖之间则有一块幕布，以防实验对象看到我所做的一切。当盒子中倒出的铅弹重量差达到 32—42 克时，无论右腿重还是左腿重，阿尔贝就会从善转向恶，或者从恶转向善；这从他的姿势和实验过程里的梦游记录都能看出来。此外，我还对他的各种反应做了计时。通过按压我创造的催眠区域的手指，阿尔贝用了一分七秒的时间睡着了。不同的梦境持续时间在一分二十三秒到一分五十八秒之间，在这段时间内有若干张照片对此予以呈现。梦境中，29 号照片的状态只持续了两秒钟。

22—23 号照片，我们观察的是实验对象的心理转变，由于左腿的铅弹重达 46 克，他从善转向了恶。反应时间为六分三十三秒。

在 23 号照片中，阿尔贝表现出了愤怒。他敲打椅子、反抗、攻击，邪恶情绪蔓延，他开始重拾偷窃的念头，这一切压倒了几分钟前右腿受压所产生的善念。他对自己即将实施的行为喃喃自语，并大声喊道："不能再继续这样了，要知道，我已经受够了。"

在 24 号照片中，他正在考虑如何完成自己脑海中计划的事情，他说道："你可以换票。出发上路吧；是时候离开这里了，快点。我要是有把刀就好了！"阐述计划所费时间为一分二十秒。

25—26 号照片表明他已经下定了决心："如果我们被抓住了，那我将承担全部责任。一起走吧，我要罢工！我要罢工！跟我来。你没什么好怕的，因为你要换票。你能来吗？"

我问他："如若有人要砍掉我们的脑袋，取我们性命呢？"于是阿尔贝沉默了。

他睡得昏昏沉沉，不再有梦，如 27 号照片所示，13 号照片也展示了类似的情况。阿尔贝梦到一些剧烈活动后进入了深度睡眠状态。紧张神经的突然释放会让梦境结束，使人进入休息状态，正如这两张照片所示（13 号和 27 号）。然而，想法依然存在。"如若有人要砍掉我们的脑袋，取我们的性命呢？"——我的问题所引发的梦境给出了证明。阿尔贝回到沉睡状态中，将他的偷窃和暗杀之梦映射到一个即将被送上断头台的女人及她的孩子身上。[4] 他泣不成声，祈求赦免所有有罪的人。因此，我所传达的惩罚意识在深度睡眠中自辟蹊径，并以死刑之梦的形式再次出现，我曾说过要"砍掉脑袋"。

然而，14—20 号照片的姿势更为有趣。面部表情的瞬间活动被一张张照片捕捉到了。因此，我能够在确切的时刻，确定想法的形成和所作所为之间的一系列心理呈现和反应。照片证实了每个自愿行为中存在的四阶段心理规律：（1）感官印象引发回忆，即对"证词"（testimony）的回忆；（2）结合证词作出判断（judgement），也就是说，进行辩论（debate）和思想斗争；（3）针对辩论作出裁决（verdict）或决议；（4）执行（execute）判断，诉诸行动（act）。

当阿尔贝进入深度睡眠后，我们按压左腿暗示恶，通过 14 号、15 号、16 号照片，我们见证了"恶"这个概念的形成，也就是说，唤醒记忆，就像听到证词一样。富有表现力的手势透露出当事人的心理状态。17 号照片让我们见证了对意识的讨论和判断。18 号照片让我们看到，决议已作出，判断已产生。行为是在 19 号照片中完成的，照片中的手势表明我们正在观察进行中的偷窃过程。在 20 号照片中，偷窃行为已经完成。从形成想法、讨论、决议到行动，整个过程所需的时间为三十七秒。诱导这个梦的铅弹重量是 34 克。

我对阿尔贝施加触觉性质的催眠暗示。当阿尔贝醒来时，他不知道我向他提出了"恶"与"善"两种暗示，他也不记得所做之梦，除了最后一个关于死刑的梦。我暗示他记住这个梦，目的是对比他的口头陈述与照片，施加控制。

他所记住的触感是一种灼烧感，定位非常准确，位于他腿上承受纸箱压力的部位。这种灼烧感暗示与之前的两组暗示相似，但效果完全不同。阿尔贝醒来时，只有灼烧的记忆隐隐存在，但对两组暗示的选择却全然忘却了。

1930 年，78 岁的蒂西埃在自己主办的杂志中发表了一篇自传。[1] 自传讲述了蒂西埃的体育生涯及与阿尔贝长期打交道的经历。在自传的最后，有标题为"尾声"的一小部分内容："阿尔贝·达达……他在波尔多结婚，婚后与妻子一起去巴黎生活。妻子死于肺结核后，留下一个小女孩被蒙特勒伊的市场园丁收养。"蒙特勒伊位于现在巴黎东部的郊区。这个女孩的名字叫做玛格丽特-加布丽埃勒·达达。这是蒂西埃第一次在公开的纸媒上使用"达达"这一姓氏。然后，他描绘了一个关于加布丽埃勒失踪的悲伤故事，他说这个故事是在巴黎的《晨报》上读到的，时间是"1906 年 12 月 7 日"（也有可能是 1907 年）。这个故事无法在国家图书馆的《晨报》档案库中找到，该报纸刊载的唯一关于蒙特勒伊的耸人听闻的报道是在该地某井底发现了一名妇女的部分躯体被砍开。不过，1907 年 12 月 8 日，另一家日报《小巴黎人报》刊登了一则关于加布丽埃勒的报道[2]：

蒙特勒伊的另一秘案：加布丽埃勒出了什么事？白人奴

隶贸易的受害者？

蒙特勒伊苏布瓦最近热议的话题是一位 15 岁女孩的离奇失踪。有人怀疑她是被拐卖年轻女性的人贩子带走的。

就在蒙特勒伊苏布瓦的人们对普雷欧井底的可怕发现议论纷纷之时，另一件秘案正在发生——一名 15 岁半的少女被绑架了。

女孩的养父母家

埃罗夫妇是诚实正直、有口皆碑的工人，他们已经在文森街 14 号居住生活了多年。也就是在那，昨天早上，我们发现埃罗夫人正在流泪。她告诉我们：

许多年前，我和丈夫收养了加布丽埃勒·达达，她是我一位朋友的女儿，这位朋友刚去世不久。她的父亲在乡下工作，不能照顾她。由于自己没有孩子，我们很快就喜欢上了这个小女孩，并且将其视如己出，悉心抚养。在接受了完善的小学教育后，最近，加布丽埃勒成了一家裁缝店的学徒。三个星期前，她在文森的斯特拉斯堡街 28 号找到了一份裁缝的工作。

老妇人的提议

11 月 28 日，当加布丽埃勒准备离开作坊时，突然对我说："妈妈，我想辞掉现在的工作。今天早上，我在文森镇政府看招聘广告时，一位老妇人走到我面前，询问我是否在找工作。当我给出肯定的答复后，她说：'你真讨人喜欢，我女儿在巴黎街做裁缝，目前需要一个帮手，你愿意和她一起工作吗？薪水丰厚哦！'"

加布丽埃勒继续说："我接受了，如果您不反对的话，明天这位老妇人将会带我去见她女儿。"

　　我没有反对，也未曾怀疑会发生什么不幸之事，于是同意了。

　　第二天，加布丽埃勒如同往日一样离开了家，临走时还和我告别。一天过去了，她却没有回来。我忧心忡忡地去了警所，做了一份声明，并在警局又重复了一遍。当我路过她前雇主的店面时，得知从前一天晚上开始我女儿就没出现过。

　　就在那时，我收到了一封来自医院的信，信上说加布丽埃勒的生父达达先生刚刚去世，并要我通知他的女儿。

　　于是我和丈夫还有他朋友一起，出发去找加布丽埃勒。我们去了文森镇上所有的酒吧，到处打听是否有人见过她。

加布丽埃勒的踪迹

　　当我在泰里耶街的一家酒吧描述失踪女儿的信息时，女士们对此一无所知。突然，旁边喝酒的一个年轻金发男子说道："我认识她，而且我这还有她寄给我的明信片。"

　　"那请你告诉我她在哪儿。我是她的养母，现在到处找她，因为她的亲生父亲昨天在医院去世了。"

　　"可我不知道她身在何处。"年轻人一脸尴尬地回答。然后他就付了酒钱离开了。

　　然而，此时另一位顾客给了我确切的地址。

　　"快去吧，"他对我们说，"刚才那个人肯定去那了，也许可以帮助你找到女儿。这是一家声名狼藉的酒吧。"

　　我们立即离开了。

　　令人大为吃惊的是，我们一到这个地方，就发现了那个刚从泰里耶街来的金发青年。

　　"达达小姐在这吗？"我问负责的女人，"我是她妈妈，正在四处找她。"

"不，"她回答，"我不认识这个年轻的女孩，而且，无论如何我不会接受她，因为她太过年轻了。"

房间里有几位军人。其中一位对我说："如果你早来十分钟，你就会看到那个孩子在吧台后擦杯子了。"

于是我急忙赶到警察局。治安官仔细地听着，然后带上两个警察，朝我刚才所说的酒吧走去。他检查了酒吧的账簿，向那个女人提出质询，并且到处搜查了一番。不幸的是，一无所获；我们没有找到女儿。她肯定已被带往他处。她目前身在何处？我不知道。我只知道，针对此事件已经进行过积极调查了。尽管如此，我觉得没人会找到我的女儿，小加布丽埃勒，她或已沦为臭名昭著的贩卖白奴团伙的受害者，团伙中肯定包括那个老妇人和金发青年。

以下是对加布丽埃勒的描述：

棕色蓬松头发。晶莹剔透的蓝眼睛。黑色半身裙。灰色衬衣。敞开式短上衣。黑色圆檐帽。[3]

注 释

文献名称缩写

AV	Tissié, *Les Aliénés voyageurs* (1887)
DSM-IV	American Psychiatric Association (1994)
DSM-III	American Psychiatric Association (1980)
DSM-III-R	American Psychiatric Association (1987)
ICD-10	World Health Organization (1992)
RS	Hacking, *Rewriting the Soul* (1995)

第一章 第一位神游症患者

1. Tissié, AV, 3.

2. The Hospital of Saint-André was founded in 1540. The present edifice was built in 1825–29 and remodeled in 1867. It was a major institution with 680 beds, and once you have got inside, it is, from an architectural point of view, the most agreeable large hospital I have ever entered.

3. The quotation is from Ross (1989), 52. The figures on college students are in ibid., 90. On acute-care admissions, see Ross (1990), 449.

4. Boyle (1990).

5. Brody (1997); Ratey and Johnson (1997). Dr. Ratey is executive director of research at Medfield State Hospital in Massachusetts, and Dr. Johnson is described by the *Times* as a "writer and trustee of the National Alliance for Autism Research who lives in Los Angeles."

6. "Es bestehen nämlich, in der Psychologie, experimentelle Methoden *und Begriffsverwirrung.*" *Philosophical Investigations* 2:xiv, in Wittgenstein (1953), 232.

7. Hacking, RS, 16.

8. I owe the word *doxogenic* to Harold Merskey, perhaps the most outspoken psychiatrist opposed to the diagnosis of multiple personality. See Merskey (1992) and Merskey (1996), 154, 308, where the word is used explicitly in connection with multiple personality disorder. Although Merskey made up the word, he told me in a letter dated 10 June 1996 that he learned later that the word *doxogenic* occurs in a Dorland's 1974 medical dictionary.

9. The criteria stated in *DSM-IV*, 484, are:

"A. The predominant disturbance is sudden, unexpected travel away from home or one's customary place of work, with inability to recall one's past.

"B. Confusion about personal identity or assumption of new identity (partial or complete).

"C. The disturbance does not occur exclusively during the course of Dissociative Identity Disorder [the new name for multiple personality disorder] and is not due to the direct physiological effects of a substance (e.g., a drug of abuse, a medication) or a general medical condition (e.g., temporal lobe epilepsy).

"D. The symptoms cause clinically significant distress or impairment in social, occupational, or other important areas of functioning."

The DSM introduced the disorder as a distinct entity, under the label of "psychogenic fugue," only in the third edition, DSM-III. There, and in the third revised edition, DSM-III-R, clause B read, "Assumption of a new identity (partial or complete)." The argument for weakening this clause in the 1994 edition was best stated by Riether and Stoudemire (1988).

The standard European diagnostic manual, ICD-10, 155, does not insist even on confusion about personal identity but lays great emphasis on amnesia.

"For a definite diagnosis, there should be:

(a) the features of dissociative amnesia;

(b) purposeful travel beyond the usual everyday range (the differentiation between travel and wandering must be made by those with local knowledge); and

(c) maintenance of self care (eating, washing, etc.) and simple social interaction with strangers (such as buying tickets or petrol, asking directions, ordering meals)."

10. Tissié (1887). Tissié's title was not original. Foville (1875) bears the title "Les Aliénés voyageurs, ou migrateurs." Foville was based in Le Havre, the jumping-off point for North America (Bordeaux was the chief departure port for sub-Saharan Africa and for South America). Hence the reference to "migrateurs." Occasionally the name migrateurs was used later, e.g., Wahl (1903). Foville's patients were men with delusions whose travels were rational, given their delusions. Their travels were not in the least aimless or compulsive. Foville's accounts did not suggest a new medical entity, a new way to be mad. A more immediately relevant discussion took place in the Societé Médico-Psychologique on 26 Oct. 1885. The occasion was a paper by A.-M.-P. Rouillard. He had just completed an unusually long dissertation on amnesia; see RS, 189. His paper described a case of amnesia, seizures, and identity confusion following upon head injury. A midwife had been called out at night. She fell down a tortuous flight of stairs, was unconscious for fifteen minutes, woke up in a very different frame of mind, but went off to deliver the baby. Later she had no memory of what she had done. That had little enough to do with what came to be called fugue. But in the discussion following the paper we learn of various tales of men with head injuries who wander. One eminent discussant, Auguste Motet, argued that he had seen a case of "fugue" (the word he uses) not preceded by head injury. Motet placed his own case in the category of vagrancy, saying that his patient had an "accès de vagabondage," as if one had "attacks" of vagrancy. Thus Tissié's 1887 title, Les Aliénés voyageurs, and his use of the word fugue were both patterned on the terminology of eminent men, Foville and Motet. Yet Tissié, listing all previous instances of fugues that he could find, using over half a century of primarily French medical writing, was self-consciously creating a new and generally applicable way of classifying some aberrant human behavior. That is why I date fugue as a medical entity—the same entity whose criteria are given by the DSM and ICD-10—as 1887, with Tissié's thesis.

11. He grew up in the foothills of the Pyrenees, eldest child of two primary school teachers of ancient Huguenot lineage. This family background of persecution and respect for the Word must have contributed to Tissié's own success.

12. Owner: Messageries Maritimes, the principal steamship company operating out of Bordeaux, and whose chief trade was with Argentina.

13. Biographical details are from Thibault (1981, 1985). In 1981 Thibault wrote that Tissié was a

"commis subrécargue," in 1985, "commis de l'intendance." For another biography, with a time line and numerous photographs, see Zoro (1986).

14. Tissié (1893), vii–viii.

15. Thibault (1972), 125.

16. In fact there was a short-lived journal called *Le Vélocipède* in Voiron in 1868 and another *Le Vélocipède* in Paris in 1869. I owe this information and much else that follows to a letter from Professor Chris Thompson of the University of Indiana; cf. Thompson (1997).

17. Tissié (1888, 1893).

18. For this and many other details, see Thibault (1981).

19. From an American account of the disagreements between Coubertin and Tissié, which I owe to Brian Pronger: "Tissié was dead set against what he saw as the excesses of competitive sport, the very elements of enthusiasm, liberty, and schoolboy association that Coubertin so vigorously endorsed. Their rivalry grew until by the early '90s they were implacable enemies, and when Coubertin again pleaded for athletic games at a conference of the French Association for the Advancement of Science at Caen in 1894, Tissié strenuously attacked him and carried the day. The conference resolved 'to encourage physical exercise, but to make war on sports in school establishments'" (MacAloon 1981, 109). Tissié may have won this battle, but he lost the war. In addition to the references cited, see Gleyse (1995), a study in Foucaultian spirit titled *Archéologie de l'éducation physique au XXe siècle en France: Le Corps occulté*. The author regards Tissié as a "mutant," running counter to the course of history.

20. Grousset had been active in the Paris Commune of 1870–71, especially in its relations with the outside world. He was an avowed anarchist and got on well with the likes of Jules Verne, with whom he published extensive political exchanges, and Robert Louis Stevenson (he translated *Treasure Island*, which you can see as another travel fantasy). He was not in favor of importing British sport without qualification, only what was consistent with the French national spirit. I have not understood all of his proposals for the Frenchification of sport. Why did he think that in rowing, single sculls suit France, while eights were to be excluded as alien?

21. It stands at the head of the Esplanade des Quinconces, a great square, or rather rectangle, that runs down to the river Garonne. The Esplanade was created at the time of Napoleon by the destruction of a large castle that had served among other things as a prison. This was the Bordelais equivalent to the destruction of the Bastille. Thus the Monument des Girondins, commemorating the Bordelais moderates of 1789 and standing face to face with the demolished "Bastille," was even more invested with historical meaning than meets the casual eye today. For more about the Esplanade, see Supplement 1.

22. Georges Boulanger (1837–1891) had made popular reforms in the army and could have ordered it to do anything. The far right and the far left, as well as Bonapartistes and monarchists, saw him as the man who would restore French glory in a coming war with Germany. His picture was everywhere; Boulangiste deputies could bring government to a halt. He himself was regularly run in by-elections, often several at a time (you could occupy only one seat, but you could run for as many as you wanted). His increasing success at the ballot box gave him something of a mandate. In January 1889 he was elected in Paris to the National Assembly by an overwhelming majority. The common story is that the night when he could have taken the Elysée he disappeared to spend time with his mistress. Boulangisme collapsed. By March 1889 the government was arranging a warrant for his arrest, but he fled to Belgium on 1 April. The man was formally exiled. Two months after his mistress died, he committed suicide in Belgium on her grave.

How did Bordeaux stand in these affairs? The city itself had long been republican. Six of the eleven National Assemblymen elected in the Gironde Department in 1889 were Boulangists. The rural Boulangist vote came from the far right, with candidates who four years earlier had run as royalists or "imperialists" (viz., on the side of ex-Emperor Napoleon III). The urban Boulangists were leftish and included socialists; the city was sufficiently republican that republican solidarity was not enough to bind left-wing voters to one candidate (Desgraves and Depeux 1969, 330–32).

The president of the Republic during the Boulangiste crisis was Sadi Carnot, who was assassinated by an anarchist in 1894. These facts may be irrelevant to psychiatry, but it is important to remind ourselves that the apolitical documents about Albert that are printed at the end of these lectures were written in troubled times. And Carnot did briefly cross Albert's path. As an act of nation building, the president of the Republic attended as many precentennial celebrations as he could. Albert not only saw his visit in Marseille in 1888 but also was able to restore a memory about Marseille by being reminded of Carnot. See Document 5.

23. Davezac (1891), 443.

24. Duponchel (1888), 12.

25. The shop of the photographer, Panajou, once on the rue Mazarin, still exists on what is now the major shopping promenade, no. 8 on the Allées de Tourny. The Panajou firm kept an archive, which would have had records of the work done for Pitres and others at the Saint-André Hospital, but, alas, all the old records were destroyed in a fire, apparently about 1945.

26. See my RS, chap. 13.

27. In published papers his name is given as Albert, Albert D—, Albert X—, or Albert Dad—. His birth date is, however, stated in, for example, Tissié (1891), 8 ("Albert D . . ., né à Bordeaux, le 10 mars 1860, entre à l'hôpital, le 3 mai 1886, dans le service de M. le professeur Pitres"). French registers of births and marriages are a matter of public record. Hence the published information enabled us to locate the birth registry of Jean-Albert Dadas. The birth was recorded directly after 10 May, and indeed is the only "Dad—" recorded within weeks after the known date of birth. This identification is confirmed by Tissié (1930), 108. In that short and sad piece, written at the end of Tissié's life, we continue to read of Albert Dad—, but in the same paragraph Albert's daughter's name is given in full: Marguerite-Gabrielle Dadas. See Document 6. Medical records in France are restricted until 150 years after a patient's birth; in this case, until 2010. However, the archives for the Saint-André Hospital for 1794–1950 are missing and are said to have been destroyed in a flood. There appear to be no significant entries for Tissié's patient elsewhere in the restricted files.

28. Tissié said "devoted," but I call his behavior sentimental, self-indulgent, and maudlin. See AV, 81.

29. A law of 1801, which remained on the books well into the twentieth century, required that every Frenchman should have a passeport when he traveled outside of his own region. This law was seldom enforced, especially after 1850 or so, but lack of such a document could lead, among other things, to a technical arrest for vagrancy. Moreover, a man who had done military service had a livret which confirmed his service and stated the conditions under which he might be called up again in the event of a national mobilization or other crisis. Albert managed to lose his livret on one of his fugues from Saint-André, but when hypnotized recalled where he had left it, and also that he had used it to establish his identity when he pawned his watch—another forgotten event recalled under hypnotism and confirmed at the pawnshop. As I report in Lecture 3, the French law on vagrancy was stringently overhauled in 1885, but Albert had made his major trips before then.

30. Tissié (1930), 106.

31. Janet (1907), 78.

32. Azam's grandfather had been one of the founders of the Bordeaux Society of Medicine and

Surgery in 1798, his father had been admitted in 1815, and he himself in 1850. Locally he was a man of great influence, not only in medicine but also in working for the establishment of a university in Bordeaux, to say nothing of his contributions to viticulture, geography, and archaeology. He was also a connoisseur with a notable private collection of paintings, delftware, old clocks, and archaeological treasures (Laserre 1978). The Azam house is on a distinguished street, 14, rue Vitat-Carlos, close to what is now the exceptionally efficient and well-stocked Mollat Bookstore, a shop which, like almost everything in Bordeaux, seems be an eternal institution, even if it moved to larger premises. Mollat nourished Mauriac as a boy; see p. 20 of Mauriac (1925/1990). Tissié, on the other hand, lived on a respectable but less distinguished part of town, 6, rue Barada.

33. Azam (1893), 145–46.

34. Foveau de Courmelles (1890, 1891).

35. Readers of Breuer and Freud, *Studies on Hysteria*, will know that Breuer described Anna O., using the French words, as having a "condition second." That language of Breuer and Freud is taken from Azam. Even Azam did not originate it, and here is another twist that I mention in RS. The language of first and second states was invented to describe the most famous miracle-girl of the late 1870s, Louise Lateau, a Belgian peasant who went into a trance every Friday and developed the stigmata of Christ. In an official Belgian medical report about Louise Lateau, which Azam read just as he was trying to describe Félida, the neutral terminology of first and second states—normal state and trance state—is introduced. Thus Azam took his talk of first and second states from Louise Lateau, a canonical case of what he called "bizarreries de la mémoire." Terminology devised by positive science to describe a young woman widely believed to be a saint provided Tissié with a language in which to organize his observations of the unsanctimonious Albert, just as it provided Breuer and Freud with a language in which to organize their descriptions of Anna O.

36. Tissié (1896). Suppose a patient had a deep fear of something. During hypnosis a dream content with pleasant associations was suggested. To check whether the suggestion was working, a control suggestion was also made, e.g., take a drink of wine from that glass over there (it was empty; but on awakening, the patient drinks the emptiness and says, What good wine). In what Freud would have called the subsequent dream work during natural sleep, the suggested dream content works with other thoughts to get at the root of the fear and overcome it. But for a terrifying dream, showing that all was not well in the Dadas family, see Document 4.

37. For many such details, see Brendon (1991). Cook's tourists had begun to appear in Europe as early as 1855. In 1868 the company provided hotel coupons, which were the first stage of the complete package tour. Business was booming by the time of the 1870 war, during which the company escorted the adventurous down the Rhine or to within half a mile of the Metz battlefield. But a majority had to be diverted to the Mediterranean, thereby massively expanding Cook's field of operations. After the war the tours expanded tenfold, and the company was becoming an arm of empire in India and the Levant. In 1884 it managed the supply system for the army sent to relieve Gordon in the Sudan.

38. The *flâneur* has recently become an obsession in literary theory, a curious confluence of Baudelaire and Walter Benjamin. See Buck-Morss (1989).

39. "Regarde bien le port dans le petit matin; ici s'embarqua le jeune Baudelaire à bord du *paquebot des mers du Sud*. A l'un de ces balcons, auprès d'une bien-aimée, il connut les soirs voilés de vapeurs roses, et le profondeur de l'espace, la puissance du coeur, le parfum du sang" (Mauriac 1925/1990, 33).

40. Mallarmé (1994), 26.

41. Stevenson (1879/1988, 1883/1996).

42. Although Albert could not write well and had not even learned to read well at school, he had learned to read passably during his stint in the army. As for French-language Baedekers, the complete regional Baedekers for France appeared too late for Albert to use them in his finest fugues: north of France, 1884; Midi, 1885; central France, 1889 (confirming what I said about the expansion of the tourist industry during that decade). But there were Baedekers for Paris, northern French towns, and itineraries to the frontiers by the late 1860s. We recall that Albert always wanted to go north and basically avoided the Midi except for his African tour. There were French Baedekers for Belgium and Holland as early as 1859, of Switzerland from 1852, of the regions of the Rhine much earlier, and for the whole of Germany, Austria, and bordering regions from 1860 on. Only Russia would have been impossible, as a French-language Baedeker did not appear until 1893. For full information on early Baedekers, see Hinrichsen (1979).

43. Montaigne (1983).

44. I owe this insight to an anonymous referee.

45. AV, 108.

46. Tissié's citation was: *Du degré de compétence du médecin dans les questions judiciaires relatives aux aliénations mentales* (Paris, 1830).

第二章　歇斯底里症还是癫痫？

1. For fugue in Germany, see Supplement 3. In Russia, Godyzatskii (1898) served a function comparable to Schultze (1898) in Germany, drawing French cases to the attention of Russian doctors. Tschije (1900) followed suit. But then the German influence took over with, e.g., Berger (1902), Delov (1907), Beliaev (1907), Lasse (1911). Throughout, the primary concern appears to have been with desertion—from the navy, especially after disgrace in the war with Japan in 1905. This was not fugue following a sea battle experience but fugue of demoralized sailors stuck in St. Petersburg. Thanks to Todd Foglesong and Jane Hacking with translation.

2. I say French quite deliberately. In America the diagnosis of neurasthenia, pioneered by Charles Beard in 1869, captured some of the symptom pool that in France was reserved for hysteria (Gosling 1987). That diagnosis was exported to France. Pierre Janet made a great division into hysteria, closely related to hypnosis, and *psychasthénie*, which, to put it crudely, picked up almost all the remaining mental disorders short of brain injury, epilepsy, and congenital idiocy. For the idea of a symptom pool, see Shorter (1992).

3. The encyclopedic metastudy of histories of hysteria is Micale (1995).

4. On the transformation of the idea of trauma from a physical, bodily wound or lesion into one that was mental, spiritual, psychic, see my RS, chap. 13.

5. Temkin (1971) discusses the development of Hughlings Jackson's ideas, e.g., 337. See also Penfield (1941), 12. The extension of the concept of epilepsy has been amply confirmed by EEG. Thus from a standard textbook of neurology, Rowland (1989), 843: "People who have only déja vu, forced thinking, illusions or distorted perceptions, feelings of floating or depersonalization, intense fear or depression . . . may be EEG epileptic."

6. Morel (1860). The physician Erich Hoffman was making parallel suggestions in Germany at the same time.

7. Rowan and Rosenbaum (1991).

8. Charcot (1888), Lecture 9, 31 Jan. 1888, 155–69. For a complete English translation, with commentary and maps, see Goetz (1987), 26–54. Charcot first referred to the patient simple as M—, later as Mén. Sous (1890), 28, calls him Mén . . . S., suggesting that the surname begins with S, but

quotes a letter of Charcot's (p. 35), in which the man is referred to as Mén . . . Léon, suggesting the surname is in fact Mén . . . , with the first name Léon. Charcot says the man is thirty-five in some contexts and thirty-seven in others. Sous, p. 29, gives the age in 1888 as thirty-seven. Charcot briefly discussed two other fugueurs as well; they are summarized in Ellenberger (1970), 124–25.

9. *Automatisme* had been a French word since the beginning of the nineteenth century, used, for example, to refer to the Cartesian view that animals, unlike people, are machines. The word had gained medical currency in both French and English for involuntary activity. Charcot's argument for epilepsy went as follows: "An individual has a fit and in the aftermath, in the midst of postictal nightmares, becomes violent and breaks everything about him. Afterward he begins to walk about, and this is not a quiet stroll. At the first incident the police will nab him and he will awaken in the police station. These epileptics can kill people and even commit suicide, whereas our patient here probably would not have jumped into the water if he did not already know how to swim. In his case there is no evidence of hyperexcitability or violence. . . . Nevertheless the behavioral changes of these patients . . . are probably the same phenomena under different guises."

The misplaced fear of widespread carnage caused by epileptics in a state of automatism is reflected, for example, in an editorial in the *British Medical Journal* for 1886: "Automatic Homicide." To support his case Charcot related colorful examples of epileptic behavior and latent epilepsy. Some were taken from Hughlings Jackson. There is the story of the music teacher who gave a lesson and then undressed in front of his pupil, "probably a female," without having any other seizure or any memory afterward of what he had done. By this rhetoric the doctrine of epileptic equivalents was firmly planted in the mind of the audience.

10. This is not a case of traumatic (physical trauma) amnesia or male hysteria induced by phys-ical trauma. It can't be real sleepwalking, for real sleepwalkers walk with their eyes shut. It can't be provoked somnambulism (hypnotism). Today, "somnambulism" means sleepwalking, but through-out the nineteenth century it was the general name for a wide range of unconscious acts. There were different types of somnambulism. "Provoked" and "artificial" somnambulism were common names for hypnotic trance. "Spontaneous somnambulism" included cases that look like what we now call multiple personality. Azam once said that his Félida was a case of "total somnambulism," which meant that in her second state she had all the faculties she had in her normal state, and he thought that Albert, in his fugue state, was also afflicted by total somnambulism. There was a substantial revival of somnambulism talk in the 1880s, coinciding with the resurgence of highbrow interest in hypnotism. Could Mén's problem be spontaneous somnambulism, a hysterical phenomenon? No, because hysterical somnambulists are always very agitated, while Mén was calm. This last point is more rhetoric than argument. Azam's well-known Félida had ample hysterical symptoms, but in later years she was far from agitated in her second state. She had so well mastered her troubles that when she was working as a seamstress and felt a switch coming on, she would quickly write down the work at hand, so that she would waste no time when she woke up with no memory of what she had just been doing.

11. Temkin (1971), 299.

12. Certainly among doctors who had been trained by Charcot. I have found just this dosage in numerous articles by Raymond, Pitres, Babinski, et al.

13. Sous (1890), 35, reproduces a model certificate from Charcot, dated 4 Feb. 1889.

14. Charcot (1889a), Lecture 14. This is dated 21 Feb., which was a Thursday; there are other indications that the lecture was held on the regular Tuesday, and 21 is perhaps a misprint for 12 Feb. Charcot also briefly took up the case on 5 March. The next Monday, 11 March, Mén was discussed, from a forensic point of view, at the meeting of the Societé de Médecine Légale. Gilles de La

Tourette (1889) said how disgraceful it was that Mén could have been kept in prison so long in a town with a major hospital and doctors. The ensuing discussion concerned the certificate of ambulatory automatism. Exactly who would have the power to act on it? It is not the job of the police to release a prisoner on such evidence. That must be left to the prosecutor or *juge d'instruction*. One member of the audience asked, who is to take responsibility for calling him in? The buck ends where? Another asks what sanction does Gilles propose on a police officer or prison warden who does not bring in the magistrate? Gilles was a confirmed Charcotian, convinced that ambulatory automatism was epileptic in character; see, for example, a case in which a deserter is exculpated, Fournier, Kohne, and Gilles de La Tourette (1895).

15. Charcot (1889b), 275–76, on p. 276. This is the first, hasty, version of his lecture, in notes taken down by a student in the audience.

16. Sous (1890). The thesis director was Brouardel, dean of the Faculty of Medicine in Paris. The information on the fugues was largely due to a Dr. Dutil.

17. See his "Second Thoughts on Paradigms," in Kuhn (1977). It is useful to have two words, *paradigm* for the initiating model of a disorder and *prototype* for the characteristic and typical example of a patient once the disorder has become an established diagnosis. I used the concept of a prototype, taken from psycholinguistics, in *RS*, chap. 2.

18. Duponchel (1888), 7.

19. A summary of French cases was published in Filipi (1889), with Duponchel given precedence over Charcot. Then came cases of *determinismo ambulatorio*, e.g., Verga (1891), Funaioli (1893). Aveta (1892) and Ferrarini (1893) follow Charcot.

20. Charcot (1889b). This is based on notes of the lecture; the notetaker spells Tissié as "Tessier."

21. Kuhn's final versions of this idea will be published posthumously. For a version of work in progress, see his "Afterwords" in Horwich (1993) and my own version of that version, "Working in a New World: The Taxonomic Solution," in Horwich (1993), 275–310.

22. Alcindor and Maurat (1889), 253. The two doctors listed their forty-six-year-old male patient's list of hysterical symptoms: restriction of visual field, impairment of taste, cutaneous anesthesia—symptoms similar to hemianesthesia. It looks like a bit of overkill. But then the man also had a severe case of the shakes and a history of convulsions, so it had to be shown that the fugue was not epileptic in nature. He came to the clinic after two fugues, one of three days, one of six, of which he had little memory. He presented severe trembling and great difficulty in speaking. He was in from 25 Oct. 1888 to 10 Jan. 1889, when these symptoms had largely disappeared. The authors concluded that even if the man were epileptic, his immediate problem was hysteria. One has doubts about the diagnosis, for the patient had worked most of his life silvering mirrors. The trembling and speech impairment, the authors noted, are characteristic of mercury poisoning, but they dismissed this because the symptoms worsened after he had ceased handling mercury.

23. Voisin (1889b), 424. Despite the woman's amply hysterical symptoms, Voisin had to establish that she was not epileptic, for example, by noting that although the patient was calmed by amyl nitrate, bromides had no effect. The father of this patient died a month after her first menses, which occurred when she was seventeen. She underwent a period of great anger and did not menstruate again for eight months. After that "she experienced her nervous symptoms for the first time, crises of suffocation, the sensation of a ball rising in her throat and stifling her [the classic hysterical 'globus']. Spasmodic nervous cough, in addition, a generally precarious state, great sadness, anorexia, and almost complete insomnia." As she grew older, the suffocation incidents disappeared and were replaced by "feelings of pain in the ovarian region."

24. Tissié was in the audience and felt a bit upstaged. He is quoted in the discussion following the paper; see Jules Voisin (1889b), also (1889a): "M. Tissié (of Bordeaux).—I beg to recall that the description of hysterical fugues is to be found in my thesis Les Aliénés voyageurs. One finds there a very interesting observation of hysteria with fugues in an unconscious state." Tissié (1891) gave two talks to the same congress. One was about Albert Dadas, and it included a rather dull table for differential diagnosis, doing little more than remarking differences between Dadas and Mén. Much later he was to say that the very name "ambulatory automatism" was a confusing mistake (Tissié 1901, 11).

25. Charcot and the Paris school of hypnotism had maintained that hypnotism involved neurological changes in the patients and went through three stages, named lethargic, cataleptic, and somnambulistic. Many of the quite well known photographs of Charcot's hypnotized patients were intended to dramatize these three stages. The rival view was the Nancy school, led by Hippolyte Bernheim, who maintained that there was a mere continuum, that the central feature of hypnotism was the suggestion of ideas, and that one did not get Charcot's phenomena with hypnotism unless one explicitly suggested them to the subject.

26. The crowd on the platform of the Eiffel Tower included Hippolyte Bernheim and Jules Liégois from Nancy, Alfred Binet, once of multiple personality fame but later of IQ fame, René Bertrand, Joseph Delboeuf from Belgium, Augustin Forel from Switzerland, Francis Galton, W. H. Myers, Henry Sidgwick from Britain—and best of all, William James. No mean gathering—but no Charcot. (He was slated to preside over yet another international congress, of physiological psychology, but Théodule Ribot had to replace him.) I do not know if James listed everyone at the party on the Eiffel Tower; if he did it was a truly select group. Joseph Babinski, Max Dessoir, and Sigmund Freud were also at the conference. The honorary presidents were Azam, Eduoard Brown-Sequard, Brouardel, Charcot, Mesnet, Charles Richet, and Cesare Lombroso, the celebrated Italian advocate of "criminal anthropology." The Premier Congrès Internationale de l'Hypnotisme et Thérapeutique, 8–12 Aug. 1889, was discussed in passing by William James (1889); see James (1983), 243-46, 410. The proceedings are Bérillon (1890). Events are described in some detail in Ellenberger (1970), 759–62.

An affair with a very different clientele was the International Magnetic Congress for the Study and Application of Human Magnetism to the Relief and Care of the Sick, held 21–26 Oct. For an account of both congresses from the vice-president of the latter, see Foveau de Courmelles (1891), 61–69. Foveau, a physician-hypnotist, thought that the magnetism congress was the important one, but to modern eyes it seems even battier than the hypnotism congress.

27. Saint-Aubin (1890).

28. See my RS, chap. 12.

29. Saint-Aubin ran through a roster of Voisin's cases; they were plainly hysterical. In addition to Voisin's first announced case, the charwoman described in the text, two more were characteristic female hysterics, with laughing and crying fits, partial anesthesias, already patients in hospital, who take off for a few hours and have no memory of the event, not even under hypnosis. The five men also had histories of hysterical symptoms, analgesia on one side of the body, and so forth. These were not male hysterias produced by trauma, that is, they did not conform to Charcot's paradigm. In summary, after Louis Vivet, the five men were aged from thirty-two to fourteen. The hysteria usually began at age twenty or so. The men had partial anesthesia and a restricted field of vision. One came to the hospital diagnosed as epileptic, but the diagnosis was replaced by hysteria. Another had convulsions. None were treated with bromides; all responded well to hypnotism.

30. Four of Saint-Aubin's cases were described as having double personality, because they assumed an alternative personality, usually aggressive, during their fugue episodes. Recall that we are

also in the middle of the multiple personality epidemic. Boeteau (1892) described more multiple personality fugueurs.

31. Saint-Aubin (1890), 58.

32. Sous defended his thesis on 24 July 1890; Sous (1890). On 27 June, Sous's teacher Chantemesse had presented a new case of *automatisme comitial* [viz., epileptic] *ambulatoire* to the Société Médicale des Hôpitaux. In the discussion Duponchel, the military doctor who had examined Albert, ignored the implications of epilepsy. Instead he remarked that Chantemesse's patient was in the army and made a plea that knowledge of such *déterminisme ambulatoire* (as he quietly redescribed the case—this was the very name he had coined to contrast with epileptic *automatisme ambulatoire*) should be as widely disseminated as possible to courts-martial and to doctors and lawyers who advised the army in order that deserters should not be penalized for a mental disorder. Sous in his thesis described the case in great detail, but began with a systematic account of latent epilepsy and took a whole series of cases from Legrand du Saulle (1877).

33. The epileptic diagnosis was not privy to the Salpêtrière and its environs. In Reims there was a case supposedly analogous to Charcot's. The man, aged twenty-five, who worked in a brasserie, took many inexplicable and unremembered trips. He passed unnoticed until one day he urinated against a tree and then returned to his relatives without doing up his fly. He was arrested on grounds of indecency, and the stories of his fugues gradually emerged (Colleville 1891). He was fined, but the doctors held him not to be responsible for his indecent act (Colleville 1892).

A Lyon thesis by Henry Frenkel (1890) had three new cases. There was another female fugueur, a cook aged twenty-five who had seven fugues in the course of ten years, mostly very short but one of thirty-six hours. She was completely amnesic for all of these. The other two were men who took long flights of up to a fortnight. Frenkel diagnosed all three as epileptic. Other Lyon theses were less enthusiastic about epilepsy, e.g., Denommé (1894). There was also the nagging fear that epileptics gave way to irresistible impulses, which might go as far as serious crime. For a general study of such impulses, see Parant (1895).

34. Preface to A. Proust (1890a), 107.

35. Ibid., 108.

36. Emile had been treated at the Charité Hospital. The hospital physician in attendance was J. Luys, one of the most bizarre medical hypnotizers of the epoch. He transferred illnesses from one person to another by the use of magnets. See my *RS*, 172–73, and Gauld (1992), 332–36. Luys provided Dr. Proust with Emile's clinical background. Luys (1890b), 366, was himself to insist that the fugue was merely an *incident* and not the disorder itself. Instead one should say that such individuals enter "what I call, after Brémond, a *state of fascination*, characterized by three cardinal symptoms: (1) anesthesia, (2) catalepsy, (3) suggestibility." Luys had written papers on "fascination," one of which ends with amazing photographs of a group of two men and six women "fascinés en catalepsie." Luys (1890b) ends with a little verbal duel. Ballet was one of the two expert witnesses at Emile's second trial:

"Mr. *Ballet*—I see no difference between what Mr. Luys calls *state of fascination* and what, for the past ten years or so, everyone has been calling *catalepsy*. He gives us a new word but not, I think, a new idea.

"Mr. *Luys*—Suggestibility is not at all a part of the cataleptic state. You cannot give a suggestion to the true cataleptic for the simple reason that he can't hear, and if he can hear he is not a cataleptic. For me that is an absolute truth, beyond discussion, like a dogma.

"Mr. *Ballet*—The moment that Mr. Luys draws behind dogma, I have nothing to reply: but for our colleagues I will recall in two words that the cataleptic state reduces to this: Wide open eyes, insensibility, and suggestibility. Now, from the symptomatic point of view, I persist in not seeing any difference between that state and what Mr. Luys calls the state of fascination."

37. Ellenberger (1970), 167.

38. Marcel Proust, *A la récherche du temps perdu*, Pléiade ed., 3 vols. (Paris: Gallimard, 1954), 3:716, trans. by Stephen Hudson as *Time Regained*, vol. 12 of the Uniform Edition (London: Chatto and Windus), 25. I have, however, rendered Proust's "dédoublements de la personnalité" not as Hudson's "duplications" but as "doublings," both French and English being derived from the original English medical label of double consciousness. "Scamp" is Hudson's somewhat old-fashioned rendering of *gredin*, a minor malefactor, which fits the historical Emile, who in real life was charged, on his first arrest, with *filouterie* and, on his second, with *escroquerie*, both being kinds of fraud or swindling.

39. Here I have to exclude the notorious Louis Vivet, originally diagnosed as a multiple, but whom Voisin conscripted as a fugueur. In at least one of his states, Vivet stole and stole and stole. What he most liked stealing was clothing.

40. Pitres (1891).

41. Géhin (1892), 11. Among related Bordeaux theses, see Laurent (1892).

42. Semelaigne (1894). For an example of such a case, see the 1880 German case discussed at the beginning of Supplement 3.

43. Raymond (1895). The published version is a set of notes of two lectures taken by Pierre Janet. This was standard practice. The great man lectures, and a more junior man transcribes. Since these lectures are mentioned by Henri Ellenberger (1970), modern writers on dissociative or psychogenic fugue, such as Loewenstein (1987), have occasionally referred to this piece. Since Janet is their adoptive father figure, they cite it as "Janet and Raymond 1895."

Ellenberger (1970), 124–26, had a decisive influence on recent psychiatric histories of fugue. For example, Proust (1890) is, as indicated above, discussed by Ellenberger, but since Ellenberger did not mention the point of Proust's paper, namely hysterical fugue, Proust does not occur in the recent surveys of fugue. Conversely Ellenberger, a Swiss émigré, was especially knowledgeable about Swiss doctors and their patients. Hence he cites Naef (1895) on pages 125–26 as a case of fugue, so Naef's paper has made it into the bibliographies. Naef did indeed describe a mad traveler, but he wrote the paper in German Switzerland; he was a junior of Forel's at the Burghölzli, in Zürich, the patient's home when he was not lost in Australia. Since fugue had not yet hit the German-language literature, Naef did not diagnose his patient with fugue. It was Ellenberger, in 1970, who made the diagnosis, and this has been continued in recent surveys.

An amusing example of Ellenberger's influence is the way in which the horrible tale of Sörgel has crept into the fugue bibliographies. Sörgel was an epileptic worthy of Georg Büchner. In 1828 he entered a forest in a deranged state and met a woodcutter. He murdered him, cut off his feet, and drank his blood. Later he had no recollection of the events and was found not responsible by the court. This is the case with which Ellenberger starts his section on ambulatory automatism, so Sörgel is to be found in the recent fugue bibliographies. It is true that he killed the woodcutter while walking in a confused state, but he is hardly the canonical case of ambulatory automatism in which the epilepsy is "latent," and the traveling is a "psychic equivalent."

During a period of 125 years before Ellenberger filed him under ambulatory automatism, Sörgel was regularly cited as a case of multiple personality. Why on earth? There is, as usual, a definite answer. The case was written up by the eminent jurist Paul Feuerbach (1775–1833) in a volume of famous criminal trials. (Paul Feuerbach, father of Ludwig, the philosopher, is well known as the author of the story of the wolf-boy, Kaspar Hauser.) This book was translated into English by Lady

Duff Gordon (1846) and had a momentary popular success in London and New York. It was read by the notable London physician-hypnotist John Elliotson. He wrote up the story (without acknowledgment) in the very same year as one of four "Instances of Double States of Consciousness Independent of Mesmerism" (1846–47). Why? Because then, as now, skeptics said that double consciousness (multiple personality) was induced by clinicians and mesmerism (hypnotism). Elliotson grasped for every straw and found Sörgel in the sensational literature of the day. Thus Sörgel entered the bibliographies of multiple personality in consequence of a rhetorical ploy and stayed there for well over a century. Merskey (1992) may have been the first in public to insist that the wretched man was to be diagnosed as epileptic, and that there was no ground for the attribution of multiple personality.

44. Pitres (1891), 2:269.

45. Ibid., 507–11. Here is a twenty-seven-year-old assistant in the family dry goods shop, with a history of eight fugues starting at the age of ten. He is perfectly conscious, has no amnesia, but, in a word, runs away compulsively, on the last occasion for up to six weeks. He takes no care of himself but eats enough to get by; he is never thirsty or footsore despite his long walks. He has no hallucinations, but once he thought he heard his father scolding him when he was on the high road. He recalled everyone he had talked to, he neither stole nor had traffic with women, and he did not masturbate more than usual when on one of his escapades. Treatment: hydrotherapy, plus 2 grams of sodium bromide daily, administered as a tranquilizer rather than neuroleptic.

46. Régis's published work on fugue began with an 1893 study of "hysterical ambulatory automatism," not in a man but a woman, a very interesting older woman who was trying to deal with the imprisonment of her daughter (Régis 1893a,b). I am not sure when the name *dromomanie* was made up. One of Régis's own students used it in the title of his thesis: *De la dromomanie des dégénérés*, Dubourdieu (1894), which was the topic of Régis (1895). Pitres and Régis used the term in their talk, "Le Vagabondage pathologique," to the 1895 Congrès de Médecine Mentale, held in Bordeaux. Régis's brief explanation of dromomania was "impulsions à la fugue." Bordeaux was opening its eyes to all kinds of fugue, for example, fugue in general paralysis (Berger 1895).

47. Pitres and Régis (1902). For dromomania, see p. 338. Dromomania was not the only new diagnosis to emerge from Bordeaux. Roth (1991) argues that the core concern of a whole range of disorders was memory and to the usual roster adds *hypermnésie*, or excess of memory. He cites another of Régis's Bordeaux students, Albert Guillon, whose thesis (1897) was titled *Les Maladies de la mémoire: Essai sur les hypermnésies*. For earlier discussion of *hypermnésie*, see Foveau de Courmelles (1890), 108f., citing observations by Charles Richet, Binet and Féré, and Charcot on various hysterical and hypnotized individuals with unusual memories. In this discussion we find the need to which Roth drew attention, the need to get the memory just right. "To maintain the equilibrium of the organism, it is not advisable to over-excite any particular part of the brain."

48. Including a ten-year-old boy, a sort of Tom Sawyer. His mother even makes him wear girl's clothes to stop him running away to the country, without much success; when in the hospital an older boy tells him of the joys of sleeping under the bridges of Paris, off he goes.

49. Lucas-Championnière (1895) states it as the key difference when reporting Raymond.

50. There were holdouts, of course. A doctor in Lille insisted that all fugues, especially those of Tissié's original Albert, were epileptic equivalents. An anonymous reviewer thought that although there was some plausibility for the idea, "the thesis of this author does not seem to us to be free of objections, especially for the cases under discussion" (Dezwarte 1898, reviewed in *Annales Médico-Psychologiques* 2 [1898]: 465).

51. Taylor (1982).

52. I first heard that tag from Elaine Showalter, but she tells me that she does not think she invented it.

53. Patrick (1907), 385.

54. Any such statement deserves a counterexample. We get one from the Bordeaux region itself, although the case was classified as epileptic (Cabadé 1895). This case was summarized by Lucas-Championnière (1895). The summary produced a letter describing another farmer who fugued (Gigard 1895).

第三章 生态位

1. Mörike (1972). The name Peregrina itself is a wonderful choice for a woman who falls prey to compulsive fugues. Not a German word, but from the Latin *peregrinari*, to travel.

2. There is Antiope, whose two sons murdered one of Dionysius's followers; she paid the price, wandering all over Greece until she is cured by one Phocus. There is Io, a lovely young woman driven mad by Hera who wanders aimlessly to Egypt under the delusion that she is a cow. She is well known, having been written up by Aeschylus and Ovid. Nearly all the mad travelers are women. Why? Plutarch has a counterexample in *On Rivers* (21). In the temple of Diana, King Teuthras kills a boar nursed by Diana herself. Diana wishes on him madness and a dreadful skin disease. He too consults a professional, Polydius. Different versions describe different treatments. Robert Graves (1955, 2:189) favored a reading in which Polydius used a powder made from a certain rock. Other stories say that ritual did the trick. Why not have both talk and rock, as in a present-day psychiatric cure?

3. Stuart Edgar directed me to this story. There are many versions. My quotation is from Apollodorus, *The Library* 2.2.1–2, in the translation of Frazer (1921), 1:147. Cf. *The Library* 1.9 12, 3.5 2. You will find versions of the story in Herodotus, *Histories*, 2.49ff.; Pausanius, *Description of Greece*, 2.18.4, 5.5.5–10, and 8.18 6; also in Hesiod's *Catalogues of Women*, Virgil's *Eclogues*, Ovid's *Metamorphoses*, etc. On the basis of this story alone, one could not claim that wandering was a kind of madness— only that some women were driven mad by offending Dionysius or Hera. But the immense proliferation of such stories, barely hinted at in note 2, vindicates the claim that this is no mere instance of insanity but a type of insanity.

4. Throughout the stories there is a strong association with Dionysius and thereby, among other things, with wine. The river Clitor was widely associated with an ability to cure alcoholism. Given the exaggeration, this tale could serve as a trope for hysterical fugue. After Melampus was turned down the first time, the mad traveling becomes an epidemic, many women taking after the three sisters. There were somatoform ailments just as in the nineteenth century, in this case, an unbearably itchy, dry, scaly skin. In several versions of the story the sisters take themselves to be cows, mad cows even, who eat their own children. Compare the more recent European disease called lycanthropy, a form of madness in which a person believes himself to be an animal, especially but not necessarily a wolf, and acts accordingly. Lycanthropy was named in the seventeenth century. Outbreaks of it persisted until at least the mid-1800s.

5. Frazer (1921), 1:147.

6. After the passage quoted, Frazer cited Evans (1920), 27. Evans provided only one paragraph on this phenomenon, which begins, "A curious complaint was made to the Penghulu of Pianggu, in my presence, by a Jakun man from the Anak Endau. He stated that all the women of his settlement were frequently seized by a kind of madness," etc., as in the text. The location was Pahang, one of the Federated States of Malaya on the eastern seaboard of the peninsula. Its history includes a tale worthy of Homer, in which the late fifteenth-century Malaccan Hang Tuah abducts the daughter of

the ruler of Pahang for the sultan of Malacca. Before then the land had been ruled by Siam. When in 1511 the Portuguese conquered Malacca, the sultan fled to Pahang and is supposed to have founded the ruling house extant in 1920. The region was racked by civil war for much of the nineteenth century. Pahang finally agreed to join the British-run Federation of Malay States in 1895. In short, European colonization had only just begun, and the region was only beginning to be exploited for tin and rubber. The population was small, perhaps 120,000. The Penghulu would be a Malay man responsible for a village of aboriginal Jakun. The Endau is a river running into the China Sea, and the Anak Endau is a tributary. Hardly any Europeans had ever been as far upriver as Evans. One has great caution about a report about Jakun women by a Jakun man to a Malay man who is his superior, in the presence of a British observer.

7. Gilles de La Tourette (1884, 1885).

8. Shapiro and Shapiro (1982).

9. Simons (1996); Kenny (1978, 1990) and a number of papers between those two. Here, incidentally we complete one small circle, for Kenny also wrote the in-depth study of the classic American fugueur Ansel Bourne (Kenny 1986). For full historical and anthropological background on latah, see Winzeler (1995).

10. Neki (1973). I am not arguing that the behavior of the Jakun women was (or was not) their version of latah, or fugue; I am only tracing a natural association of ideas.

11. Deserts become jungles, in this transposition, a new ecology, without metaphor. Is it an accident that the standard example of non-European lycanthropy occurs in the Malay Peninsula? With lycanthropy we have epidemics of men turning into wolves, or sometimes bears, and attacking lost strangers, even to the point of eating them. Malays turn into jaguars. The multiple personality experts take both to be a case of animal alters.

12. I owe the example to Professor George Secada of the University of Virginia.

13. Chorover (1980), 16f. The commission was chaired by the most distinguished Louisiana physician of the day, Samuel Cartwright. I owe this observation to Joseph E. Davis of the University of Virginia. Drapetomania sounds a bit like the "dromomania" of Lecture 2, does it not? At least one thoughtful reader conflated the two, thinking that the name "dromomania" was invented not by Régis but in the American South.

14. One American summary was Charcot (1888b). An English one was "A Correspondent" (1889). In the light of an American review of Charcot's second lecture, Starr (1889) presented a new American epileptic fugueur. It was not a strictly Charcotian case, for there was some history of epilepsy. Even in connection with this case the author wrote, "I have no doubt that others have seen similar cases, though I cannot but believe that they are very rare." He added that the only other candidate patient he had seen turned out to be malingering. Even true epileptic fugues were not encouraged in the United States. In Britain, Colman (1903) had a case of automatic wandering lasting five days, which was taken to be very similar to Charcot's Mén. Bramwell (1908) described postepileptic automatism. An Irish instance was observed in 1908, though published only later (Lindsay 1915). Stewart (1910), 355, described a nine-year-old boy who fell from a tree, just as Albert had done, and began to go on fugues thereafter. The tentative diagnosis was epilepsy caused by brain damage.

15. James (1890), 1:390–93; Hodgeson (1891). For James's notes on interviewing Bourne, see James (1983), 269. A brilliant modern recounting is found in Kenny (1986).

16. Tissié (1901), 25, when he learned about Ansel Bourne, saw a fugueur. He was glad to take him as a counterexample to Charcot's implication that a fugueur was an automat, unaware of what he was doing. John Brown was well aware of how to conduct his business, but he was in a "second

state." The most important French scientist concerned both with spiritism and multiple personality was the Nobel Prize winner Charles Richet. See Hacking (1988) and Carroy (1996).

17. Drewry (1896). There was "eccentricity" in the family. An uncle had taken off, suddenly and inexplicably, for California. When he did finally get home, the man had an abscess deep in the ear canal which, when pierced, was followed by rapid improvement in physical and mental health. Both these facts were taken to be causally significant to the case history of Drewry's patient.

18. Gilbert (1902). One fugue took a man through Nashville, Tennessee; Henderson, Kentucky; St. Louis, Jefferson City, and Kansas City, Missouri; Liberty, Kansas; Red Cloud and Oxford, Nebraska. On another trip he went from Glenrock, Wyoming, to Chadron, Nebraska; to Edgemont, South Dakota; to Cheyenne, Wyoming; to Denver, Colorado; to San Francisco, California; and to Portland, Oregon. In Portland he had an accident while working on a log boom. When he came to, he was told he was in Portland. Knowing of the existence of his past habit of unconscious travel, he had to ask, Portland, Maine, or Portland, Oregon? Only by hypnosis was his itinerary unraveled.

19. Trowbridge (1891).

20. A large number of fictional multiples are mentioned in the course of my *RS*. They run from Heinrich von Kleist's 1807 Pentilisea to 1995, but of course there are more now. I also cited several detailed studies of the double in fiction. On the explicit relation between fact and fiction in multiplicity, see Carroy (1993).

21. Micale (1995), 179–220.

22. Tissié alludes to a novel by Jules Claretie serialized (with glorious illustrations by Macchiati) in seven installments (1905) as *Moi et l'autre* and published as a book (1908) as *Obsession — Moi et l'autre*. Apparently Tissié thought this story originated with the true story of Albert, but the plot revolves around the classic multiple personality of André Fortis, the fashionable young painter of poetic landscapes. Only his demimondaine bride knows of his two states or even sees the macabre painting by the *Autre*, a sort of apocalypse now. This is illustrated in Claretie (1905), 249, "She stood in front of it, stupefied," and more vividly described on p. 251. I thought, after writing *RS*, that I was jaded by multomelodramas, but this is superb stuff and the most visually rich contribution to the entire genre. Finally Fortis is cured in the sixth installment by the great Alsatian alienist Dr. Klipper (of the Nancy school of Hippolyte Bernheim?) who suggests that the vile *Autre* be killed and interred by the genteel *Moi*. Claretie, director of the Théâtre Français, wrote very successful psychonovels and became an Academician. He regularly attended Charcot's events, describing one of them in Claretie (1881): at a patient's ball in the Salpêtrière, a gong is accidentally sounded, whereupon dozens of patients fall into a hysterical trance. Claretie appears in the famous photograph of Charcot demonstrating Blanche Wittman.

23. David Jorawsky drew my attention to this passage in Schnitzler (1926/1990), 139. This is a truly eerie work, which feels to me like James's *Turn of the Screw*, but in a quite different key.

24. Courtney (1906). The paper is not entirely negligible, for it does conclude with an argument taken from Heilbronner (1903), that we should not look at fugues as incidents demanding diagnosis in themselves but as incidents in "the habitual condition of the patient" (p. 124).

25. Patrick (1907), 355. On page 367 Patrick describes an encounter with Albert Dadas in 1894, in the ward of Dr. Ballet at the Charité Hospital in Paris. Fisher (1907) is a far briefer discussion of criteria for distinguishing between hysterical and epileptic automatism. For later American discussions, see Powers (1917–18).

26. Angell (1906). Henry Rowlands was engaged to be married. He could not take the stress and went on several fugues, with a slightly altered surname. It is a little hard to be sure where he went,

because his doctor had reason to think he made up some of his travels. He did go to Toronto and probably north to logging in the Temagami wilderness. He claimed to have enrolled as a medical student at McGill University in Montreal (which has no record of him) and to have gone as far west as Winnipeg, Manitoba, where he says he entered a hospital (where no trace of him has been found). It is fitting that his rooming house in Toronto is now the site of the transcontinental bus station. Neither fugue nor ambulatory automatism was mentioned in Angell's article.

Another case published in Morton Prince's journal was Fox (1909), described as "dissociated personality, accompanied by the presence of somnambulistic states and ambulatory automatism." Once again, ambulatory automatism was not deemed to be the primary problem.

27. Frenchmen fantasized in boy's stories about canoeing and hunting adventures in Québec but did not actually go there. In fact the closest precursor for the French concept of fugue arose in Le Havre, the great transshipment port for the United States and the Far East. It was not Tissié who invented the elegant title *Les Aliénés voyageurs* but a doctor from Le Havre who published a paper in 1875, "Les Aliénés voyageurs, ou migrateurs." The mad travelers from Le Havre had problems different from Albert's, but they were, rather literally, men who missed the boat. But in 1875 we were explicitly cautioned against the idea that mad traveling was a specific type of mental illness (Foville 1875).

28. Audry (1956); Roué (1967); Verdoux, Goumilloux, and Bourgeois (1993). The nearest we get to a counterexample is one Jean-Pierre from the 1967 report. He had an eye injury and returned to his barracks to find his unit had left, perhaps overseas, though the report is unclear. He felt he had been betrayed, for he wanted action. His fugues were influenced precisely by the fact that he was stuck at home. He did try for some excitement. He sequestered a hand grenade. In a suburb of Bordeaux he accosted a wine broker from Libourne (one of Albert's nearby fugue sites) who was an amateur pilot. He demanded a flight, on pain of exploding the grenade, so off they went to a flying club and went up in a two-seater Jodel. The flight lasted a few minutes before Jean-Pierre asked to land; they put down in a little field in Médoc.

29. Pitres and Régis (1902), 338. It will be recalled that Alfred Binet (who first came to notice as an authority on multiple personality) was designing intelligence tests at the time Pitres and Régis published their book. His tests were modified by Lewis Terman and were applied, on a hitherto inconceivable scale, to U.S. draftees in 1917.

30. Ibid., 385–91. Another case, of an eighteen-year-old, p. 392: "Military desertion by impulsive fugues—condemnation to four years of prison—Delirious self-accusation of murder—Hysterical degeneracy—Mental examination followed by confinement to an insane asylum."

31. See Nye (1984). On the medicalization of fugue, see esp. 173–79. Sometimes degeneracy could override the debate about whether a patient was hysterical or epileptic. See, for example, a case in which a deserter is exculpated on the grounds that his fugues were impulsive, and that his mother and father were cousins and the maternal grandparents suffered respectively from general paralysis and persecution mania (Fournier, Kohne, and Gilles de La Tourette 1895).

32. Davenport (1915), 7.

33. Ibid., 23.

34. Ibid., 26.

35. The patients are described as "nullements préparés," an anti-Charcotian dig (Colin 1889). Paul Garnier, the distinguished expert on forensic medicine and insanity, held sway at the Prefecture. Henri Colin was one of his interns. Soon afterward another doctor, Souques (1892), presented a dipsomaniac, not the "common alcoholic" but the "hereditary degenerate." He had several fugues when he was sober, but in each case after a catastrophic binge. Sabrazès and de Batz (1897) gave a

case in which ambulatory automatism was a symptom of a brain tumor and was accompanied by what in horses is called stagger.

36. Donzelot (1979), 130.

37. Beaune (1987), 367, 63.

38. Beck (1902), 76.

39. Cullerre (1895): "un des villages les plus reculés du Bocage vendéen," p. 215.

40. Ibid., 226; "outlaws" in English and in italics. The doctor was especially shocked that André R. could carry on like this in "full middle age."

41. Nye (1984) suggests that there were two distinguishable waves of preoccupation with vagrancy, one leading up to 1885, when the vagrancy laws were amended, and a second at the very end of the century and continuing into the first decade of the next.

42. Benon and Froissart (1908), 305; for a subset of their publications, see their (1909a–e).

43. They did want to make a distinction between habitual and what they called accidental fugue. "We recall that for us the *accidental* character of the fugue seems to us to be the most important. It permits one to distinguish the fugue from *vagabondage* properly speaking, which in psychiatry is a *habitual* morbid character of the subject's activity. Fugueurs and vagabonds, or accidental fugueurs and habitual fugueurs, or occasional vagabonds and habitual vagabonds—it matters little which term one adopts—must, it seems to us, be kept separate. Without doubt one finds intermediaries between them, but does that justify the confusion?" (Benon and Froissart 1909b, 290f.; the paper was titled "Conditions sociales et individuelles de l'état de fugue")

44. The real hard line was apparent in an essay for a general readership in the *Revue des Deux Mondes* bearing the title, "Les Vagabonds criminels" (Fourquet 1899). A provincial graduate student could still state the line in 1906 (Pagnier 1906), but when he put it out in a book (Pagnier 1910), his work was panned in the main medical review by Dupouy (1910).

45. For symptom transfer, see Babinski (1887), Gauld (1992), 332–36, and my *RS*, 172f. For fugue, see Babinski (1899).

46. Babinski (1919, 1918).

47. "Oedipal" is not inapt, but a lot else was going on. As Charcot's influence waned, Babinski could not get an academic post. See Iragui (1986).

48. Micale (1993). One distinguished psychiatrist who thinks that there is a viable diagnosis of hysteria from ancient times to the present is Harold Merskey (1995). For a different type of defense of the hysteria idea, in connection with psychosis, see Libbrecht (1995).

49. See Lecture 2, note 21.

50. Ducosté (1906, 1907). In his thesis (1899) he had rejected the doctrine that postseizure epileptic acts had to have lack of consciousness and subsequent amnesia. See the 1907 paper for his classification of the three types of fugues that he used in his thesis, a version shared alike by Pitres and Raymond, namely, *impulsions épileptiques, hystériques,* and *neurasthéniques ou dégénérés.* Another paper classifying fugues by different causes also included dementia praecox (Courbon 1907).

51. Merskey (1992) favors a bipolar diagnosis for many multiple personalities and would, I expect, say the same of a number of the hysterical fugueurs.

52. Wahl (1903), in the discussion section, p. 436. Wahl used Foville's old label of 1875, *migrateurs.*

53. Cotard (1909); Nadal (1910).

54. Parant (1909). A systematic fugue lasts a long time and is taken with deliberation, but there

is always a delirious element. Dromomaniac fugues begin abruptly; the fugueur feels himself a passive witness to his journeys. Régis (who was in the audience) had coined the term *dromomanie* over fifteen years earlier and came to use it to cover impulsive fugues, be they hysterical, epileptic, or degenerate fugues, but he did not complain that tripartite breakdown of the dromomaniacs had been tacitly dropped.

55. Lalanne (1910). I have expressed Lalanne's word *lypémanie* by "depression." He directed the Maison de Santé de Castel d'Andor, which admitted about forty to fifty patients a year (1882–1919). His asylum had fewer cases, and less severe ones, than were admitted to the two public asylums in the neighborhood. André LeBlanc finds that the most common diagnoses at Castel d'Andor were general paresis, chronic melancholia, delusions of grandeur or of persecution, and senility. A substantial number of fugues was entered in the registers for individual patients, but fugue was never a diagnosis in itself. Lalanne's private record of the principal new case in his paper, one Victor B., does not tally with the published article—fugue leaped into prominence only when Lalanne had to prepare a paper for a congress on fugue! It should be said that Lalanne kept up with current affairs, keeping substantial notes on both Janet and Freud.

56. Parant (1909), 1024.

57. Joffroy and Dupouy (1909).

58. Dupouy and Schiff (1925), 332.

59. Marchand (1933).

60. On depression, Claude, Santenoise, and Targowla (1923a,b). On children, Claude (1925).

61. In the discussion following Claude (1937). This passage is quoted in Libbrecht (1995), 148. Her message is: "The policy directive is clear, the study of hysteria is played out in favor of schizophrenia." My message is: Janet had long ago dumped dissociation as a valuable concept and thought of it as bearing a date stamp of 1892. But see Van der Hart (1996).

62. Janet (1919), 3:125. This passage is discussed in *RS*, 133f.

63. Every statement has to be qualified. There were inevitable carryovers into military, but not necessarily wartime, fugues. For French fugue in WW I, see Lecture 4, note 2. For peacetime military fugue in France, see note 3.

64. Grasset (1889).

65. Grasset (1905).

66. Grasset (1895–98), 137.

67. Grasset (1908).

68. *Les petits pharmaciens*, as the beekeeper writes on his honeypots. Henri was not especially gifted; it is still the easiest and most delightful of walks of a Sunday over the mountains to Spain for lunch and back on another track to France for dinner.

第四章　五个问题，五个答案

1. Loewenstein (1991), 189.

2. The most sustained attempt at differential diagnosis is Akhtar and Brenner (1979). Fisher (1945, 1947) described three types of fugue in American service during WW II, namely fugue with awareness of loss of personal identity, fugue with change of personal identity, and fugue without awareness of loss of identity but with retrograde amnesia. For WW II amnesia and fugue in the British North African campaign, see Torrie (1944), with an 8.6 percent incidence of "amnesia and fugue." For similar issues with Royal Air Force personnel, see Parfitt and Caryle-Call (1944). For the emergence of post-traumatic stress disorder as a solution for the problems of Vietnam veterans and

its subsequent extension to other trauma, see the detailed field work by the medical anthropologist Allan Young (1996). Fugue as a distinct diagnosis was not significant in the Veterans Administration hospitals that he studied.

There are a number of reports of dissociative fugue in WW I, using prewar terms. Logre (1916), reporting to a medical association of the Fifth (French) Army in 1915, used the classification of Joffroy and Dupouy (1909). Chavigny and Laurens (1917) told of a young man who had fugues from the age of sixteen, who enlisted before war broke out, and had a series of fugues both "conscious and unconscious"; it was concluded that he had a mental illness incompatible with battle—but not because battle had induced his fugue behavior, which had begun before the war. René Charpentier, who had been publishing on fugue since 1908, described repeated wartime desertion that he called "recidivist" and "paradoxical" (1919). In an Austrian paper wartime fugue was called *krankhafter Wandertrieb* (Pilcz 1920); in a German one simply *Fugue* (Popper 1920). A thorough study of these cases would require attention to the very different reactions to the war neuroses among French and German doctors. Very roughly, the French authorities tried to squelch all hysteria diagnoses and with them fugue, while German psychiatry was very open to a new understanding of mental illness in the light of wartime clinical experience. But fugue was not the way to go there, either, and only old-timers involved themselves with it.

3. Audry (1956); Roué (1967); Verdoux, Goumilloux, and Bourgeois (1993). Papers like these do not occur in the American searches because they are not in English. The 1993 paper, in a major journal, with *fugue* among the keywords, ought to turn up in the mind-numbing computerized literature searches and so be mechanically entered into bibliographies, but it seems to have eluded them so far.

4. Kopelman (1987). This author also mentions marital and financial difficulties or thoughts of suicide. McKinney and Lange (1983) describe a family pattern of fugue. Venn (1984) reports the case of a "family etiology" for psychogenic fugue, but the case seems better to fit a diagnosis of multiple personality. One (unretrievable) Internet communication of about 1993 noted that toward the end of the shakeout Thatcher years in Britain, a large number of minor British businessmen had just "disappeared." Many writers about fugue repeat the association of fugue with war more as a mantra than a hypothesis and take the association to confirm the traumatic etiology of fugue. Hence the sentence quoted from the next reference is salutary.

5. Steinberg (1995), 275.

6. Laughlin (1967), case 170.

7. *RS*, chap. 4.

8. One questioner thought I was a dichotomizer, addicted to pairs, because in the medical vector we had hysteria/epilepsy. That twoness is just a coincidence, having nothing to do with cultural polarity. Note that unlike fugue in 1890, multiple personality in 1980 was fitted into a single taxonomy, the somewhat artificial category of dissociation.

9. Micale (1995), chap. 9.

10. Essentially half of one series of thirty-seven fugueurs had a history of previous head injury, loss of consciousness, and some postaccident amnesia (Berrington et al. 1956). For an earlier series of thirty-six fugueurs, see Stengel (1939, 1941, 1943). For a well-informed no-nonsense guide to head injury, intended for patients, families, friends, and caregivers, see Gronwall, Wrightson, and Waddell (1990). See also Ellis and Christensen (1989). The two chief English-language journals in the field are the *Journal of Head Trauma Rehabilitation* (founded 1985) and *Brain Injury* (founded 1986). For an early twentieth-century case of head injury with fugue, see Sturgis (1912).

11. Showalter (1997), 3.

12. For a popular survey of the symbiosis between Christianity, cruelty, and the devil, see Stanford (1996).

13. For classic twin studies, see Gottesman (1972). I. I. Gottesman has for many years been a consistent exponent of the doctrine that schizophrenia is genetic, and that twin studies suffice to establish that (Gottesman 1982).

14. In "How to Make Our Ideas Clear," 1878, in Peirce (1986), 3:273.

15. Cf. my RS, 11, and my (1983), chap. 3.

16. Putnam (1994), 452.

17. Borch-Jakobsen (1997). The material is not particularly new. Previous interviews with Spiegel are briefly discussed in my RS, 124.

18. Borch-Jacobsen (1995). See also Supplement 1 below.

19. To be published by Harvard University Press in 1999.

附录一　什么困扰了阿尔贝？

1. Mauriac (1925/1990), 9, 31.

2. Ibid., 17.

3. Victor Louis's theater was opened on 7 April 1780, after vast cost overruns. The Bourse was built under the direction of Jacques-Ange Gabriel in 1748–50, according to the plans of his father, Jean-Jacques. My favorite picture and art history book of the official, proper, Bordeaux is Saunier (1909). It well represents the grand world of Bordeaux on which Albert and Mauriac turned their backs. Avisseau (n.d.) is a collection of some hundred postcards of Bordeaux, made for the tourist market and sent before 1913. Many are lively street scenes.

4. "Les baraques louches nous émouvant où, au-dessus de l'entrée, était inscrit un seul petit nom de femme"—the "we" are Mauriac and his schoolmates (Mauriac, p. 14). At the head of the Esplanade is the Girondins monument; see Lecture 1, note 21 and accompanying text.

5. The public gardens are much the same today, occupying a pleasant 20 acres and on one side adorned with greenhouses 100 yards in length. The gardens were established, like much else of excellence in Bordeaux, by the marquis de Tourny, intendant 1743–58. There was also the Parc Bordelais, 64 acres, established on the outskirts of town in 1888, just in time for Tissié to take Albert there for an experimental observation of his state of fugue. See Document 4.

6. Mauriac, 9. He continues: "Bordeaux is my childhood, my adolescence detached from me, petrified."

7. A book gives the length of the Law Courts as 146 meters. We measured the hospital as 143 meters, but it appears longer than the Law Courts. The hospital is 124 meters deep. The outside dimensions of the cloister are 63 meters by 47 meters, so that its covered walkway is itself wide and well proportioned. It is now walled with glass so as to be temperate in winter and summer but to have a clear view of the enclosed lawns and gardens. There is no longer a psychiatric wing in Saint-André, the last one being closed in 1980.

8. In a picture postcard view dating from about 1900 you see a big public ward for women in which a row of large potted palms runs down the center. See no. 88 in Avisseau (n.d.).

9. Tissié (1930).

10. A Bordeaux dentist wrote us with an unusual observation. He noticed Albert's propensity for emitting enormous yawns, especially when he entered a trance state. He connected this with the persistent and, even in those days, abnormal tooth troubles and thought that Albert's problem arose from damage to the jaw which in turn caused pressure on nerve centers.

11. Here is the entire paragraph in Tissié (1890), 121: "Albert fit une chute sur la tête à l'age de douze ans, et commença ses fugues à cette époque." In Tissié (1887), 57: "A l'âge de huit ans, Albert tomba 'tout droit' d'un arbre sur lequel il avait grimpé, il perdit connaissance, on le porta chez lui; en arrivent il vomit et garda le lit pendant six jours avec des compresses froides sur la tête." The paragraph continues by stating that Albert started having violent migraines around this time, with intermittent fevers going on for a year. He would have migraines every three days, then every fortnight, then every month, every second month, and then every third month as he grew older. He suffered horribly, with ringing in the ear that made him deaf. He could not help closing his eyes for the pain. The headache would end after about five hours, with vomiting or sleep. The vomiting finally ended, but toothache continued, despite several extractions. There was no mention, in the 1887 report, of a fall at age twelve.

12. Azam (1880).

13. Pitres (1891), 15, 28. The original lectures on which the book was based took place in the summer semester of the academic year 1884–85. Notes taken by J. Davezac were published in serial form beginning 4 April 1886, in *Journal de Médecine de Bordeaux*. Male hysteria does not occur in the first sequence of published notes, so we suppose that Pitres's tables were based on later data.

14. Borch-Jacobsen (1996), chap. 8. I take Borch-Jacobsen to be extremely nuanced in his discussion of simulation. Other readers may miss his subtlety. Freud bashers assume that Borch-Jacobsen is telling us that Pappenheim faked it and fooled Breuer, and thereby Freud, setting in motion the disaster known as psychoanalysis. They are delighted with a new ally. Beleaguered defenders of Freud understand Borch-Jacobsen in much the same way and get very angry. I read Borch-Jacobsen as discussing the more delicate phenomenon of accommodation, discussed in the text and in note 17 below.

15. Heilbronner (1903), 206. See Supplement 3 below for more on Heilbronner.

16. Rice and Fisher (1976) describe a fugueur who sometimes sleep-talks through dream fugues and sometimes goes on actual fugues.

17. See Duyckaerts (1992) and the Delboeuf bibliography therein. Delboeuf the philosopher did many experiments on hypnotism. He was a complete skeptic about Charcot from the start and an admirer of Hippolyte Bernheim. When it came to mentally disturbed patients, he did most of his work with the English Hospital in Liège. Since Liège was a favorite destination of Albert, one imagines that the two must have encountered each other.

Delboeuf was once well known to philosophers. William James attributed his own recovery from nervous breakdown in part to Delboeuf's thoughts about the will. Isabelle Stengers drew my attention to Duyckaerts's valuable discussion of Delboeuf. Stengers uses the French word *complaisance* where I speak of accommodation. She has expressed in discussion what I take to be a deep insight into the evolution of psychoanalysis. The critical turn came when Freud stopped hypnotizing his patients. They had been completely accommodating, *complaisant*, but as he developed his new technique, he discovered the phenomenon of resistance. In his 1914 essay "On the History of the Psychoanalytic Movement," Freud calls that not only a discovery but, together with repression, the foundation stone of psychoanalysis. Resistance is the exact (all too exact?) opposite of accommodation. What Borch-Jacobsen calls simulation in connection with Anna O. can usefully be discussed in connection with accommodation or *complaisance*.

18. Albert's brothers died young; it is possible that there are descendants of the sister. All the persons with the surname of Dadas, in the whole of France, who were located by use of the French electronic telephone book (the Minitel) were recent immigrants from Morocco or Turkey (of Kurdish descent). Belgium was also checked, because of Albert's enthusiasm for Liège. One of the Kurds

whom we contacted expressed great interest in Albert's trip to Turkey. Of course it may have been tempting to change surname, despite the legal obstacles to that act in French law and bureaucratic practice. An etymological dictionary of French surnames gives: "Dadas, Dadesse, Dadi: derived from the onomatopoetic root *dad*, which is used in the nicknames given to simpletons (*personnes niases, nigauds*). With the same connotation as *Dadais*, although only quite late usage of the expression *dadair* has been established (17th century)" (Morlet 1991). "Dad" is the French spelling that roughly corresponds to the American-English spelling of an utterance indicating stupidity, "duh."

附录二 流浪的犹太人

1. Rouart (1988) has the most satisfying analysis of the changing roles of the legend for nineteenth-century literature. Anderson (1965) is an encyclopedic volume briefly summarizing the plot lines of different versions of the legend. Its index of authors and titles runs to more than 1,200 items.

2. Tissié, AV, 76; Duponchel (1888), 15; Sous (1890), 15.

3. At the end of the 1880s, the population of Bordeaux was about 240,000, of whom 3,200 were Jewish.

4. Charcot (1889), 347f., 352f.

5. Goldstein (1985).

6. Goldstein calls my opening quotation from Tissié "a slightly humorous trope." She observes that Tissié "remarked wryly that Albert D.'s voyages were so numerous that he could 'give tips to the Wandering Jew'" (1985, 539f.).

7. Goldstein quotes some typical passages from the 200th edition of Edouard Drumont's 1886 *La France juive: Essai d'histoire contemporaine* 2:284f.

8. Anderson (1965), 38–48.

9. Sue (1844–45/1980), 146. The passage begins, "One knows that . . . ." I take the "One" to refer to "Almost every French reader."

10. Knecht (1977), 245. A long and nasty piece in the November 1844 *Gazette de France* is quoted: "*Le Constitutionnel* is the *Jew*." And although Sue's novel is neither about real Jews nor even importantly anti-Semitic, the innuendos are always just around the corner. The *Gazette* goes on to say that the rue Montmartre (site of the *Constitutionnel*'s office) "should be debaptized and named the Street of the Jews" (rue de la Juiverie).

11. Translated in Anderson (1965), 46.

12. Sue, 1:146. I have followed the wording and punctuation of the 1883 edition, reprinted in 1980, which differs from the English translations I have seen.

13. The Wandering Jewess occurs from time to time in the legend, sometimes as the Jew's wife. See Anderson's appendix B (1965, 414–16). Sue is sui generis. He makes the Jewess out to be Herodias, after a story found by the eminent scholar Louis F. A. Maury, according to which Herodias "was condemned to wander until the last judgment because she had asked for the head of John the Baptist" (Sue, 1:148). Historically, Herodias was the granddaughter of Herod the Great and wife of Herod Philip, whom she deserted for his brother Herod the Tetrarch of Galilee, whom John the Baptist reproved for divorcing his own wife and setting up with his brother's. Herodias, furious at John, asks her dancing daughter Salome to ask the tetrarch for John's head. Anderson tells how this idea set up Salome as Wandering Jewess for the generation of writers following Sue. Late in the serial production of the story, 1844–45, Sue turned the Wandering Jewess into the sister of the Wandering Jew.

14. The French here, incidentally, is "Marche! Marche!" This command has often been translated as "Onward! Onward!" but I prefer the words that make best sense in expressing the Jew's words

to Christ, and which occur repeatedly in Sue and elsewhere. The "Marche!" also occurs in fugue stories, deliberately, I suspect, and should not be translated as a military order, "March!"

15. And not so lowbrow. Knecht tells how Saint-Beuve, Balzac, Georges Sand, and Théophile Gautier took the book. Only the last-mentioned liked it: "The general conception is remarkable; the main characters are traced with vigor; the mix of the fantastic and the real is well managed." There was at the time a tremendous bout of anticlericalism on which Sue fed, to the point that he was called the successor to Calvin, Zwingli, and Luther (Knecht 1977, 246–49).

16. Gilman (1993), chap. 3, "Jewish Madness and Gender," together with its predecessors (Gilman 1984, 1992), is a convenient starting point.

17. Goldstein (1985), 532.

18. Freud was once profoundly enamored with Charcot and assiduously translated his work into German. Gelfand (1989), among others, has speculated that at some levels "Freud's doctrinal rift with Charcot" was influenced by Charcot's use of Jewish examples in his clinical work. But the scientific point, however influenced by questions of Jewishness, was Freud's overthrow of Charcot's hereditary model of mental disorders. Freud has now fallen, and we are back with Charcot's biological and genetic model.

19. Meige (1893), 14. Pages 5–8 are translated into English in Hasan-Rokem and Dundes (1986), 190–94, but beware: see note 23 below. Meige reproduced six old woodcuts of Wandering Jews. The usual standardized drawing of a naked male body was used twice, once to indicate the anesthetic parts of the patient Klein and one for the patient Sigmund. There are also the standard diagrams representing the restricted visual field for Sigmund who is said to be hysteric. Then there are two drawings, one of the patient Moser B., looking straight out at us, and one of the head and shoulders of the patient Gottlieb. Both these, and one of the old woodcuts, are reproduced in Gilman (1991), 73–75.

20. Meige, 14. I have said that Charcot's use of Jewish patients was not entirely devoid of scientific merit, in terms of the theory of hereditary transmission of mental illness. Meige's use of the travelers in the clinic has, in contrast, no basis at all. By selection, none of their families are accessible for study, and it is hardly surprising that some of those displaced persons should have taken to traveling from hospital to hospital in search of help. Gilman (1991, 72) suggests we think of them in terms of Munchhausen syndrome, named after the famous and fanciful baron and now used by psychiatrists for patients who make up symptoms for themselves.

21. Geller (1992) and Santner (1996). See also Gilman (1984, published before Goldstein's paper; 1991; 1992; 1993, chap. 3).

22. Der ewige Jude ties into a body of legend distinct from that of Ahasverus, the one explored by Hans Christian Andersen (and through him, Dvořák in Rushalska) and in The Flying Dutchman, of the human condemned to live forever. Kundry in Parsifal is likewise condemned to live forever until she is redeemed. Santner emphasizes how Wagner used the legend for his own nasty purposes. But as should by now be clear, the Wandering Jew can always be worked both ways, indeed "to parody the antisemitic nationalism of the German composer." Rouatt (1988, 179) recalls a pastiche of Wagner, a three-act play with musical leitmotifs published in 1878 by Fritz Mauthner (whose Beiträge zu einer Kritik der Sprache and Philosophische Wörterbuch are due for resurrection by historians of the philosophy of language). Mauthner's "The Unknown Ahasverus, or The Thing in Itself as Will and Idea" is artistically simplistic but polemically lethal (Der unbewusste Ahasverus, oder Das Ding an sich als Wille und Vorstellung [Stuttgart: Union Deutsche Verlagsgesellschaft]).

Earlier German poetry, dedicated to the eternal Jew in the romantic era, is mostly sad, mournful, and often rather beautiful. For ample references and selections, see Zirus (1928). Then there is the other side of the legend. The Jew as Antichrist, implicit in many folk myths, surfaced in nine-teenth-century German literary texts earlier than it did in French ones. In the end it became truly gross. There is the film *Der ewige Jude* by Fritz Hippler, in which the horrendously ugly eternal Jew signifies not suffering humanity waiting for redemption but World Jewry, *Weltjudentum*, which set-tles everywhere and knows no home.

23. Meige, 8. The French words are "sorte de prototype des Israélites névropathes pérégrinant de par le monde." In Hasan-Rokem and Dundes (1986), 194, Lee Benzinger has translated "des Israélites névropathes" as "the psychopathic Israelite."

24. Gilman, Geller, and Santner discuss the effeminization of Jews, partly because of Schre-ber's conjunction of the Wandering Jew and the effeminization theme. Klein, Meige's case 1, was impotent when he came to the clinic and was cured. This is taken as grist for the effeminization mill (plus the way in which Charcot's clinic replaces the cross as the means of salvation). What of case 2, whose problem seems to be neurotically heightened potency?

25. Gilman writes that Meige gave a "series of case studies of European (male) Jews" (1991, 72) and repeats the "(male)." In fact it is a series of four men and one woman. Meige wrote that "the Wandering Jewess does not have the popularity of the Wandering Jew. Neither legends nor illustra-tions have popularized her history. A single work bearing the title of *La Juive errante*, due to the mar-quise de Vieuxbois, is of little interest for the topic that concerns us here." A footnote refers to a two-volume novel published in Paris in 1845. As remarked above, Sue's novel, 1844–45, put the Jewess into circulation. The marquise de Vieuxbois was the pseudonym of a prolific journalist named Napoléon Lespès, usually called Leo Lespès. I have not seen the work to which Meige refers. It was published in Paris in 1845 by Leclerc.

26. Meige, 46.

27. Gilles got the idea for the syndrome named after him by comparing Salpêtrière patients to colonial reports of latah; see Lecture 3, note 7.

28. Meige, 56.

29. Tissié (1901), 24: "atteint d'un besoin impérieux de marcher." Not travel, exactly, but "marcher," as in the cobbler's retort to Christ, "Marche!"

30. Ibid., 26: "Classer de tels cas sous la rubrique *automatisme ambulatoire* c'est donner une entorse sérieuse à la psychologie."

附录三　德国的 "游荡癖"

1. Naef (1895), an associate of Forel's, describes what could have been diagnosed as fugue or ambulatory automatism, but the idea is not mentioned. Cf. Lecture 2, note 43.

2. Schultze (1898), in Bonn. Schultze's paper was presented at the Verein deutscher Irrenärzte in Bonn, 16–17 Sept. 1898. Although I do not discuss regional medical practices, I mention the work-place of each author in these notes. Also I quote some of the reported self-descriptions of the patients to give this brief account some feel of the phenomenology of the cases.

3. The reference is to Semelaigne (1894).

4. Menschede (1880), in Königsberg.

5. "Das ist hier blos die Luft, aber den Himmel bekomme ich in meinen Körper zu stehen.— Ich habe das Alles von selbst in meinen Körper zu stehen.—Die Engel [sic] werde ich in mein Herz nehmen, in das goldene Herz" (ibid., 571).

6. Westphal (1883), in Berlin, examining an appeal in military court.

7. "M. leidet an einer in Zwischenräumen auftretenden und schnell vorübergehenden krankhaften Störung der Geistesthätigkeit" (ibid., 213).

8. I do not mean there was no German interest in hysteria. P. Möbius published an important paper on the concept of hysteria in 1888. Otto Binswanger had a major discussion of hysteria in 1904. But hysteria had a role in the German-speaking world that was very different from that in France.

9. Schultze (1900). This fourth case came from a colleague from Andernach, 30 miles from Bonn.

10. "Wie ich kurz vor Prag zu mir kam, sagte ich mir: 'Halt, was machst Du da? Du schleppst ja den alten Mann in's Elend!'" (Schulze 1898, 757).

11. "'Es kam manchmal über ihn, als ob eine innere Macht ihn gewalsame fortriebe'; er habe kein Rast und Ruhe; 'als wenn eine teuflische macht ihn von Ort zu Ort jage'" (Schultze 1900, 416).

12. Bregman (1899), from the israelitischen Spital in Warsaw, writing in a major German journal of neurology, presented an interesting case under the title "Ueber den 'Automatisme ambulatoire,' 'Fugues,' 'Dromomania'" (Concerning "ambulatory automatism," "fugues," "dromomania"). This was a fourteen-year-old boy who had taken extensive flights since he was seven. He was no mere runaway but a characteristic fugueur with fixed ideas and amnesia, who felt compelled to walk even when he had no food and wore poor clothing in the bitter cold. Bregman could not convincingly file the lad as either hysterical or epileptic, though he had an epileptic attack in early childhood. He had hallucinations on the road, but Bregman put them down to hypothermia and lack of food. This paper was ignored by the German-language literature inaugurated by Schultze.

13. Donath (1899) in Budapest. He had reported his first patient in a Budapest medical journal of 1898; the citation is S. *Pester medic. chir. Presse* 24, 22 (1898). He thereby claimed priority over Schultze.

14. Donath (1899), 353.

15. Schultze (1900), 468.

16. Donath (1899), 353. French and English in the original. Donath named the condition *doppelter Persönlichkeit*. Donath had presented the example to the königlich Gesellschaft der Aertzte in Budapest (17 May 1892); he cited his paper, "Ueber Suggestibilität," *Wiener medic. Presse* no. 31 (1892).

17. Burgl (1900), in Nuremberg, had a patient, a thoroughly able and much-liked workingman, who in one of his attacks bought a revolver intending to kill himself. Krau (1900), a health inspector in Schweidnitz, Silesia, described a young man who bought guns to kill himself, did shoot himself ineffectually, bought poison, jumped into a lake, and tried to suffocate himelf with carbon monoxide. His fugues lasted up to sixteen days: Breslau to Blankenberg, to Dresden, and as far as Paris, and a lot of local wandering. He accused himself of murder and of assaulting the nine- and twelve-year-old daughters of his landlord; these accusations were found to be ungrounded.

18. Heilbronner (1903), in Halle.

19. Woltär (1904), in Prague: "Wandertrieb bei einer Hysterischen."

20. Woltär (1906).

21. Leupoldt (1905), in Giessen.

22. Raecke (1906), in Kiel. Raecke (1908) presented five civil cases of *Wandertrieb*, with excellent clinical data. After the Great War, now a professor in Frankfurt, he was discussing desertion and *Wandertrieb* in time of war (Raecke 1919).

23. Rosental (1911).

24. Schlieps (1912), from the University Children's Clinic at Strassburg. Among citations is: Seige, "Wandertrieb bei psychopathischen Kindern," *Zeitschr. f. d. Erforschung und Behandl. d. jugendl. Schwachsinnes* 4 (Jena, 1910).

25. After Raymond (1895) there was plenty of study of child vagrancy, e.g., Hélie (1899). For a bibliography of the intersection of child vagrancy and child fugue in France, see Cantégrit (1933);

unfortunately this has many errors, typographical and factual. This lists "Fugues chez les enfants," in *Bulletin de la Société pour la Médecine Légale*; "Les Fugues de l'enfance" and "Fugues infantiles" (!), both in *Annales d'Hygiène Publique et Médecine Légale*. Victor Parant gave a talk titled "Vagabondage des mineurs" at the Congrès Nationale de Toulouse du Patronage des Libérés, 1907. Naturally the interest continued, but only in France were runaways classified as fugueurs, for example, Claude (1925). But also as "vagabonds" (Néron 1928). Even in 1949 we have "Réflexions sur la fugue et le vagabondage chez l'enfant et l'adolescent" (Reflections on fugue and vagabondage in children and adolescents) (Kohler 1949).

26. See my *RS*, 19.

27. For example, Braun (1883), *Die Vagabunden-Frage*.

文献一 阿尔贝的讲述（1872年至1886年5月）

1. Crown Prince Rudolph, heir to the Hapsburg throne, married Princess Stephanie, daughter of King Leo II of Belgium, on 10 May 1881. (On 30 January 1889 Rudolph and his mistress Baroness Maria Vetsera were found shot dead in a hunting lodge, a revolver in Rudolph's hand.) Albert does seem to get dates and events slightly wrong (see note 2). This may even add credibility to his story. It is to be expected that his memories would be confused; if he got everything exactly right, we would suspect that he, or someone else, was checking out the facts.

2. Alexander II was assassinated in an explosion of 13 March 1881. Albert cannot have reached Moscow before late July. We suspect that it was after 26 August, after the "Statute providing special measures for the maintenance of order" was passed (14 August 1881 on the Russian calendar). This allowed any region to be placed under a "state of reinforced protection," meaning a full police state. Moscow was under reinforced protection after 3 August. See Pipes (1974), 305–9.

文献二 接受观察的阿尔贝（1886年6月至1887年2月）

1. Tissié wrote: "drôle" (*sic*).

2. The pine forest was Les Landes, the largest forest in France. See Document 3, note 13.

文献三 《梦》（1887年5月至1889年9月）

The entry for 9 June 1888 is on pp. 81–84 of Tissié (1890). I have inserted year dates.

1. Tissié: "hemoptisie."

2. A vesicant was a plaster that produced blistering on the skin, which was believed helpful for tuberculosis.

3. Tissié: "pointes de feu." Hot needles pierce the skin.

4. Tissié uses slightly different wording in repeating Albert's exclamation.

5. At a previous hypnotic session, Tissié had suggested that Albert would fall into hypnotic sleep whenever Tissié touched the right thumb.

6. A *mont de piété*, and not a pawnshop of the English sort that we know through Dickens. The Italian *monti di pietà* had a long history, many of the early ones being established by Franciscans as a social net for the poor. France, like most other European countries, adopted variants of the idea. The mont de piété was state regulated and either a state or a municipal monopoly with low rates of interest. Bordeaux, in Albert's day, seems to have had pretty much the highest rates in France.

7. [Tissié's note.] Tissié, "Un cas d'obsession intellectuelle et émotive guérie par la suggestion

renforcée par le parfum du corylopsis, l'isolement et les douches," *Semaine Médicale*, 1889, p. 297, col. 1.

8. Pau, the town to which Tissié moved in 1900, is, by train, 233 kilometers south and a little east of Bordeaux.

9. Albert called the play *Une femme qu'on garde mal*, while the real title is *Une fille bien gardée*, by Eugène Marin Labiche (1815–1888), who was for many years the most successful writer of French farces; his collected plays run to ten volumes. At the end of the present document, Tissié offers his own analysis of the wordplay and dreams. The word switch is clear. *Fille*, daughter or girl, becomes *femme*, wife or woman. But the *fille* of the real title is presumably both the little daughter of the society woman and the woman herself, *fille* in the sense of prostitute.

10. See the letters from M. D. in Document 1.

11. The Quai de Queyrie is across the Garonne River from the heart of old Bordeaux; Bastide is the suburb beyond the quai. The Bastide-Bordeaux bridge is named the Pont de Pierre, the name Tissié uses later. The quai on the Bordeaux side of the bridge is the Quai de Salinières. The Gare d'Orléans, where Albert was always getting the train north, abutted the quai near the bridge and is a little distance from the present freight station; the main Gare St.-Jean that now serves Bordeaux is relatively recent.

12. "Les Landes" is an enormous area, once barren, stretching from Bordeaux south almost as far as Biarritz, and stretching inland some 100 kilometers. It was turned into a fertile forest and grazing area during the mid–nineteenth century, especially thanks to a system of drainage. It was still pretty wild in Albert's day, but it has now been domesticated to the point of seeming almost artificial. See the next note.

13. [Tissié's note.] Aguer is a murderer, who, several days before Albert's dream, was arrested in the Landes forest at the end of an unusual chase that lasted eight days, in which a pack of dogs was sent after the man. The regional press was full of this news.

14. Dax is 148 kilometers south of Bordeaux by train and about 25 kilometers north of Puyoo, mentioned above as 4 kilometers from the field of sheep where Albert woke up.

15. The Pont de Pierre = the Bastide-Bordeaux bridge.

16. When we look at the pathogenic dream, Document 4, we see Albert deeply worried about the fidelity of his wife. It is just possible that Tissié was delicately hinting that Albert sees himself as a criminal for the way in which he behaves to his wife and fears that she will not stick with him, given that he is so impossible to live with.

文献五 实验（1888年和1893年）

1. *Ténesme rectal.*

2. The selection from the earlier paper ends here.

3. This reads like a lecture. Unfortunately we lack the thirty-three photographs. "Instantaneous photography" was a technique that, with excellent lighting, required only short exposures, but probably Panajou required at least three seconds for each shot, despite the fact that on one occasion Tissié tells us that the transition from one state to another happened in less than two seconds.

4. Tissié's verb, which I have freely translated as "project," is *objectiver*.

文献六 尾声（1907年）

1. Tissié (1930), 108.

2. *Le Petit Parisien*, 8 December 1907, page 2 (Bibliothèque Nationale: Micr. D 64, bobine 105).

3. On 9 December *Le Petit Parisien* reported that there was no progress, either in the case of Gabrielle or of the macabre discovery at the bottom of the well. "So far as concerns the disappearance of Mlle Dadas, very active inquiries are in progress, as much in Paris as in the suburbs, but up to now it has been impossible to find the young girl." That is the end of the story.

参考文献

Akhtar, Salman, and Ira Brenner. 1979. Differential diagnosis of fugue-like states. *Journal of Clinical Psychiatry* 40:381–85.

Alcindor, L., and Maurat. 1889. Un cas d'hystérie avec automatisme ambulatoire et tremblement. *Gazette des Hôpitaux* 8 March, 253–54.

American Psychiatric Association. 1980. *Diagnostic and Statistical Manual of Mental Disorders*. 3d ed. Washington, D.C. Called *DSM-III*.

———. 1987. *Diagnostic and Statistical Manual of Mental Disorders*. 3d ed., rev. Washington, D.C. Called *DSM-III-R*.

———. 1994. *Diagnostic and Statistical Manual of Mental Disorders*. 4th ed. Washington, D.C. Called *DSM-IV*.

Anderson, George K. 1965. *The Legend of the Wandering Jew*. Providence, R.I.: Brown Univ. Press.

Angell, E. B. 1906. A case of double consciousness—amnesic type, with fabrication of memory. *Journal of Abnormal Psychology* 1:155–69.

Audry, Maurice Paul. 1956. *Etude médico-legale de quelques cas de désertion-fugue en temps de paix*. Lunéville: Bastien.

Aveta, F. 1892. Automatismo ambulatorio in alienato. *Bolletino del Manicomio Fleurent*.

Avisseau, Jean Paul. n.d. *Bordeaux à la Belle Epoque*. Bruxelles: Editions Libro-Sciences SPRL.

Azam, Eugène. 1876. Amnésie périodique ou dédoublement de la vie. *Annales Médico-Psychologiques* sér. 5, 16:5–35.

———. 1880. De l'amnésie rétrograde d'origine traumatique. *Gazette Hebdomadaire des Sciences Médicales de Bordeaux* 1:219–22.

———. 1893. *Hypnotisme et double conscience: Origine de leur étude et divers travaux sur des sujets analogues*. Paris: Félix Alcan.

Babinski, Joseph. 1887. *Recherches servant à établir que certaines manifestations hystériques peuvent être transférées d'un sujet à un autre sujet sous l'influence de l'aimant*. Paris: Progrès médical.

———. 1899. Automatisme ambulatoire et somnambulisme hypnotique. *Revue de l'Hypnoptisme* 14:81–86.

Babinski, Joseph, and Jules Froment. 1917. *Hystérie-pithiatisme et troubles nerveux d'ordre réflexe en neurologie de guerre*. Paris: Masson. Trans. as Babinski, Joseph, and J. Froment. 1918. *Hysteria or Pithiatism and Reflex Nervous Disorders in the Neurology of War*. London: Univ. of London Press.

Beaune, Jean-Claude. 1983. *Le Vagabond et la machine, Essai sur l'automatisme ambulatoire: Médecine, technique, et société en France, 1880–1910*. Seyssel, France: Champ-Vallon.

Beck, René. 1902. *Contributions à l'étude des rapports du vagabondage et de la folie*. Lyon: Prudhomme.

Beliaev, K. A. 1907. K kazuistike patologicheskikh bluzhdanii. *Sovremenniaia psikhiatriia* 9–16, 67–71.

Benon, R., and P. Froissart. 1908. Fugues et vagabondage: Définition et étude clinique. *Annales Médico-Psychologiques* sér. 9, 8:305.

———. 1909a. Vagabondage et simulation. *Annales d'Hygiène Publique et de Médecine Légale* March.

———. 1909b. Conditions sociales et individuelles de l'état de fugue. *Annales Médico-Psychologiques* sér. 9, 10:289–94.

———. 1909c. Fugues diverses chez un obsédé alcoolisé: Conditions de la fugue. *Journal de Psychologie Normale et Pathologique* no. 3, May–June: 217–26.

———. 1909d. Les fugues en pathologie mentale. *Journal de Psychologie Normale et Pathologique* no. 4, July–August: 293–330.

———. 1909e. L'Automatisme ambulatoire. *Gazette des Hôpitaux* 31 June.

Berger, Charles. 1895. Des fugues dans la paralysie générale. *Archives Cliniques de Bordeaux* 4:25–34.

Berger, M. A. 1902. Sluchai ambulatornogo avtomatisma i isterii u matrosa. *Meditsinskoe prilozhenie k morskomu sborniku* 262–75.

Bérillon, Edgar. 1889. *Congrès international de l'hypnotisme expérimental et thérapeutique*, Paris, 8–12 Aug. 1889. Paris: Doin.

Bernheim, Hippolyte. 1918. Du somnambulisme dans l'hystérie et l'épilepsie. *Progrès Médical* 91.

Berrington, W. P., D. W. Liddell, and G. A. Foulds. 1956. A re-evaluation of the fugue. *Journal of Mental Science* 102:280–86.

Bertrand, René. 1909. *De l'épilepsie procursive et fugues épileptiques*. Paris: Michalon.

Boeteau, M. 1892. Automatisme somnambulique avec dédoublement de la personnalité. *Annales Médico-Psychologiques* sér. 7, 15:63–79.

Borch-Jacobsen, Mikkel. 1996. *Remembering Anna O.: A Century of Mystification*. London: Routledge.

Boyle, Mary. 1990. *Schizophrenia: A Scientific Delusion?* London: Routledge.

Bramwell, Byrom. 1908. Case XXXII: Post-epileptic automatism. *Clinical Studies* 6:261–64.

Braun, Karl. 1883. *Die Vagabunden-Frage*. Berlin: Simion.

Bregman, L. E. 1899. Ueber den "Automatisme ambulatoire," "Fugues," "Dromomanie." *Neurologisches Centralblatt* 18:776–81.

Brendon, Piers. 1991. *Thomas Cook: 150 Years of Popular Tourism*. London: Secker & Warburg.

Brody, Jane E. 1997. Quirks, oddities may be illnesses. *New York Times* 4 Feb., C1.

Buck-Morrs, Susan. 1989. *The Dialectics of Seeing: Walter Benjamin and the Arcades Project*. Cambridge, Mass.: MIT Press.

Burgl, Georg. 1900. Eine Reise in die Schweiz im epilepischen Dämmerzustande und die transitorischen Bewusstseinstörungen der Epileptiker vor dem Stafrichter. *Münchener Medicinische Wochenschrift* 47:1270–72.

Cabadé, E. 1895. Un cas d'automatisme comitial. *Archives Cliniques de Bordeaux* 4:145–63.

Cantégrit, Marcel. 1933. *Le Vagabondage des enfants*. Lyon: Faculté de Médecine et de Pharmacie de Lyon.

Chabé, Alexandre-Alfred. 1948. *Histoire de la Société de Médecine et de Chirurgie de Bordeaux*. Samie: Bordeaux.

Chantemesse, André. 1890. Automatisme comitial ambulatoire. *Bulletin Médical* 4:602–3. With a comment by Duponchel on Albert Dad.

Charcot, Jean-Martin. 1888a. *Leçons du mardi*. Vol. 1. Paris: Progrès médicale.

———. 1888b. Ambulatory automatism. *Medical News* 52:309–12.

———. 1889a. *Leçons du mardi*. Vol. 2. Paris, Progrès médicale.

———. 1889b. Accés d'automatisme ambulatoire de nature comitiale. *Bulletin Médical* 3:275–76.

Charpentier, René. 1919. Désertion paradoxale: Fugue délirante récidiviste. *Annales Médico-Psychologiques* sér. 12, 4:63–69.

Chavigny, P., and A. Laurens. 1917. Un fugueur pendant la guerre. *Presse Médicale* 25 (4 June).

Chorover, Stephen. 1980. Mental health as a social weapon. In *New Religions and Mental Health: Understanding the Issues*, ed. Herbert Richardson, 14–19. New York: Edwin Mellen Press.

Claretie, Jules. 1881. *La Vie à Paris, 1881*. Paris: Havard.

———. 1905. Moi et l'autre. *Je sais tout* 1:117–28, 243–56, 371–84, 499–512, 625–40, 753–68, 2:79–84.

———. 1908. *Obsession: Moi et l'autre*. Paris: Lafitte.

Claude, Henri. 1925. Les Fugues chez l'enfant. *Journal des Praticiens* 39:497–500.

———. 1937. Rapports de l'hystérie avec la schizophrénie. *Annales Médico-Psychologiques* 95, 2:241–64.

Claude, Henri, D. Santenoise, and R. Targowla. 1923a. Fugues et perversions instinctives à manifestations périodiques. *Bulletin de la Société Clinique de Médecine Mentale* July.

———. 1923b. Fugues, perversions instinctives, et psychose périodique. *Annales Médico-Psychologiques* sér. 12, 12 [2]:287.

Colin, Henri. 1890. Deux cas d'automatisme ambulatoire: 1º automatisme d'origine alcoolique; 2º automatisme hystérique. *Gazette des Hôpitaux* 794–97, 852–54.

Colleville, O. 1891. Sur un cas de crises comitiales ambulatoires. *Union Médicale du Nord-Est* 15:181–85.

———. 1892. Automatisme ambulatoire. *Union Médicale du Nord-Est* 16:277–78.

Colman, W. S. 1903. A case of automatic wandering lasting five days. *Lancet* 29 Aug., 593–94.

A Correspondent. 1889. Ambulatory automatism. *Lancet* 20 April, 807.

Cotard. 1909. Du rôle du sentiment d'automatisme dans la genèse de certain états délirants. *Journal de Psychologie* March–April.

Courbon, Paul. 1907. Automatisme ambulatoire: Observations cliniques. *Annales Médico-Psychologiques* sér. 9, 5:22–48.

Courtney, J. W. 1906. On the clinical differentiation of the various forms of ambulatory automatism. *Journal of Abnormal Psychology* 1:123–34.

Cullerre, A. 1895. Contribution à la psychologie du vagabondage: Un Vagabond qui lui se range. *Annales Médico-Psychologiques* sér. 8, 2:214–26.

Davenport, Charles B. 1915. *The Feebly Inhibited. Nomadism, or the Wandering Impulse, with Special Reference to Heredity. Inheritance of Temperament*. Washington, D.C.: Carnegie Institution of Washington.

Davezac, J. 1891. Review of Pitres 1891. *Journal de Médecine de Bordeaux* 20:443–44.

Delov. 1907. Ob ambulatornom avtomatismae. *Uchennye zapiski meditsinskogo obshchestva Kavkaza* no. 69.

Denommé, Paul. 1894. *Des impulsions morbides à la déambulation au point de vue médico-légal*. Lyon: Storck.

Desgraves, Louis, and Georges Depeux. 1969. *Bordeaux aux XIXe siècle*. Bordeaux: Fédération historique du Sud-Ouest.

Dezwarte, A. 1898. De l'origine épileptique de l'automatisme ambulatoire. *Progrès Médical* no. 46. Reviewed in *Annales Médico-Psychologiques* sér. 8, 9 [2] (1898): 465.

Donath, Julius. 1899. Der epileptische Wandertrieb Poriomanie. *Archiv für Psychiatrie und Nervenkrankheiten* 32:335–55.

——. 1907. Weitere Beiträge zur Poriomanie. *Archiv für Psychiatrie und Nervenkrankheiten* 42:752–60.

Donzelot, Jacques. 1979. *The Policing of Families*. Trans. R. Hurley. New York: Macmillan.

Drewry, William Francis. 1896. Duplex personality: Report of a case. *Medical News* 68:407–8.

Dubourdieu, F. 1894. *De la dromomanie des dégénérés*. Bordeaux.

Ducosté, Urbain-Joseph-Maurice. 1899. *De l'épilepsie consciente et mnèsique et en particulier d'un de ses équivalents psychiques: Le suicide impulsif conscient*. Bordeaux.

——. 1906. Les Fugues dans la démence précoce. *Encéphale* Dec.

——. 1907. Les Fugues dans les psychoses et les démences. *Archives de Neurologie* sér. 3, 1:38–48, 121–34.

Duponchel, Emile. 1888. Etude clinique et médico-légale des impulsions morbides a la déambulation observées chez des militaires. *Annales d'Hygiène Publique et de Médecine Légale* sér. 3, 5–26.

Dupouy, Roger. 1910. Review of Pagnier 1910. *Annales Médico-Psychologiques* sér. 9, 12 [2]: 495–97.

Dupouy, Roger, and Paul Schiff. 1923. Sur l'étiologie et les caractères cliniques de certaines fugues: Automatisme ambulatoire et ambulomanie constitutionnelle. *Annales Médico-Psychologiques* sér. 12, 12 [2]: 314–32.

Durou, Bernard. 1966. *Vagabonds et clochards: Etude biologique, psychopathologique, et sociale du vagabondage*. Toulouse.

Duyckaerts, F. 1992. *Joseph Delboeuf, philosophe et hypnotiseur*. Paris: Synthélabo.

Ellenberger, Henri. 1970. *The Discovery of the Unconscious*. New York: Basic Books.

Elliotson, John. 1846–47. Instances of double states of consciousness independent of mesmerism. *Zoist* 4:157–87.

Ellis, David W., and Anne-Lise Christensen. 1989. *Neuropsychological Treatment after Brain Injury*. Boston: Kluwer.

Evans, Ivor H. N. 1920. Further notes on the aboriginal tribes of Pahang. *Journal of the Federated Malay States Museums* pt. 1, Jan. 1920; 9 (1920–22): 16–33.

Ferrarini, Corrado. 1893. Sopra un caso di automatismo ambulatorio epilettico. *La Riforma Medica* 1:831–35, 842–45.

Feuerbach, Paul J. A. 1833/1846. *Narratives of Remarkable Criminal Trials*. Trans. Lady Duff Gordon. New York: Harper.

Filippi, Angiolo. 1889. Le Fughe. *Lo Sperimentale: Giornale Italiano di Scienze Mediche* 63:433–42.

Fisher, Charles. 1945. Amnestic states in war neuroses: The psychogenesis of fugues. *Psychoanalytic Quarterly* 14:437–68.

——. 1947. The psychogenesis of fugue states. *American Journal of Psychotherapy* 1:211–20.

Fisher, Charles, and E. D. Joseph. 1949. Fugue with loss of personal identity. *Psychoanalytic Quarterly* 18:480–93.

Fisher, James T. 1907. Epileptic and hysteric automatism. *California Medical and Surgical Reporter and Los Angeles Medical Journal* 3:129.

Flournoy, Théodore. 1900. *Des Indes à la planète Mars: Etude sur un cas de somnambulisme avec glossolalie*. Geneva: Atar. 1994. Trans. by Sonu Shamdasani as *From India to the Planet Mars: A Case of Multiple Personality with Imaginary Languages*. Princeton: Princeton Univ. Press, 1994.

Fournier, Alfred, J. C. Kohne, and Georges Gilles de La Tourette. 1895. Rapport médico-légale sur un militaire déserteur atteint d'automatisme ambulatoire. *Nouvelle Iconographie de la Salpêtrière* 6:348–53.

Fourquet, F. 1899. Les Vagabonds criminels. *Revue des Deux Mondes* 15 March, 399–437.

Foveau de Courmelles, François Victor. 1890. *L'Hypnotisme*. Paris: Hachette.

———. 1891. *Hypnotism*. Philadelphia: McKay. (Perhaps a pirate edition of the British edition of 1890, London: Longman.)

Foville, Achille. 1875. Les Aliénés voyageurs, ou migrateurs. *Annales Médico-Psychologiques* sér. 5, 14:5–45.

Fox, Charles D. 1909. Report of a case of dissociated personality, characterized by the presence of somnambulistic states and ambulatory automatism, which recovered, following the employment of hypnotic suggestion. *Journal of Abnormal Psychology* 4:201–17.

Frankel, Henri. 1890. *Étude psycho-pathologique sur l'automatisme dans l'épilepsie et dans les autres maladies nerveuses*. Lyon: Association typographique.

Frazer, James George, trans. and ed. 1921. *Apollodorus: The Library*. 2 vols. London: Heinemann.

Fumaioli, Paolo. 1893. Di un caso di determinismo ambulatorio. *La Riforma Medica* 1:170–74, 183–88.

Gauld, Alan. 1992. *A History of Hypnotism*. ¡Cambridge: Cambridge Univ. Press.

Géhin, Henri-Barthélemy. 1892. *Contribution à l'étude de l'automatisme ambulatoire, ou vagabondage impulsif*. Bordeaux: Lanefranque.

Gelfand, Toby. 1989. Charcot's response to Freud's rebellion. *Journal of the History of Ideas* 293–307.

Geller, Jay. 1992. The unmanning of the Wandering Jew. *American Imago* 49, 2:227–62.

———. 1994. Freud v. Freud: Freud's readings of Daniel Paul Schreber's *Denkwürdigkeit eines Nervenkranken*. In *Reading Freud's Reading*, ed. S. Gilman et al., 180–211. New York: New York Univ. Press.

Gigard, A. 1895. Automatisme ambulatoire. *Journal de Médecine et Chirurgie Pratiques* 66:765.

Gilbert, J. Allen. 1902. A case of multiple personality. *Medical Record* 9 Aug. 1902, 207–11.

Gilles de La Tourette, Georges. 1884. Jumping, latah, myriachit. *Archives de Neurologie* 8:68–74.

———. 1885. Etude sur une affection nerveuse characterisé par l'incoordination motrice accompagnée de écholalie et copralie. *Archives de Neurologie* 9:19–42.

———. 1889. L'Automatisme ambulatoire au point de vue médico-légale. *Le Bulletin Médical* 3:344. Read at the Societé de Médecine Légale, 11 March 1889, published 19 March.

Gilman, Sander. 1984. Jews and mental illness: Medical metaphors, anti-Semitism, and the Jewish response. *Journal of the History of the Behavioral Sciences* 20:150–59.

———. 1991. *The Jew's Body*. New York: Routledge.

———. 1992. Freud, Race, and Gender. *American Imago* 49, 2:155–84.

———. 1993. *Freud, Race, and Gender*. Princeton: Princeton Univ. Press.

Gleyse, Jacques. 1995. *Archéologie de l'éducation physique au XXe siècle en France: Le Corps occulté*. Paris: Presses Universitaires de France.

Godyzatskii, F. K. 1898. K voprosu ob ambulatornom avtomatizme. *Voenno-meditsinkii zhurnal* 455–77.

Goetz, C. G. 1987. *Charcot the Clinician: The Tuesday Lessons*. New York: Raven Press.

Goldstein, Jan. 1985. The Wandering Jew and the problem of psychiatric anti-Semitism in fin-de-siècle France. *Journal of Contemporary History* 20:521–52.

Gosling, Francis G. 1987. *Before Freud: Neurasthenia and the American Medical Community*. Chicago: Univ. of Illinois Press.

Gottesman, I. I. 1972. *Schizophrenia and Genetics: A Twin Study Vantage Point*. New York: Academic Press.

———. 1982. *Schizophrenia: The Epigenetic Puzzle*. Cambridge: Cambridge Univ. Press.

———. 1991. *Schizophrenia Genesis: The Origins of Madness.* New York: W. H. Freeman.

Grasset, Joseph. 1889. Hystérie. In A. Dechambre and L. Lereboullet, eds., *Dictionaire ency-clopédique des sciences médicales* 4th ser., 15:240–352.

———. 1895–98. *Leçons de clinique médicale faites à l'hôpital Saint-Eloi de Monpellier.* 3d ser. Montpellier: Coulet.

———. 1905. Le psychisme inférieure. *Revue des Deux Mondes* 26:314–47.

———. 1908. Les Maladies mentales dans l'armée et les fugues en psychiatrie: Histoire d'un déserteur voyageur. *L'Encéphale* 3:370–85.

Graves, Robert. 1955. *The Greek Myths.* Harmondsworth, Eng.: Penguin.

Gronwall, Dorothy, Philip Wrightson, and Peter Waddell. 1990. *Head Injury, the Facts: A Guide for Families and Care-Givers.* Oxford: Oxford Univ. Press.

Guillon, Albert. 1897. *Les Maladies de la mémoire: Essaie sur les hypermnésies.* Paris: Doin.

Hacking, Ian. 1983. *Representing and Intervening.* Cambridge: Cambridge Univ. Press.

———. 1988. Telepathy: Origins of randomization in experimental design. *Isis* 79:427–51.

———. 1995. *Rewriting the Soul: Multiple Personality and the Sciences of Memory.* Princeton: Princeton Univ. Press.

Hasan-Rokem, Galit, and Alan Dundes. 1986. *The Wandering Jew: Essays in the Interpretation of a Christian Legend.* Bloomington: Indiana Univ. Press.

Heilbronner. 1903. Ueber Fugues und fugue-ähnliche Zustände. *Jahrbücher für Psychiatrie und Neurologie* 23:107–206.

Hélie, Jean. 1899. *Le Vagabondage des mineurs.* Mayenne: Soudée et Colin.

Hinrichsen, Alex. 1979. *Baedeker's Reisehandbücher, 1828–1945.* Holzminden: Ursula Hinrichsen.

Hodgson, Richard. 1891. A case of double consciousness. *Proceedings of the Society for Psychical Research* 7:221–55.

Horwich, Paul, ed. 1993. *World Changes: Thomas Kuhn and the Nature of Science.* Cambridge, Mass.: MIT Press.

Iragui, Vincente J. 1986. The Charcot-Bouchard controversy. *Archives of Neurology* 43:290–95.

Jackson, John Hughlings. 1888. On a particular variety of epilepsy intellectual aura: One case with symptoms of organic brain disease. *Brain* 11:200–207.

Jackson, John Hughlings, and W. S. Coleman. 1898. Case of epilepsy with tasting movements and "dreamy state": Very small patch of softening in the left uncinate gyrus. *Brain* 21:580–90.

James, William. 1889. Report on the Congress of Physiological Psychology at Paris. *Mind* 14:614–15. Rept. in James 1983, 243–46.

———. 1890. Notes on Ansel Bourne. In James 1983, 269.

———. 1983. *Essays in Psychology.* Cambridge, Mass.: Harvard Univ. Press.

Janet, Pierre. 1907. *The Major Symptoms of Hysteria.* London: Macmillan.

Joffroy, A., and Roger Dupouy. 1909. *Fugues et vagabondage: Etude clinique et psychologique.* Paris: Alcan.

Kapur, Narinder. 1991. Amnesia in relation to fugue states: Distinguishing a neurological from a psychogenic basis. *British Journal of Psychiatry* 159:872–77. Cf. Phaterpekar 1992.

Kenny, Michael. 1978. *Latah*: The symbolism of a putative mental disorder. *Culture, Medicine, and Psychiatry* 2:209–31.

———. 1986. *The Passion of Ansel Bourne.* Washington, D.C.: Smithsonian.

———. 1990. *Latah*: The logic of fear. In *Emotions of Culture: A Malay Perspective,* ed. W. J. Karim. Singapore: Oxford Univ. Press.

Knecht, Edgar. 1977. *Le Mythe du Juif errant: Essai de mythologie litteraire et de sociologie religieuse.* Grenoble: Presses Universitaires de Grenoble.

Kohler, Claude. 1949. Réflexions sur la fugue et le vagabondage chez l'enfant et l'adolescent. *Revue de Criminologie* 266–74.

Kopelman, M. D. 1987a. Crime and amnesia: A review. *Behavioral Sciences and the Law* 5:323–42.

——. 1987b. Amnesia: Organic and psychogenic. *British Journal of Psychiatry* 150:428–42.

Krau, J. 1900. Ein Fall von epileptischem Wandertrieb. *Psychiatrische Wochenschrift* Nr. 15, 7 July: 149–56.

Kuhn, Thomas. 1977. Second thoughts on paradigms. In *The Essential Tension*, 293–319. Chicago: Univ. of Chicago Press.

Lalanne, G. 1910. *Des fugues chez les mélancoliques et les persécutés mélancoliques*. Nantes: Dugas. A paper for the XIXe Congrés des Aliénistes et Neurologistes, Nantes, 2–8 Aug. 1909.

Laserre, Charles. 1978. Le Professeur Azam. *Bordeaux Médical* 11:1583–95.

Lasse, S. J. 1911. Ob Ambulatornom avtomatisme. *Obozrenie psikhiatrii, nevrologii i eksperimeental'noi psikhologie.*

Laughlin, Henry P. 1967. Clinical features of fugue states. Case 170 in *The Neuroses*. Washington, D.C.: Butterworths.

Laurent, Louis-Henri-Charles. 1892. *Des états seconds: Variations pathologiques du champ de la conscience*. Bordeaux: Imprimerie Vve Cadoret.

Legrand, Fabienne G. 1970. *L'Education physique au 19e et au 20e siècles*. Paris: Armand Colin (Collection Bourrelier).

Legrand du Saulle, Henri. 1877. *Etude médico-légale sur les épileptiques*. Paris: V.-A. Delahaye.

Leupoldt, C. von. 1905. Zur klinischen Bewertung pathologischer Wanderzustände. *Allgemeine Zeitshchrift für Pyschiatrie und Psychisch-Gerichtliche Medizin* 62:303–24.

Libbrecht, Katrien. 1995. *Hysterical Psychosis: A Historical Survey*. New Brunswick, N.J.: Transaction Press.

Lindsay, James Alexander. 1915. Notes on three cases of nervous disease. *Transactions of the Royal Academy of Medicine in Ireland* 33:60–67.

Loewenstein, Richard J. 1991. Psychogenic amnesia and psychogenic fugue: A comprehensive review. *Review of Psychiatry* 10:189–222.

Logre, B.-J. 1916. Sur quelques cas de fugue pathologique devant l'ennemi. *Revue Neurologique* 29:20–24.

Lucas-Championnière, Just. 1895. Sur l'automatisme ambulatoire. *Journal de Médecine et Chirurgie Pratiques* 66:561–66.

Luparello, T. J. 1970. Features of fugue: A unified hypothesis of regression. *Journal of the American Psychoanalytic Association* 18:379–98.

Luys, J. 1890a. De la fascination: Petit hypnotisme. *Revue d'Hypnologie* 1:31–38.

——. 1890b. Automatisme ambulatoire dans l'état de fascination. *Bulletin Médical* 4:366.

MacAloon, John J. 1981. *This Great Symbol: Pierre de Coubertin and the Origins of the Modern Olympic Games*. Chicago: Univ. of Chicago Press.

Mairet, A. 1911. Le Vagabondage constitutionnel, ou des dégénérés. *Annales Médico-Psychologiques* sér. 9, 14:5–17, 215–50, 353–72; sér. 10, 1:10–32.

Mallarmé, Stéphane. 1994. *Collected Poems*. French with facing English trans. by Henry Weinfield. Berkeley and Los Angeles: Univ. of California Press.

Marchand, Louis. 1933. L'Automatisme ambulatorie épileptique. *Annales Médico-Psychologiques* sér. 14, 2:609–51.

Masselon. 1904. *La Démence précoce*. Paris: Joanin.

Mauriac, François. 1925/1990. *Bordeaux: Une Enfance*. Paris: Contrastes / L'Esprit du Temps. Original in *La Revue Hebdomadaire*; the 1926 printing in a series called Les Pays de France (Paris: Emile-Paul) is shortened and rid of many passages not welcome to the citizenry of Bordeaux.

McKinney, K., and M. Lange. 1983. Familial fugue: A case report. *Canadian Journal of Psychiatry* 28:654–56.

Meige, Henry. 1893. *Etudes sur certains névropathes voyageurs: Le Juif-errant à la Salpêtrière*. Paris: Battaile.

Merskey, H. 1992. The manufacture of personalities: The production of multiple personality disorder. *British Journal of Psychiatry* 160:327–40.

———. 1995. *The Analysis of Hysteria: Understanding Conversion and Dissociation*. 2d ed. London: Gaskell.

Meschede. 1880. Ein Fall von Epilepsie mit Zwangsbewegungen und Zwangsvorstellungen und Sclerose einer Kleinhirn-Hemisphäre. *Virchows Archiv: Archiv für pathologische Anatomie und Physiologie* 81:569–74.

Mesnet, Ernest. 1887. Etude médico-légale sur le somnambulisme spontané et le somnambulisme provoqué. *Annales Médico-Psychologiques* sér. 7, 5:481–97.

Micale, Mark S. 1993. On the disappearance of hysteria: A study in the clinical deconstruction of a diagnosis. *Isis* 84:496–526.

———. 1995. *Approaching Hysteria: Disease and Its Interpretations*. Princeton: Princeton Univ. Press.

Montaigne, Michel. 1983. *Travel Journal*. Trans. Donald M. Frame. San Francisco: North Point Press.

Morel, Bénédict-Auguste. 1859. *Traité des maladies mentales*. Paris: Masson.

Mörike, Eduard. 1972. *Friedrich Hölderlin and Eduard Mörike: Selected Poems*. German with facing English trans. Christopher Middleton. Chicago: Univ. of Chicago Press.

Morlet, Marie-Thérèse. 1991. *Dictionnaire étymologique des noms de famille*. Pris: Perrin.

Motet. 1886. Comment on Rouillard's paper in discussion of 26 Oct. 1895. *Annales Médico-Psychologiques* sér. 7, 3 [1]: 127–31.

Nadal. 1910. Automatisme et dédoublement de la personnalité chez un dément précoce. *Annales Médico-Psychologiques* sér. 9, 11 [1]: 46–55.

Naef, M. 1897. Ein Fall von temporärer theilweise retrograder Amnesie durch Suggestion geheilt. *Zeitschrift für Hypnotismus, Psychotherapie, sowie andere psychophysiologische und psychiatrische Forschungen* 6:321–54.

Neki, J. S. 1973. Psychiatry in South-East Asia. *British Journal of Psychiatry* 123:257–69.

Néron, Guy. 1928. *L'Enfant vagabond*. Paris: Arnette.

Nye, R. A. 1984. *Crime, Madness, and Politics in Modern France: The Medical Concept of National Decline*. Princeton: Princeton Univ. Press.

Pagnier, A. 1906. *Du vagobondage et des vagabonds*. Lyon: Storck.

———. 1910. *La Vagabond, ses origines, sa psychologie, ses formes: La lutte contre le vagabondage*. Paris: Vigot Fréres.

Parant, Victor. 1895. Impulsions irrésistibles des épileptiques. *Archives Cliniques de Bordeaux* 4:241–67.

———. 1909. Les Fugues en psychiatrie. *Revue Neurologique* 27:1016–21. Discussion 1022–25.

Parfitt, D. N., and C. M. Caryle Gall. 1944. Psychogenic amnesia: The refusal to remember. *Journal of Mental Science* 90:519–31.

Patrick, Hugh T. 1907. Ambulatory automatism. *Journal of Nervous and Mental Disease* 34:353–90.

Peirce, Charles Sanders. 1986. *The Collected Works of C. S. Peirce*. Bloomington: Indiana Univ. Press.

Penfield, Wilder. 1941. *Epilepsy and Cerebral Localization*. Baltimore: Charles Thomas.

Phaterpekar, Hem. 1992. Letter. *British Journal of Psychiatry* 161:133. Cf. Kapur 1991.

Pilcz, Alexander. 1920. Wiederholte Desertion, krankhafter Wandertrieb bei periodischen Verstimmungszuständen. *Wiener Medizinische Wochenschrift* 70:186–87.

Pipes, Richard. 1974. *Russia under the Old Regime*. London: Wiedenfield and Nicolson.

Pitres, Albert. 1887. *Des anesthésies hystériques*. Bordeaux: Couniouilhou.

———. 1891. *Leçons cliniques sur l'hystérie et l'hypnotisme faites à l'hôpital Saint-André à Bordeaux*. 2 vols. Paris: Doin.

Pitres, Albert, and Etienne Régis. 1902. *Les Obsessions et les impulsions*. Paris: Doin.

Popper, Erwin. 1920. Zur Psychopathologie der Fugue: Kasuistischer Beitrag nebst Bemerkungen über die Pseudologia phantastica und verwandte Krankheitsbilder. *Monatschrift für Psychiatrie und Neurologie* 47:173–84.

Powers, Herbert W. 1917–18. Ambulatory automatism. *Wisconsin Medical Journal* 16:404–5.

Proust, Adrien. 1890. Automatisme ambulatoire chez un hystérique. *Le Bulletin Médical* 4:107–9. Read to the Academy of Moral Sciences, 20 Jan. 1890.

Putnam, Hilary. 1994. Sense, nonsense, and the senses: An inquiry into the powers of the human mind. *Journal of Philosophy* 91:445–517.

Raecke, E. 1906. Fahnenflucht und Fugcezustände. *Allgemeine Zeitschrift für Psychiatrie* 63:869–70.

———. 1908. Ueber epileptische Wanderzustände: Fugues, Poriomanie. *Archiv für Psychiatrie un Nervenkrankheiten* 43:398–423.

———. 1919. Ueber krankhaften Wandertrieb und seine Beziehungen zur unerlaubten Entfernung. *Vierteljahrschrift für gerichtliche Medicin und öffentliches Sanitätswesen* 57:253–306.

Ratey, John J., and Catherine Johnson. 1997. *Shadow Syndromes*. New York: Pantheon.

Raymond, Fulgence. 1895. Les Délires ambulatoires ou les fugues. *Gazette des Hôpitaux* 68 (2, 8 July): 754–62, 787–93. The lecture is by Raymond, Charcot's successor, but the notes on it, as published, were taken by Pierre Janet.

Régis, Etienne. 1893a. Automatisme ambulatoire de nature hystérique. *Journal de Médecine de Bordeaux* 23:88–91. With a long discussion between Pitres and Régis.

———. 1893b. Un Cas d'automatisme ambulatoire hystérique. *Journal de Médecine de Bordeaux* 23:297–99, 309–11.

———. 1895. Dromomanie des dégénérés. *Annales Médico-Psychologiques* sér. 8, 2:204–13.

Rice, Emanuel, and Charles Fisher. 1976. Fugue states in sleep and wakefulness: A psychophysiological study. *Journal of Nervous and Mental Disease* 163:76–87.

Riether, Anne Marie, and Alan Stoudemire. 1988. Psychogenic fugue states: A review. *Southern Medical Journal* 81:568–71.

Rosental, Stefan. 1911. Eine Verstimmung mit Wandertrieb und Beziehungswahn. *Jahrbücher für Psychiatrie und Neurologie* 32:330–57.

Ross, C. A. 1989. *Multiple Personality Disorder: Diagnosis, Clinical Features, and Treatment*. New York: Wiley.

———. 1990. Letter. *British Journal of Psychiatry* 156:149.

Roth, Michael S. 1991. Remembering forgetting: *Maladies de la mémoire* in nineteenth-century France. *Representations* 26:49–68.

Roué, René. 1967. *Les Conduites du fugue en milieu militaire*. Bordeaux: Bergeret.

Rouillard, A.-M.-P. 1885. *Essaies sur les amnésies, principalement au point de vue étiologique*. Paris: Leclerc.

———. 1886. Observation d'amnésie traumatique, avec automatisme de la mémoire. *Annales Médico-*

Psychologiques sér. 7, 3 [1]: 39–49; discussion 127–43. Cf. Motet 1886.

Rowan, A. James, and David H. Rosenbaum. 1991. Ictal amnesia and fugue states. *Advances in Neurology* 55:357–67.

Rowland, Lewis P., ed. 1989. *Merritt's Textbook of Neurology*. 8th ed. Philadelphia: Lea & Febiger.

Sabrazès and de Batz. 1897. Automatisme ambulatoire symptomatique d'une cysticerose de l'encéphale: Le tournis chez l'homme. *Journal de Médecine de Bordeaux* 27:285–91.

Saint-Aubin, Louis. 1890. *Des fugues inconscientes hystériques et diagnostic différential avec l'automatisme de l'épilepsie*. Paris: Henri Jouve.

Santner, Eric L. 1996. *My Own Private Germany: Daniel Paul Schreber's Secret History of Modernity*. Princeton: Princeton Univ. Press.

Saunier, Charles. 1909. *Bordeaux*. In the series Les Villes d'Art célèbres. Paris: Renouard.

Schlieps, Wilhelm. 1912. Wandertrieb psychopathischer Knaben und Mädchen. *Monatschrift für Kinderheilkund* 10:65–76.

Schnitzler, Arthur. 1926. *Traumnovelle*. Trans. by Otto P. Schinnerer as *Dream Story*. Los Angeles: Sun & Moon Press, 1990.

Schultze, Ernst. 1898. Beitrag zur Lehre von den pathologischen Bewusstseinsstörungen. *Allgemeine Zeitshchrift für Pyschiatrie und Psychisch-Gerichtliche Medizin* 55:748–79.

———. 1900. Ueber epileptische Aequivalente. *Münchener Medicinische Wochenschrift* 47:416–19, 465–68.

———. 1903. Ueber krankhaften Wandertrieb. *Allgemeine Zeitschrift für Pyschiatrie und Psychisch-Gerichtliche Medizin* 60:794–832.

Semelaigne, René. 1894. Automatisme ambulatoire. *Annales Médico-Psychologiques* sér. 7, 19:71–87.

Shapiro, Arthur K., and Elaine Shapiro. 1982. Tourette's syndrome and present status. In *Gilles de La Tourette's Syndrome*, ed. A. J. Friedhoff and T. N. Chase. New York: Raven.

Shorter, Edward. 1992. *From Paralysis to Fatigue: A History of Psychosomatic Illness in the Modern Era*. New York: Free Press.

Showalter, Elaine. 1997. *Hystories: Hysterical Epidemics and Modern Culture. Alien Abduction, Chronic Fatigue Syndrome, Satanic Ritual Abuse, Recovered Memory, Gulf War Syndrome, Multiple Personality Syndrome*. New York: Columbia Univ. Press.

Simons, Ronald C. 1996. *BOO! Culture, Experience, and the Startle Reflex*. New York: Oxford Univ. Press.

Souques, A. 1892. Automatisme ambulatoire chez un dipsomane. *Archives de Neurologie* 14:61–67.

Sous, M. G. 1890. *De l'automatisme comitial ambulatoire*. Paris: Henri Jouve.

Stanford, Peter. 1996. *The Devil: A Biography*. London: Routledge.

Starr, M. Allen. 1889. Automatic ambulation. *Medical News* 54:391.

Steinberg, Marlene. 1995. Dissociative fugue. In *Handbook for the Assessment of Dissociation: A Clinical Guide*, 274–75. Washington, D.C.: American Psychiatric Press.

Stengel, E. 1939. Studies on the psychopathology of compulsive wandering. *British Journal of Medical Psychology* 18:250–54.

———. 1941. On the aetiology of fugue states. *Journal of Mental Science* 87:572–99.

———. 1943. Further studies on pathological wandering fugues with the impulse to wander. *Journal of Mental Science* 89:224–41.

Stevens, C. W., and C. H. Hughes. 1880. Apparently conscious epileptic automatism with a sequel of aphasia. *Alienist and Neurologist* 1:190–92.

Stevenson, Robert Louis. 1879/1988. *Travels with a Donkey in the Cévennes*. London: Chatto & Windus.

——. 1883/1996. *The Silverado Squatters*. San Francisco: Mercury House.

Stewart, Purves. 1910. A clinical demonstration at the polyclinic. *Clinical Journal* 36:354–57.

Sue, Eugène. 1844–45/1980. *Le Juif errant*. Paris: Hachette. A reprint of the first edition illustrated by Ferdinandus, Paris: Jules Rouff, 1883.

Suerin, Pierre. 1961. *L'éducation physique dans le monde*. Bordeaux: Editions Bière.

Taylor, E. 1983. *William James on Exceptional Mental States: The 1896 Lowell Lectures*. New York: Charles Scribner's Sons.

Temkin, Owsei. 1971. *The Falling Sickness: A History of Epilepsy from the Greeks to the Beginning of Modern Neurology* 2d ed. Baltimore: Johns Hopkins Univ. Press.

Thibault, Jacques. 1972. *L'Influence du mouvement sportif sur l'évolution de l'éducation physique dans l'enseignement secondaire français: Etude historique et critique*. Paris: Vrin.

——. 1981. Philippe Tissié, 1852–1935. In *Le Corps en mouvement: Précurseurs et pionniers de l'éducation physique*, ed. P. Arnaud. N.p.: privat.

——. 1985. Le Livre et le sport: Le docteur Philippe Tissié et ses oeuvres, 1852–1935. *Revue Française d'Histoire du Livre* n.s. 49:543–49.

Thompson, Christopher. 1997. "The Third Republic on Wheels: A Social, Cultural, and Political History of Bicycling in France from the Nineteenth Century to World World War II." Ph.D. diss., New York University.

Tissié, Philippe. 1887. *Les Aliénés voyageurs*. Paris: Doin.

——. 1888a. *L'Hygiène du vélocipédiste*. Paris: Doin.

——. 1888b. *Le Captivé au point du vue médico-légal*. Bordeaux: Ouvelle A. Bellier. Extract from *Bulletins de la Société d'Anthropologie de Bordeaux et du Sud-Ouest* 4 (1887).

——. 1890. *Les Rêves: Physiologie et pathologie*. Paris: Alcan.

——. 1891. *Un Cas d'obsession intellectuelle et émotive guérie par la suggestion, renforcée par le parfum du corylopsis, l'isolement, et les douches; et De la captivation: Création de zones idéogènes*. Melun: Imprimerie Administrative. Extrait des *Comptes rendus du Congrès de Médecine mentale*, Paris, 5–10 Aug. 1889.

——. 1893. *Le Guide du vélocipédiste, pour l'entraînement, la course, et le tourisme*. 2d ed. of Tissié 1888a. Paris: Doin.

——. 1894. Un Cas d'instabilité mentale avec impulsions morbides traitée par la gymnastique médicale. *Archives Cliniques de Bordeaux* 3:232–44. Read to the IIe Congrès national de l'Éducation physique, Bordeaux, 25–28 Oct. 1893.

——. 1896. *Les Rêves: Rêves pathogènes et thérapeutiques; Rêves photographiés*. Bordeaux: G. Gounouilhou.

——. 1897. *La Fatigue et l'entrainement physique*. Paris: Alcan.

——. 1899. Pratiques de gymnastiques suédoise dans la céphalée congestive de fatigue intellectuelle. *Journal de Médecine de Bordeaux* 29:18–21.

——. 1901. *L'Education physique au point de vue historique, scientifique, technique, critique, pratique, et esthétique*. Paris: Larousse.

——. 1930. Aliénation mentale et éducation physique. *Revue des Jeux Scolaires et d'Hygiène Sociale* 41:101–8.

Torrie, A. 1944. Psychomatic casualties in the Middle East. *Lancet* 246, 1:139–43.

Trillat, F. 1986. *Historie de l'hystérie*. Paris: Seghers.

Trowbridge, G. R. 1891. A case of epilepsy with double consciousness. *Medical News* 58 (21 Feb.): 201–2. Also in *Proceedings of the Society for Psychical Research* 7:256–57.

Tschije, W. F. 1900. Latentnaia epilepsiia. *Obozrenie psikhiatrii* 5.

Van der Hart, Onno. 1996. Ian Hacking on Pierre Janet: A critique with further observations. *Dissociation* 9:80–84.

Venn, Jonathan. 1984. Family etiology and remission in a case of psychogenic fugue. *Family Process* 23:429–35.

Verdoux, H., R. Goumilloux, and M. Bourgeois. 1993. Voyages et pathologie psychiatrique: Une Série de 29 cas. *Annales Médico-Psychologiques* 51:581–85.

Verga, G. B. 1891. Considerazioni intorno ad un caso di determinismo ambulatorio. *Gazzetta Medica Lombarda* 50:425–29.

Voisin, Jules. 1889a. Automatisme ambulatoire avec crises de sommeil, chez une hystérique: Dédoublement de la personnalité. *Bulletin de Médecine* 3:1173–74.

——. 1889b. Automatisme ambulatoire chez une hystérique, avec crises de sommeil: Dédoublement de la personnalité. *Annales Médico-Psychologiques* sér. 7, 10:418–27.

——. 1889c. Fugues inconscientes chez les hystériques. *Semaine Médicale* 9:291. Includes a comment by Tissié.

Wahl. 1903. Trois observations des dégénérés migrateurs. *Annales Médico-Psychologiques* sér. 8, 18:425–36.

Westphal. 1883. Superarbitrium der K. wissenschaftl: Deputation für das Medicinalwesen über den wegen unerlaubter Entfernung im wiederholten Rückfalle angeklagten Musketier J.M. der 1. Comp. 1. Nass. Inf.-Regts. No. 87. *Vierteljahrsschrift für gerichtliche Medizin und öffentliches Sanitätswesen* n.f. 38:198–213.

Winzeler, Robert L. 1995. *Latah in South-East Asia: The History and Ethnography of a Culture-Bound Syndrome.* New York: Cambridge Univ. Press.

Wittgenstein, Ludwig. 1953. *Philosophical Investigations.* Oxford: Blackwell.

Woltär, Oskar. 1904. Wandertrieb bei einer Hysterischen. *Prager Medizinische Wochenschrift* 29:565–68.

——. 1906. Ueber den Bewusstseinszustand während der Fugue. *Jahrbücher für Psychiatrie und Neurologie* 27:125–43.

World Health Organization. 1992. *The ICD-10 Classification of Mental and Behavioural Disorders: Clinical Descriptions and Diagnostic Guidelines.* Geneva: World Health Organization.

Young, Allan. 1995. *The Harmony of Illusions.* Princeton: Princeton Univ. Press.

Zirus, Werner. 1928. *Der ewige Jude in der Dichtung, vornehmlich in der Englischen und Deutschen.* Leipzig: Mayer und Müller.

Zoro, Jean, et l'Assocation des Enseignements de E.P.S. 1986. Tissié, Philippe, 1852–1935. *Images de 150 ans de E.P.S.: L'éducation physique et sportive à l'école, en France.* Clichy: Edition Amicale E.P.S., 32–34.

疾病术语表

accidental fugue　偶发性神游症

agoraphobia　惧旷症

alternate personality fugues　交替人格性神游症

ambulatory automatism　漫游自动症

amnesia　失忆症

anterogade amnesia　顺行性失忆症

antisocial personality disorder　反社会性人格障碍

attention deficit hyperactivity disorder　注意缺陷性多动综合征

anorexia　厌食症

autism　自闭症

automatism　自动症

automatisme ambulatoire　漫游自动症

automatisme comitialambulatoire　癫痫漫游症

bewüsstseinstörung　意识紊乱

bulimia　贪食症

bipolar diagnosis　双相情感障碍

chronic fatigue syndrome　慢性疲劳综合征

clinically significant distress or dysfuction　临床显性压力和功能障碍

hypochondriac　疑病症患者

hystero-epilepsy　子宫癫痫

impulsive fugues of dementia praecox　冲动性伴随早发痴呆性神游症

intermittent explosive disorder　间歇性暴怒障碍

latah　拉塔病

latent epilepsy　潜伏性癫痫

lycanthropy　狼人病

male hysteria　男性歇斯底里症

manic-depressive　躁狂性抑郁症

melancholic fugues　忧郁性神游症

multiple personality　多重人格症

neuroses　神经官能症

oneiric fugues　梦幻性神游症

paranoid schizophrenic　偏执型精神分裂症

persecution mania　迫害狂躁症

poriomanie　漫游症

postepileptic automatism　癫痫后自动症

post-traumatic stress disorder　创伤后应激症

pre-Menstrual Syndrome（PMS）　经前综合征

procursive deliria　前奔性谵妄

provoked somnambulism　诱发性梦游症

psychasthénia　精神衰弱

psychasthénique fugue　精神衰弱神游症

psychological equivalents　心理当量

psychogenic fugue　心因性神游症

retrograde amnesia　逆行性失忆

schizophrenia　精神分裂症

seizures　癫痫痉挛

shared delusional disorder　共享妄想症

somnambulism　梦游症

spontaneous somnambulism　自发性梦游症

subclinical autism　亚临床自闭症

systematic fugues　系统性神游症

total somnambulism　完全性梦游症

transient chronic fatigue syndrome　短暂慢性疲劳综合征

transient mental illnesses　短暂性精神疾病

vigilambulisme　醒性梦游症

wandertrieb　游荡癖

Mad Travelers: Reflections on the Reality of
Transient Mental Illnesses
By Ian Hacking
© 1998 by the Rector and Visitors of the University of Virginia

图书在版编目(CIP)数据

疯狂旅行者:一种精神疾病的诞生与消散/(加)
伊恩·哈金著;傅益东译. —上海:上海书店出版社,
2023.9
(共域世界史)
书名原文:Mad Travelers:Reflections on the
Reality of Transient Mental Illnesses
ISBN 978 - 7 - 5458 - 2291 - 5

Ⅰ.①疯…　Ⅱ.①伊…②傅…　Ⅲ.①精神病学—医
学史—世界　Ⅳ.①R749 - 091

中国国家版本馆 CIP 数据核字(2023)第 099137 号

责任编辑　范　晶
营销编辑　王　慧
装帧设计　周伟伟

疯狂旅行者:一种精神疾病的诞生与消散

[加拿大]伊恩·哈金 著　傅益东 译

出　　版　上海书店出版社
　　　　　(201101　上海市闵行区号景路 159 弄 C 座)
发　　行　上海人民出版社发行中心
印　　刷　江阴市机关印刷服务有限公司
开　　本　889×1194　1/32
印　　张　9.625
字　　数　230,000
版　　次　2023 年 9 月第 1 版
印　　次　2023 年 9 月第 1 次印刷
ISBN 978 - 7 - 5458 - 2291 - 5/R · 12
定　　价　78.00 元